Guide de l'assistant maternel

De la formation à la pratique professionnelle

Chez le même éditeur

Ouvrages de pratique professionnelle

100 activités et jeux pour les 0–6 ans, par J. Gassier et É. Allègre, 2013, 224 pages.

Guide de la petite enfance, Accompagner l'enfant de 0 à 6 ans, 2e édition, par J. Gassier, É. Allègre et M. Beliah-Nappez, 2013, 440 pages.

Guide Anatomie-Physiologie, aides-soignants et auxiliaires de puériculture, par le Géracfas, M. Joubard, B. Oller, É. Sauvage et E. Crespin, 2012, 184 pages.

Guide de l'alimentation - De la naissance à l'adolescence, par J. Gassier et C. Daelman, 2011, 240 pages.

Manuel d'ergonomie à l'usage des professionnels de la petite enfance, prévention des lombalgies, par J. Curraladas, 2009, 104 pages.

Fiches de soins AP, par J. Gassier et M. Bénazet, 2014, 190 pages.

Autres ouvrages

Guide AP - Auxiliaire de puériculture, modules 1 à 8 du DEAP, par J. Gassier, 2014, 624 pages (livre + DVD).

Concours AS/AP - Épreuve orale, par J. Gassier et G. Benoist, 2015, 458 pages.

Concours ATSEM - Le tout en un - Épreuves écrites et orale, par J. Gassier, É. Giroulle et O. Meyer, 2015, 432 pages.

CAP petite enfance - Annales corrigées - Matières professionnelles, par J. Gassier, A. Cornier et G. Moussy-Binet, 2012, 224 pages.

CAP petite enfance - Matières professionnelles, par J. Gassier et F. Filachet, 2013, 456 pages.

Fiches techniques CAP petite enfance, 5e édition, par J. Gassier, 2013, 191 pages.

CAP petite enfance (Mémo-fiches), par J. Gassier et C. Créteur, 2015, 297 pages.

TD CAP petite enfance (SMS), par J. Gassier et F. Filachet, 2013, 160 pages.

TD CAP petite enfance (Biologie - Nutrition), par J. Gassier et F. Filachet, 2013, 112 pages.

Remerciements

Madame Evelyne Allègre, co-auteur, de l'ouvrage *100 activités et jeux pour les 0–6 ans*.

Guide de l'assistant maternel

De la formation à la pratique professionnelle

Jacqueline Gassier
Puéricultrice diplômée d'État
Professeur de sciences et techniques médico-sociales

Claudine Montenot-Wagner
Puéricultrice diplômée d'État
Cadre de santé
Formatrice des assistants maternels
Coordinatrice Petite Enfance à la Direction du service "Enfance" de la mairie de Montpellier

Avec la collaboration de :

Dr Francis Perreaux
Pédiatre - Urgentiste
Formateur des premiers secours au personnel de santé

Muriel Benazet
Puéricultrice et coordinatrice de la section AP à l'IFSI de Béziers

ELSEVIER
MASSON

Remerciements :
Les auteurs remercient Jacqueline Vernin (secrétaire) pour l'active participation au manuscrit.

Illustrations : Guylène Pinto

ISBN : 978-2-294-74784-7
e-ISBN : 978-2-294-74990-2

Elsevier Masson SAS, 62, rue Camille-Desmoulins, 92442 Issy-les-Moulineaux cedex
www.elsevier-masson.fr

Compléments en ligne

Vous trouverez, en complément de cet ouvrage, des fiches d'activités et jeux. Ces fiches sont issues de l'ouvrage *100 activités et jeux pour les 0–6 ans*, de Mesdames Jacqueline Gassier et Évelyne Allègre.

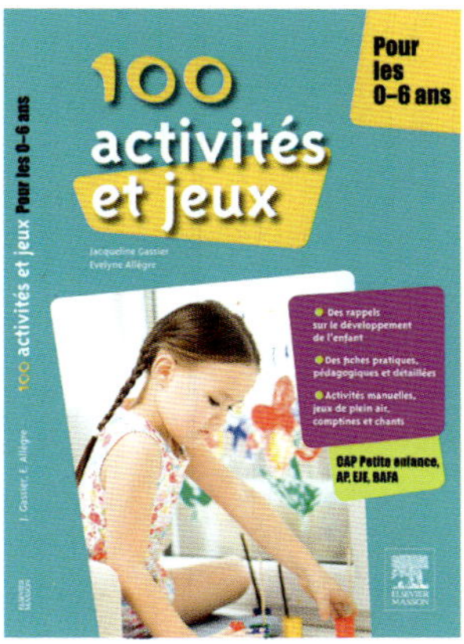

Pour accéder à ces fiches, connectez-vous à l'adresse suivante et laissez-vous guider :
http://www.em-consulte.com/e-complement/474784/

Sommaire

Partie 1 : Les jeux du nourrisson

- Fiche 1.1 Matelas d'eau colorée
- Fiche 1.2 Petites boîtes

Partie 2 : Les jeux de l'enfant de 9 à 18 mois environ

- Fiche 2.1 Enregistrement de voix
- Fiche 2.2 Fresque de mains et de pieds

Partie 3 : Les jeux de l'enfant de 1 an et demi à 3 ans environ

- Fiche 3.1 Souffle-plume
- Fiche 3.2 : Craie maison

Partie 4 : Les jeux de l'enfant de 3 ans et demi à 6 ans

- Fiche 4.1 Ramène-moi...
- Fiche 4.2 Sports et handicaps

Abréviations

ACR	arrêt cardio-respiratoire
ADVC	accident de la vie courante
AEEH	allocation d'éducation à l'enfant handicapé
AF	allocations familiales
AFNOR	Association française de normalisation
AGEPI	aide à la garde d'enfants pour parents isolés
AM	assistant(e) maternel(le)
AP	auxiliaire de puériculture
APL	aide personnalisée au logement
ALF	allocation de logement familial
ALS	allocation de logement social
ARS	aide de rentrée scolaire
AS	aide-soignant(e)
ASE	aide sociale à l'enfance
ASS	assistant de service social
ATSEM	agent territorial spécialisé des écoles maternelles
CAP	certificat d'aptitude professionnelle
CCAS	centre communal d'action sociale
CDI	contrat à durée indéterminée
CF	complément familial
CNAF	Caisse nationale d'allocations familiales
DA	défibrillateur automatique
DAE	défibrillateur automatisé externe
DD	détergent-désinfectant
DRE	dispositifs de retenue pour enfants
DSA	défibrillateur semi-automatique
DTCP	vaccin diphtérique, tétanique, coquelucheux et poliomyélitique
EJE	éducateur de jeunes enfants
EP	épreuve professionnelle
ES	éducateur spécialisé
FEPEM	Fédération nationale du particulier employeur
HSC	hygiène, sécurité, confort (règle de)
HSCR	hygiène, sécurité, confort et respect (règle de)
IDE	infirmière diplômée d'État
IPDE	infirmière puéricultrice diplômée d'État
MSP	mise en situation professionnelle

NF	norme française
ONU	Organisation des Nations unies
ORL	oto-rhino-laryngologie
PACS	Pacte civil de solidarité
PAI	projet d'accueil personnalisé
PAJE	prestation d'accueil du jeune enfant
PDE	puéricultrice diplômée d'État
PE	professionnel de l'enfance
PLS	position latérale de sécurité
PMI	protection maternelle et infantile
PN	poids de naissance
PSC	premiers secours civiques
QR	quotient relationnel
RAM	relais d'assistants maternels
RCIU	retard de croissance intra-utérin
RCP	réanimation cardio-pulmonaire
RGO	reflux gastro-œsophagien
ROR	vaccin contre la rougeole, les oreillons et la rubéole
RR	rythme respiratoire
SAMU	service d'aide médicale urgente
SCI	société civile immobilière
SHA	la solution hydro-alcoolique
SN	système nerveux
TN	taille de naissance
VPO	viande, poisson, œuf

Préface

Rassurer, aider, aimer, éduquer, éveiller, accompagner, bien traiter, écouter... telles sont quelques-unes des missions de l'assistant(e) maternel(le). Ce ne sont pas les seules, l'assistant(e) maternel(le) est un professionnel aux multiples facettes, tant pour les parents que pour l'enfant.

Ce métier, qui reste très majoritairement féminin, est en mutation depuis quelques années, ne serait-ce qu'en rencontrant quelques vocations masculines. Mais il est, dans les esprits de ceux qui ne savent pas, encore un peu coincé entre la vision de la nounou d'antan et ce qu'il (elle) est aujourd'hui : un(e) professionnel(le) de la petite enfance formé qui ne se contente plus de faire du gardiennage d'enfants chez lui (elle).

Les raisons pour s'investir sont multiples, à commencer par l'amour pour les tout-petits, la volonté de pouponner et la satisfaction d'aider à grandir. Il faut avoir envie de s'émerveiller des évolutions d'un enfant qui n'est pas le nôtre et dont nous sommes les témoins privilégiés, tout en ne donnant pas aux parents l'impression qu'on leur vole ces moments. Tout est dans la douceur et dans la subtilité des transmissions. Il faut être patient(e), avec les enfants et aussi parfois avec leurs parents, pédagogue, discret(e), faire preuve de discernement, avoir le sens de l'organisation. Il faut être diplomate mais savoir rester ferme quand c'est nécessaire. Et avant tout, avant toutes les autres qualités, il faut être aimant(e) et bienveillant(e).

Ce métier ne peut pas être juste alimentaire, il doit être issu d'une envie profonde de faire partie du microcosme des enfants tout en gardant à l'esprit que l'accueil est temporaire et qu'un jour ils partiront vers d'autres « aidants », nous oubliant pour la plupart d'entre eux. Il faut accepter l'idée qu'ils ne garderont de nos vies qui se croisent qu'un cahier de vie, quelques photos, des bricolages... mais pas de réels souvenirs pour ceux que nous ne reverront plus après leur entrée à la maternelle. C'est aussi ça, être assistant(e) maternel(le).

Ce Guide de l'assistant maternel sera un outil précieux, tant pour la formation initiale que pour la pratique professionnelle et quotidienne de ce métier qui doit être exercé avec passion et conviction.

Nathalie DIORÉ

Secrétaire confédérale de la confédération des syndicats d'assistants familiaux et d'assistants maternels (CSAFAM). Membre titulaire élue à la commission consultative paritaire départementale (CCPD) de l'Oise.

Fondée en 2007, la Confédération des Syndicats d'Assistants Familiaux et d'Assistants Maternels (CSAFAM) a pour objectif de faire évoluer les conditions d'exercice et les conditions sociales des salariés de cette branche en interpellant concrètement les pouvoirs publics pour la défense de leurs droits et la pérennité de leur métier. Elle conseille et défend les assistants familiaux et assistants maternels, diffuse les textes et les décrets, élabore des contrats de travail, des fiches pratiques et des outils de calcul pour ses adhérents. La CSAFAM étudie des dossiers d'adhérents et informe sur : le droit du travail, la convention collective et son application, les devoirs et obligations des employeurs comme des salariés afin d'éviter des litiges.

CSAFAM - 9, chemin du patrouillard 60530 Fresnoy en Thelle tél : 06 28 18 21 89 - mail : csafam@sfr.fr
www.csafam.fr

Table des matières

PARTIE

1

Tout sur le métier d'AM

Claudine Montenot-Wagner

CHAPITRE 1

Le métier d'assistant maternel (AM)

Historique de la profession

L'évolution des origines jusqu'à nos jours

- L'origine du métier remonte à l'*Antiquité*. La fonction de « nourrice » consistait, à l'époque, à allaiter un nouveau-né pour une mère n'en ayant pas ou plus les moyens (ex. : lait maternel insuffisant, maladie maternelle, etc.). Il s'agissait alors d'organiser la survie de l'enfant. Le vocabulaire usuel désignait cette fonction comme du « gardiennage ». Lorsque la nourrice accueillait l'enfant chez elle, on parlait « d'allaitement mercenaire » et, dans le milieu bourgeois ou noble, la nourrice était hébergée dans la famille.
- C'est au cours du *18e siècle* (alors que le taux de mortalité infantile atteignait 75 %, un enfant sur 3 décèdait avant l'âge d'un an) que le législateur s'est préoccupé pour la première fois du métier de « nourrice », en instaurant un « code de ses droits et devoirs ».
- Au *19e siècle*, la loi Roussel (23 décembre 1874) a instauré une surveillance médicosociale des nourrices.
- Au *20e siècle*, l'ordonnance du 2 novembre 1945 a créé les services de PMI (protection maternelle et infantile) qui ont été chargés notamment d'organiser la surveillance et les placements nourriciers et ont fait ainsi baisser le taux de mortalité infantile.

Les lois

Jusqu'aux *années 1970*, l'emploi d'une nourrice a été un mode de garde peu reconnu. Cette personne était mal rémunérée et exerçait sans formation préalable. Or, c'est dans les années 1975 que la demande de garde s'est fortement développée avec la généralisation du travail des femmes.

- La *loi du 17 mai 1977* a instauré le terme « d'assistant maternel », en créant ainsi le premier statut professionnel. C'est dès cette époque que l'accueil éducatif de l'enfant a été mis en place demandant à ces professionnels des garanties relatives aux aptitudes éducatives et médicales ainsi que des normes de sécurité et de salubrité du logement. De plus, une formation de 60 h au cours des 5 premières années d'activité a été imposée par le législateur.

- La *loi du 12 juillet 1992* a apporté de grandes modifications dans le statut professionnel, notamment, pour la rémunération qui a été revalorisée. Ces professionnels peuvent même bénéficier du soutien d'un assistant de service social (ASS) ou d'une infirmière puéricultrice. Par ailleurs, pour promouvoir l'agrément des AM, l'État a mis en place des incitations financières au bénéfice des parents employeurs. Ainsi, la Caisse nationale d'allocations familiales (CNAF) a créé une allocation : la prestation d'accueil du jeune enfant (PAJE). L'administration fiscale a consenti également une réduction d'impôt pour les frais de garde.
- Depuis la *loi du 1er janvier 2005*, la convention collective nationale des assistants maternels du particulier employeur a apporté des avancées significatives à la professionnalisation des AM. Elle leur a reconnu un statut de salarié à part entière.
- La *loi du 27 juin 2005* a contribué à l'évolution du statut des AM en doublant les heures de formation obligatoire et en intégrant l'initiation aux gestes de premiers secours. Elle a inclus le contenu de l'unité 1 du CAP Petite enfance dans le programme de formation, avec l'obligation de présenter les épreuves professionnelles de l'unité 1 correspondante (EP1) pour pouvoir prétendre au renouvellement de l'agrément.
- La *loi du 9 juin 2010* a autorisé une nouvelle forme d'agrément par dérogation. Les expérimentations de « maisons d'assistants maternels » (MAM) peuvent se développer.

NB : l'AM accède aujourd'hui à un statut professionnel et salarial à part entière qui lui confère des obligations, des droits et des devoirs de salarié. Des connaissances et des compétences précises lui sont exigées.

Profil des AM[1]

Les statistiques

- Après une forte augmentation au cours des années 1990, le nombre d'AM a connu une croissance plus modérée entre 2000 et 2005. Ainsi, les effectifs d'AM agréés en activité et employés directement par les parents sont passés d'environ 70 000 en 1990 à 232 000 en 2000, atteignent 300 000 en 2010 et augmentent en permanence depuis cette date.

1. Sources : www.drees.sante.gouv.fr/l-offre-d-accueil-des-enfants-de-moins-de-trois-ans-en-2010,10971.html et www.drees.sante.gouv.fr/le-metier-d-assistante-maternelle,4325.html.

- Les capacités d'accueil effectives sont contrastées d'un département à l'autre.
- Les professionnels exerçant ce métier sont exclusivement des femmes (99 %). Ils sont âgés de 46 ans en moyenne et vivent majoritairement en couple.

Les caractéristiques

Généralement ces personnes sont peu diplômées et souvent choisissent ce métier « par défaut » plus que « par vocation ». Ils légitiment et valorisent toutefois leur activité par leur savoir-faire et leur responsabilité morale et éducative.

Les trois types de discours

Trois types de discours se dégagent des AM, le premier se référant au **professionnalisme**, le second à l'**amour maternel** et le dernier à la prise en compte pragmatique des **besoins de l'enfant** :

- les « professionnels de la petite enfance » : ils se caractérisent par la formulation d'un discours professionnel ; ils parlent d'un « référentiel métier », valorisent le savoir-faire, la maîtrise de l'environnement institutionnel et social et formulent des requêtes sur les conditions d'activités de la profession ;
- les « nounous, envers et contre tout » : c'est le versant négatif du professionnalisme ; il incarne l'image populaire des nounous « à l'ancienne ». Ces AM mettent en avant des qualités de cœur et affectives, qu'ils ne considèrent pas comme des compétences à proprement parler ;
- les « pragmatiques de la petite enfance » : ils se situent à mi-chemin du discours conceptuel des « professionnels » et du don de soi des « nounous », dans une approche fondée sur l'écoute et la prise en compte concrète des besoins de l'enfant. À la différence des « professionnels », qui soulignent les limites de leurs missions par rapport à la responsabilité parentale en matière d'éducation globale de l'enfant, les « pragmatiques » investissent ce domaine.

CHAPITRE

2

Le cadre juridique : agrément et statut de l'AM

Procédure d'agrément

Le cadre réglementaire de l'AM est défini par l'ensemble des textes de loi se rapportant à cette profession[2].

La loi du 27 juin 2005

Elle définit et clarifie le métier d'AM sur différents points.

Article 6[3]

Il définit ainsi l'AM :
« L'assistant maternel est la personne qui, moyennant rémunération, accueille habituellement et de façon non permanente des mineurs à son domicile. [Il] accueille des mineurs confiés par leurs parents, directement ou par l'intermédiaire d'un service d'accueil [...]. Il exerce sa profession comme salarié de particuliers employeurs ou de personnes morales de droit public ou de personnes morales de droit privé [...]. ».

---

2. Loi n° 2005-706 du 27 juin 2005 relative aux assistants maternels et aux assistants familiaux.
Décret n° 2006-1153 du 14 septembre 2006 relatif à l'agrément des assistants maternels et des assistants familiaux et modifiant le code de l'action sociale et des familles.
Décret n° 2012-364 du 15 mars 2012 relatif au référentiel fixant les critères d'agrément des assistants maternels.
Loi n° 2010-625 du 9 juin 2010 relative à la création des maisons d'assistants maternels et portant diverses dispositions relatives aux assistants maternels.
La convention collective nationale de travail des assistants maternels du particulier employeur.
3. Art. L421-1 du Code de l'action sociale et des familles.

Mémo

Dans tous les cas, l'AM n'est jamais travailleur « indépendant » ou « libéral » mais toujours salarié soit directement des parents, soit par l'intermédiaire d'une crèche familiale (renommée service d'accueil familial – SAF) dont le gestionnaire peut être une mairie, une association, une administration.

Article 7

« La procédure d'instruction doit permettre de s'assurer de la maîtrise du français oral par le candidat. »
« L'agrément est accordé [...] si les conditions d'accueil garantissent la sécurité, la santé et l'épanouissement des mineurs [...], en tenant compte des aptitudes éducatives de la personne ».

Les candidats doivent présenter « les garanties nécessaires pour accueillir les mineurs dans des conditions propres à assurer leur développement physique, intellectuel et affectif ».

« L'agrément de l'assistant maternel précise le nombre et l'âge des mineurs qu'il est autorisé à accueillir simultanément ainsi que les horaires de l'accueil. Le nombre des mineurs accueillis simultanément ne peut être supérieur à quatre y compris le ou les enfants de moins de trois ans de l'assistant maternel présents à son domicile, dans la limite de six mineurs de tous âges au total[4]. ».

L'agrément, ou le renouvellement d'agrément, est accordé pour une durée de 5 ans. Mais des modifications d'agrément peuvent être sollicitées avant cette échéance. Il s'agit :

- de la *dérogation* : modification temporaire et ajustée à un enfant, elle peut être demandée en urgence ;
- et de l'*extension* : modification de la capacité d'accueil (nombre, âge des enfants accueillis, temps d'accueil, spécificités d'accueil).

L'évaluation des aptitudes des candidats à l'agrément est confiée au président du conseil général ainsi que leur formation une fois l'agrément obtenu. Il n'y a pas de niveau d'études requis ni même la maîtrise de la langue française écrite (figure 2.1).

4. Art. L421-4 du Code de l'action sociale et des familles.

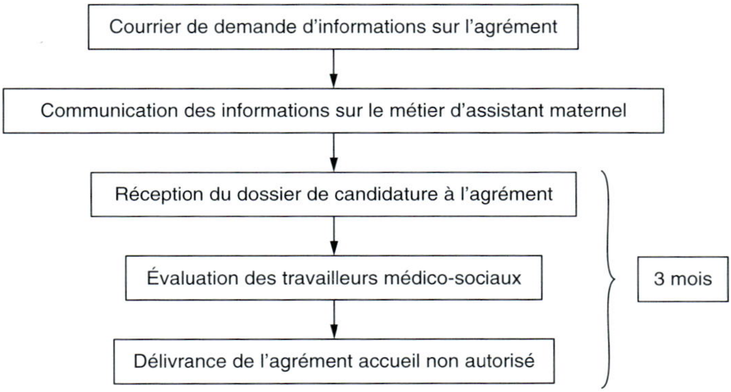

Figure 2.1. Synthèse de la procédure d'agrément initial.

La loi du 9 juin 2010

Elle est relative à la création des « maisons d'assistants maternels[5] » (tableau 2.1).

Tableau 2.1. L'AM agréé exerçant en MAM.

La loi	Loi 2010-625 du 9 juin 2010
La capacité d'accueil	▪ Limitée à 16 places (4 AM au maximum pouvant accueillir chacun dans le cadre de leur agrément 4 enfants au maximum) ▪ La capacité d'accueil est fonction du nombre total d'agréments accordés à chaque AM
L'employeur	Ce n'est pas un établissement d'accueil du jeune enfant. Chaque AM conserve son statut. Il est l'employé de chaque parent employeur avec qui il a signé un contrat de travail. Pour faciliter la gestion des charges liées au local, une association ou une SCI peut être constituée. En aucun cas, l'association ou la SCI n'est l'employeur
L'amplitude horaire	Laissée à l'appréciation du projet d'accueil de la MAM et du règlement de fonctionnement
Le fonctionnement	Un règlement de fonctionnement et un projet d'accueil doivent être élaborés et partagés par tous les AM. Ils démontrent leur engagement à veiller au bien-être et à contribuer au développement de chacun des enfants, à travailler en équipe tout en préservant les devoirs et les obligations relatifs au contrat de travail établi avec chaque employeur
Locaux	10 m^2 par enfant recommandés

C'est un nouveau mode d'exercice de la profession d'AM. L'agrément permet par dérogation à 4 AM (au maximum) d'accueillir jusqu'à 16 enfants dans un même local.

5. Art. L424-1 (1, 2, 3, 7) et L233-2.

Article 1

« Par dérogation à l'article L421-1, l'assistant maternel peut accueillir des mineurs au sein d'une maison d'assistants maternels. Le nombre d'assistants maternels pouvant exercer dans une même maison ne peut excéder quatre. »
« Chaque parent peut autoriser l'assistant maternel qui accueille son enfant à déléguer cet accueil à un ou plusieurs assistants maternels exerçant dans la même maison. »
« La délégation d'accueil ne fait l'objet d'aucune rémunération. »
« La délégation d'accueil ne peut aboutir à ce qu'un assistant maternel accueille un nombre d'enfants supérieur à celui prévu par son agrément, ni à ce qu'il n'assure pas le nombre d'heures d'accueil mensuel prévu par son ou ses contrats de travail. »
« Les assistants maternels accueillant des enfants dans une maison d'assistants maternels et les particuliers qui les emploient bénéficient des mêmes droits et avantages et ont les mêmes obligations que ceux prévus par les dispositions légales et conventionnelles applicables aux assistants maternels accueillant des enfants à leur domicile. »

Mémo

Ce qu'il faut retenir :

1. La MAM n'est pas une micro-crèche. Chaque AM reste responsable des enfants qu'il accueille dans le cadre d'un contrat de travail signé avec les parents. Ce qui reste commun à tous les AM est le partage de l'espace d'accueil et des charges et contraintes associées.
C'est à ce titre que la loi prévoit un critère d'évaluation des aptitudes des candidats : la capacité à travailler en équipe.

2. La loi autorise quelques cas de *délégation strictement encadrée* ; cette dernière ne modifie en aucun cas le nombre de places autorisées dans l'agrément obtenu ; elle n'est pas non plus une solution au remplacement d'un AM malade, en formation, en congé. La délégation ne se substitue pas à la dérogation.

Le décret du 15 mars 2012

Il est relatif au référentiel fixant les critères d'agrément des AM. Il précise les *critères d'évaluation* des candidats à la demande d'agrément, en exercice et au renouvellement d'agrément. Il permet ainsi de mieux harmoniser les pratiques d'évaluation des professionnels de PMI. Il précise les *normes de sécurité* et en exige de nouvelles. Il souligne en particulier les capacités et les compétences nécessaires à l'exercice de la profession d'AM. Enfin, il rajoute l'évaluation d'une capacité pour les candidats à un agrément en MAM : la capacité à *travailler en équipe* (tableau 2.2).

Tableau 2.2. Les capacités de l'AM et les conditions d'accueil et de sécurité.

Section 1 : les capacités et les compétences pour l'exercice de la profession	Section 2 : les conditions matérielles d'accueil et de sécurité
1. La santé de l'enfant accueilli 2. La maîtrise de la langue française orale et les capacités de dialogue 3. Les capacités et les qualités personnelles pour accueillir de jeunes enfants[1] 4. La disponibilité et la capacité à s'organiser et à s'adapter à des situations variées 5. La connaissance de son rôle et de ses responsabilités	1. Les dimensions, l'état, l'aménagement du lieu et sa sécurité 2. Les moyens de communication (faire face aux situations d'urgence) 3. L'environnement, la sécurité de ses abords et son accessibilité 4. La présence d'animaux dans le lieu d'accueil 5. Les transports et les déplacements

1. Dans des conditions propres à assurer le développement physique et intellectuel et les aptitudes éducatives.

La loi du 1er juillet 2004 : création de la convention collective nationale des assistants maternels du particulier employeur

Elle encadre les droits et les devoirs de l'employeur et de l'employé.
Elle a été signée par les principaux syndicats des AM et la Fédération nationale du particulier employeur (FEPEM). Elle régit les rapports employé/employeur et plus précisément elle :

- instaure des *droits de protection sociale* (maladie, maternité, vieillesse, chômage, etc.) ;
- rend obligatoire le contrat de travail écrit ;
- met en place la mensualisation du salaire ;
- instaure un barème d'indemnité d'entretien ;
- définit les modalités de préavis ;
- conclut à un accord de prévoyance ;
- conclut à un accord de formation continue.

Le règlement départemental synthétise le cadre réglementaire et statutaire

Il est propre à chaque département. Il précise le cadre d'agrément et d'exercice des AM. C'est une synthèse des textes de loi, des décrets et du référentiel de l'agrément des AM à l'usage des services de PMI élaborée par la Direction générale de l'action sociale. Chaque département peut par le biais de ce document émettre des recommandations.

Obligations de l'AM

Les obligations professionnelles de l'AM sont nombreuses. Il veillera à :

- *obtenir un agrément* : c'est l'autorisation administrative pour l'exercice de ce métier;
- *suivre une formation* : elle est obligatoire;
- *développer les compétences professionnelles.* Elles sont indispensables pour répondre aux besoins de l'enfant et aux attentes de sa famille et se tenir en veille professionnelle;
- *s'adapter aux contraintes spécifiques de ce métier.* Il doit en particulier :
  - exercer une activité salariée dans un espace à la fois privé et professionnel,
  - être professionnel, au sein de sa famille, sans collègue ni hiérarchie,
  - concilier vie privée et vie professionnelle dans un même lieu,
  - être isolé professionnellement,
  - faire preuve d'adaptabilité et de souplesse dans les horaires (atypiques et/ou grande amplitude horaire),
  - être salarié de plusieurs employeurs et devoir répondre à des attentes différentes voire contraires,
  - avoir constamment à l'esprit que son emploi est précaire;
- *respecter le cadre professionnel.* Il doit veiller à :
  - respecter les engagements du contrat d'accueil de chaque enfant,
  - respecter le cadre réglementaire de la profession.

Mémo[6]

Les lois et les décrets qui encadrent le statut de la profession permettent de normer et réguler la fonction accueillante et éducative; la préoccupation de l'enfant est au centre :

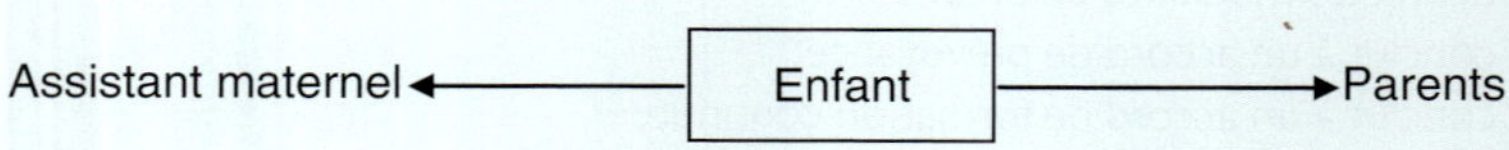

La convention collective encadre et régule la relation contractuelle et financière de l'AM employé et du parent employeur; le contrat de travail est au centre :

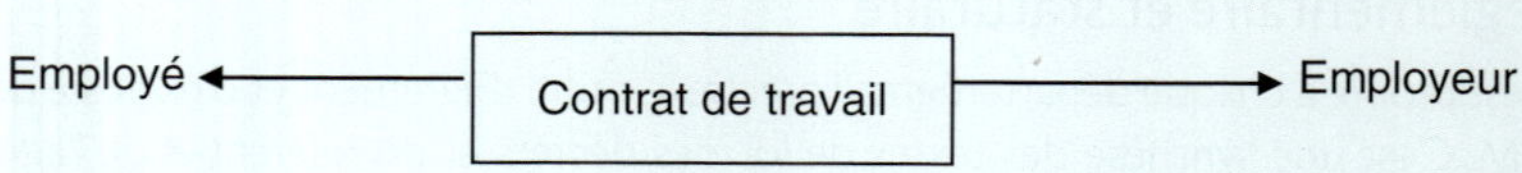

6. Lois des 27 juin 2005 et 9 juin 2010, décrets des 14 septembre 2006 et 15 mars 2012.

CHAPITRE

3

La formation des AM

La formation des AM est définie et structurée dans des textes réglementaires[7].

Durée et programmation[8]

« Tout assistant maternel agréé doit suivre une formation dont les modalités de mise en œuvre par le département, la durée, le contenu et les conditions de validation sont définis par décret. »

« Une initiation aux gestes de secourisme ainsi qu'aux spécificités de l'organisation de l'accueil collectif des mineurs est obligatoire pour exercer la profession d'assistant maternel. »

« La formation prévue est organisée et financée par le département. Elle a une durée de 120 h. »

« Les 60 premières heures sont assurées dans un délai de 6 mois à compter de la demande d'agrément de l'assistant maternel et avant tout accueil d'enfant par celui-ci ; la durée de formation restant à effectuer est assurée dans un délai de deux ans à compter du début de l'accueil du premier enfant par l'assistant maternel. »

! *Le renouvellement de l'agrément*

Il est soumis à l'obligation :

- d'effectuer la totalité de la formation ;
- d'avoir présenté les épreuves de l'unité 1 du CAP Petite enfance ;
- d'avoir été initié aux gestes de secours civiques de niveau1.

Connaissances et compétences visées[9]

« La formation permet aux assistants maternels, en s'appuyant sur leur expérience personnelle et professionnelle, notamment auprès des enfants, d'acquérir les compétences suivantes (tableau 3.1). »

---

7. Loi du 27 juin 2005, décrets des 20 avril 2006 et 14 septembre 2006 et loi du 9 juin 2010.
8. Art. L421-14 et D421-27-1 (Code de l'action sociale et des familles).
9. Art. D421-27-3 et D421-27-4.

Tableau 3.1. Compétences visées.

1. Identifier les besoins des enfants 2. Installer et sécuriser des espaces de vie des enfants 3. Assurer les soins d'hygiène corporelle et le confort des enfants	4. Contribuer au développement et à la socialisation des enfants 5. Organiser les activités des enfants 6. Établir des relations professionnelles 7. S'adapter à une situation non prévue

« La formation permet en outre à l'assistant maternel l'amélioration des connaissances dans les domaines suivants (tableau 3.2). »

Tableau 3.2. Connaissances à améliorer.

1. Les besoins et les facteurs de développement de l'enfant 2. Les troubles et les maladies courantes de l'enfant 3. Le cadre juridique et institutionnel de l'enfant et de la famille, notamment en matière d'accueil individuel de l'enfant	4. La communication appliquée au secteur professionnel 5. L'organisation générale du corps humain et ses fonctions 6. La nutrition et l'alimentation 7. La qualité de vie dans le logement et la prévention des accidents domestiques

Parcours de la formation obligatoire

Le parcours de la formation est illustré ci-après (figure 3.1).

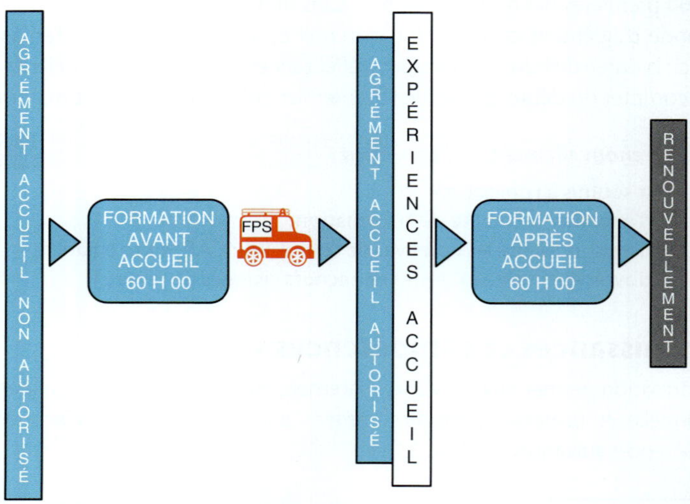

Figure 3.1. Parcours de la formation obligatoire.

Synthèse de la procédure de l'agrément initial au renouvellement d'agrément

La procédure de l'agrément initial de l'assistant maternel à son renouvellement est longue et passe par plusieurs étapes; elle est illustrée par la figure ci-après (figure 3.2).

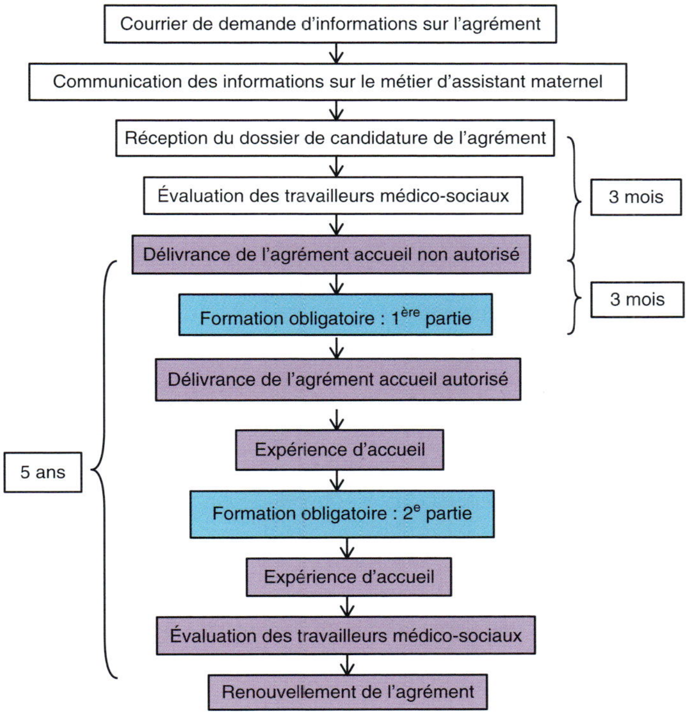

Figure 3.2. Synthèse de la procédure d'agrément initial.

CHAPITRE

4

Les missions et les activités de l'AM

Les missions

Rappelons succinctement les principales missions de l'AM :

- il accueille des enfants à son domicile ou dans une MAM ;
- il accompagne l'enfant dans toutes les *activités de la vie quotidienne* en lui apportant des *réponses adaptées* à ses besoins globaux et en lien avec le projet d'accueil négocié avec les parents ;
- il entretient avec les familles un *dialogue continu* permettant la mise en place d'un climat de confiance ;
- il met en œuvre des mesures de *prévention des accidents domestiques* ;
- il veille à la *santé* de l'enfant et favorise son *développement* ;
- il travaille en *partenariat*, et/ou en *équipe*, et il peut se déplacer dans d'autres lieux avec les enfants si les parents l'y autorisent.

Les activités

Les activités quotidiennes d'accueil éducatif des enfants confiés par leurs parents suggèrent des connaissances (*savoirs*), et des compétences (*savoir-faire* et *savoir-être*).

- Pour chaque métier de la petite enfance diplômé, un *référentiel d'activités* a été élaboré. Le métier d'AM ne requérant aucun diplôme, ce référentiel est inexistant. Nous vous en proposons un car il vous permettra de mieux cerner ce métier. En effet, pour chacune des activités sont attendus des *savoirs*, des *savoir-faire* et des *savoir-être*.
- Ce référentiel est constitué de *trois niveaux d'évaluation*. Il a l'intérêt de produire des critères ayant la prétention de décrire « l'assistant maternel suffisamment bon ». Il vous permettra tout au long de votre carrière de vous autoévaluer (tableau 4.1).

Tableau 4.1. Référentiel d'activités des AM.

	Évaluation	NA	ECA	A
Sous-thèmes	Savoirs attendus Savoir-faire attendus Attitudes attendues	Non acquis	En cours d'acquisition	Acquis

Compétence 1 (tableau 4.2)

Tableau 4.2. Compétences liées à l'accueil de l'enfant et de sa famille et à la communication interprofessionnelle.

Évaluation	NA	ECA	A
Connaître les bases de la communication			
Connaître le réseau institutionnel			
Connaître les risques d'accidents domestiques			
Connaître les origines et les causes des différents types de handicaps ainsi que leurs incidences sur le développement et le comportement de l'enfant			
Connaître les différentes réactions que peut entraîner l'arrivée au sein d'une famille d'un enfant présentant un handicap			
Connaître le projet d'accueil individualisé			
Connaître la loi n° 2005-706 du 27 juin 2005 relative aux assistants maternels et familiaux			
Connaître le règlement départemental			
Connaître la convention collective du 1er juillet 2004			
Connaître le cadre sociojuridique de l'enfant et de la famille (droits de l'enfant, droits de l'Homme)			
Connaître le champ de responsabilité professionnelle, les règles de confidentialité et du secret professionnel			
Connaître les différents modes d'accueil de l'enfant de la naissance à 6 ans et la loi n° 0132 du 10 juin 2010 relative à la création des MAM et portant diverses dispositions relatives aux AM			
Connaître l'obligation de signalement de toute information préoccupante (article L226-2-1 de la loi du 5 mars 2007) et les institutions référentes à la protection de l'enfance en danger			

(Suite)

Tableau 4.2. Suite.

Évaluation	NA	ECA	A
Respecter les règles juridiques et déontologiques			
Établir des relations professionnelles avec les employeurs			
Collaborer avec le réseau institutionnel			
Interpeller à bon escient les professionnels de la petite enfance partenaires comme la puéricultrice PMI, l'animatrice des relais d'AM			
Préparer l'accueil des enfants et de leurs parents			
Adapter les rythmes d'accueil pour préparer au mieux la séparation parents-enfants ainsi que les retrouvailles			
Organiser le logement pour l'accueil et créer un environnement sécurisé et sécurisant			
Développer une attitude de prévention des risques des accidents domestiques en fonction du développement de l'enfant			
Accueillir un enfant présentant un handicap en prenant en compte les besoins spécifiques de l'enfant et de sa famille			
Observer, écouter et communiquer avec les enfants dans tous les moments de la vie quotidienne			
Repérer et transmettre des informations aux parents			
Organiser des activités en fonction des besoins du ou des enfants			
Gérer les arrivées et les départs successifs des enfants et de leurs parents			
Écrire un projet d'accueil et l'ajuster au regard de l'évolution de ses pratiques professionnelles			
Communiquer le projet d'accueil aux parents ainsi qu'aux partenaires			
Adapter le projet d'accueil en fonction des besoins de l'enfant et de l'attente des parents			
Disponibilité et adaptabilité			
Faire preuve de discrétion			
Écoute active et faire preuve d'empathie. Être à l'écoute de ses émotions et de celles de l'enfant et des parents			
Être dans une pratique réflexive			
Développer un réseau socioprofessionnel			
Asseoir une posture professionnelle et discerner les limites de ses compétences			

Compétence 2 (tableau 4.3)

Tableau 4.3. Compétences liées à la réalisation de soins et d'activités en réponse aux besoins fondamentaux de l'enfant.

Évaluation	NA	ECA	A
Connaître l'organisation et le fonctionnement du corps humain pour comprendre les besoins spécifiques de l'enfant liés à son immaturité physiologique			
Connaître les facteurs conditionnant une croissance harmonieuse			
Connaître les étapes clés du développement psychomoteur			
Connaître les principes de base de la théorie de l'attachement ainsi que les grandes étapes du développement psychoaffectif			
Connaître les principes de communication verbale et non verbale dans la relation avec l'enfant			
Connaître les besoins nutritionnels qualitatifs et quantitatifs du nourrisson et du jeune enfant ainsi que les enjeux de l'équilibre alimentaire de l'enfant pour la santé			
Connaître les recommandations médicales concourant à la prévention de la mort inattendue du nourrisson (MIN)			
Connaître les règles relatives à l'administration de médicaments			
Connaître les règles d'hygiène, de stérilisation			
Connaître les principes de l'observation			
Connaître les principes d'organisation des temps d'accueil de l'enfant			
Connaître la fonction des jeux et activités pour l'enfant ainsi que le rôle de l'adulte dans les apprentissages			
Réaliser des soins d'hygiène et de confort de l'enfant nécessaires à la santé de l'enfant et à son développement Administrer et surveiller le traitement médical prescrit			

(Suite)

Tableau 4.3. Suite.

Évaluation	NA	ECA	A
Préparer des biberons, des repas et des collations en respectant les règles d'hygiène alimentaire et de stérilisation le cas échéant			
Aider à la prise des repas et des collations en prenant en compte les besoins relationnels de l'enfant			
Accompagner les choix parentaux relatifs à l'allaitement et la diversification alimentaire			
Élaborer des menus équilibrés			
Éveiller l'enfant au plaisir de manger, à la découverte des goûts, au rôle social du repas			
Mettre en place les conditions favorables au repos de l'enfant			
Réaliser les soins nécessaires à l'enfant malade			
Entretenir quotidiennement le domicile, les équipements et les espaces de vie de l'enfant			
Organiser des activités libres et dirigées			
Organiser la journée d'accueil en fonction des besoins de chaque enfant, des ressources et des contraintes du milieu, des consignes données par les parents			
Participer aux activités et projets des relais d'AM			
Positionner l'autre comme sujet et acteur			
Évaluer sa pratique professionnelle de mise en œuvre de soins auprès des enfants avec le concours des parents et la faire évoluer en tenant compte des observations			
Faire face à l'urgence, gérer l'imprévu			
Respecter la pudeur, l'intimité de l'enfant			
Respecter l'autonomie de l'enfant			
Avoir confiance dans les compétences de l'enfant et de ses parents			
Rigueur et méthode			
Vigilance et veille professionnelles quant aux recommandations			

Compétence 3 (tableau 4.4)

Tableau 4.4. Compétences liées à la conduite d'activités à visée éducative et d'accompagnement.

Évaluation	NA	ECA	A
Connaître les modèles de l'évaluation contrôle			
Connaître le modèle de l'accompagnement			
Valoriser les compétences parentales et accompagner les parents dans leur rôle éducatif quand ils en font la demande			
Accompagner les parents dans la mise en place d'un projet d'accueil permettant le développement harmonieux et la bonne santé de leurs enfants			
Mettre en place les conditions de sécurité physique et affective de l'enfant en faisant une place à chacun			
Répondre aux besoins de maternage et de repères des enfants			
Accompagner l'enfant dans l'acquisition des fonctions sensorielles et motrices, dans son développement affectif et cognitif			
Accompagner l'enfant dans l'acquisition du langage			
Accompagner l'enfant dans l'acquisition de l'autonomie à travers les actes de la vie quotidienne			
Participer à l'apprentissage des règles de vie sociale			
Instaurer et maintenir un lien de confiance et une relation de congruence avec les parents permettant de valoriser la fonction parentale			
Évaluer la qualité et l'efficacité des activités et des moyens de communication			
Se positionner comme professionnel avec des limites de compétences et orienter les parents vers des personnes ressources			

La responsabilité et l'obligation de signalement

Dès l'obtention de l'agrément et du fait de son statut, l'AM est un professionnel *responsable* qui doit respecter des règles déontologiques et qui a des *obligations éthiques*.

Le secret professionnel

L'AM est soumis au *secret professionnel* : « La révélation d'une information à caractère secret par une personne qui en est dépositaire soit par état ou par profession,

soit en raison d'une fonction ou d'une mission temporaire, est punie d'un an d'emprisonnement et de 15 000 € d'amende[10]. »
L'obligation de discrétion professionnelle envers l'enfant et sa famille doit être également respectée ; le non-respect peut constituer une faute au sens civil donnant lieu à une condamnation (dommages et intérêts).

Le signalement de l'information préoccupante

L'AM est soumis à l'obligation de *signalement de toute information préoccupante*[11]. Il doit connaître les institutions référentes à la protection de l'enfance en danger. Chaque département a un observatoire départemental de l'enfance en danger qui peut prendre en charge toute information préoccupante. De plus, il existe un numéro vert national opérationnel 24 h/24 et 7 j/7 : **119**.

Les signes d'alerte lorsque l'enfant est en danger

Quelques notions sur l'enfance en danger doivent être connues de l'AM. Comment savoir et quand un enfant est-il en danger ou risque de l'être ? L'AM doit connaître les signes d'alerte (tableau 4.5).

Tableau 4.5. Exemples de signes d'alerte.

Signes physiques	Troubles du comportement
▪ Bleus, bosses, traces de brûlures, de lacérations ou de griffures, etc. ▪ Accidents domestiques à répétition ▪ Douleurs abdominales et désordres alimentaires (manque d'appétit, vomissements) ▪ Régression des acquis (énurésie, encoprésie) ou retard de développement (langage, marche sur la pointe des pieds, etc.) ▪ Aspect négligé, état général médiocre (cernes, troubles du sommeil)	▪ Violence ou agressivité exagérée ▪ Tendance marquée à se mettre en danger ▪ Mutisme, repli sur soi ▪ Pleurs inexpliqués ▪ Comportement ou langage sexuel sans rapport avec l'âge ▪ Désintérêt aux activités et retrait de l'enfant, etc.

Attention !

Souvent nos représentations, nos préjugés peuvent orienter nos observations, notre analyse et produire de la confusion.
La maltraitance n'est pas uniquement physique, d'autres signes comme la tristesse, le repli sur soi, le refuge dans le sommeil sont des signes aussi inquiétants que des bleus. Signaler un enfant en danger n'est pas synonyme de placement. Les parents ne sont pas les uniques maltraitants potentiels.

10. Selon l'article 226-13 du Code pénal.
11. Selon l'article L226-2-1 de la loi du 5 mars 2007.

Les compétences de l'AM

- L'AM ne doit jamais rester seul. Il n'a pas la mission de « sauver » l'enfant ou de « réparer » la situation familiale. Par contre, il a l'*obligation de signaler des faits observés*. Si vous avez un doute, il est important de noter par écrit toutes les observations relatives au développement global de l'enfant, d'écrire objectivement le discours tenu sur l'enfant. Ce n'est pas à vous d'interroger l'enfant ou de mener l'enquête auprès des adultes qui l'entourent.
- Le travailleur médicosocial, le plus souvent il s'agit d'une infirmière puéricultrice (voir p. 27), est l'unique personne des *deux partenaires privilégiés* avec qui l'AM peut partager des informations sur la famille. Évoquer ses inquiétudes, croiser les regards avec un professionnel compétent sont des « garde-fous » de signalement à outrance.
- C'est grâce au signalement qu'une *enquête médicosociale* pourra débuter et ce n'est qu'à l'issue de l'évaluation médicosociale que l'aide sociale à l'enfance (ASE) ou le procureur de la République (s'il y a une urgence vitale) ou le juge des enfants pourra décider d'un placement de l'enfant ou pas.
- *Signaler un enfant en difficulté* pourra permettre à l'enfant et à sa famille d'obtenir des aides étayantes et adaptées à la problématique du moment.

Les trois niveaux de responsabilité de l'AM

Comme, il a été vu précédemment, l'AM a des responsabilités qui peuvent être pénale, civile, etc. (tableau 4.6).

Attention à la sécurité !

Les AM ont vis-à-vis des enfants accueillis, en matière de *sécurité*, une obligation de *moyens* et de *résultats*.
L'AM est censé porter une attention de tous les instants à l'enfant accueilli. Sauf cas exceptionnel, la responsabilité de l'accident et des dommages lui sera imputée.
L'AM doit mettre en place tous les moyens nécessaires pour promouvoir et œuvrer à la santé de l'enfant *(obligation de moyens)*.

Les exemples de responsabilité de l'AM

Pour certaines situations professionnelles, l'AM peut engager différents niveaux de responsabilité.

1re situation : la violation du secret professionnel

Les responsabilités civile et pénale de l'AM sont engagées. Au plan civil, l'AM par le biais de son assurance responsabilité civile professionnelle, peut avoir à payer des dommages et intérêts aux parents en réponse à cette faute civile. Aussi, sur le plan pénal, il peut être reconnu comme ayant fait une faute professionnelle et être

Tableau 4.6. Récapitulatif des trois niveaux de responsabilité engagée de l'AM en activité.

Critères	Obligations « administratives »	Responsabilité civile	Responsabilité pénale
Définition	Liée à l'agrément, la responsabilité de l'AM est engagée	La responsabilité civile oblige à réparer le dommage qui a été subi par une ou plusieurs autres	La responsabilité pénale se trouve engagée lorsqu'une personne commet une infraction à une règle de droit
Protection	Aucune assurance	Souscription à une assurance responsabilité civile professionnelle[1]	Aucune assurance
Exemples	*Obligations professionnelles non respectées* : ▪ ne pas déclarer au relais d'AM ses nouveaux accueils ▪ omettre de déclarer un changement de situation familiale ▪ ne pas faire la formation obligatoire	▪ La *responsabilité civile délictuelle* : un enfant se blesse avec un jouet ▪ La *responsabilité civile contractuelle* résulte de la mauvaise exécution ou de l'inexécution d'un contrat : l'AM ne respecte pas les engagements prévus dans le contrat d'accueil comme l'obligation de discrétion professionnelle	▪ *Infraction par abstention* : l'AM ne signale pas une information préoccupante ▪ *Infraction intentionnelle* : les réprimandes ne sont pas adaptées à l'âge et aux compétences de l'enfant ▪ *Infraction par négligence ou imprudence* : un enfant tombe dans les escaliers ▪ *Infraction liée au statut* : violation du secret professionnel
Sanctions	Avertissement, modification ou retrait d'agrément	Dommages et intérêts	Amende, emprisonnement

1. L'AM a l'obligation de souscrire à une assurance responsabilité civile professionnelle et à une assurance automobile professionnelle s'il est amené à se déplacer en voiture. Pour ces deux assurances, certains assureurs peuvent ne pas du tout proposer ces garanties. (Renseignez-vous.)

passible d'un an d'emprisonnement et d'une amende de 15 000 €. Cette amende ne peut être prise en charge par son assurance. Enfin, sur le plan contractuel, l'employeur peut licencier son AM employé pour faute grave ou lourde. Dans les deux cas, l'employé ne peut prétendre aux indemnités de licenciement. De plus, dans le cas de la faute lourde, il n'y a pas d'indemnités de congés payés.

2e situation : un enfant se blesse au domicile de l'AM

Dans cette situation, trois niveaux de responsabilité peuvent être engagés. Il peut y avoir *faute civile délictuelle*. De ce fait :

- un AM doit réparer le dommage causé à autrui (les indemnisations sont réglées par son assurance) ;
- une faute professionnelle due à un défaut de surveillance ; l'AM n'a pas rempli son obligation de résultat au niveau de la sécurité. Il peut encourir amende et/ou emprisonnement ;
- des conditions d'accueil médiocres, le conseil général peut décider d'un retrait d'agrément[12] si l'AM ne présente plus les conditions d'accueil qui garantissent la santé, la sécurité et l'épanouissement de l'enfant.

Le réseau professionnel

L'AM travaille au cœur d'un environnement constitué de partenaires de proximité, de pairs, de personnes ressources, de collègues, etc. Entretenir et agrandir son réseau professionnel est l'une des compétences de l'AM. Les repérer dans leurs missions permettra à l'AM d'anticiper bien des problématiques professionnelles.

Certains partenaires de proximité ont des missions spécifiques auprès des AM et des familles. Il s'agit (tableau 4.7) :

- du *travailleur médicosocial référent* : le plus souvent c'est une infirmière puéricultrice diplômée d'État (IPDE) de la PMI. Il est salarié du conseil général ;
- de *l'animateur(trice) de relais d'assistants maternels* (RAM) : le plus souvent, c'est un éducateur de jeunes enfants (EJE). (Il est salarié d'une collectivité locale, telle que la mairie.)

Mémo

Prévenir « l'isolement professionnel »

Le travailleur médicosocial référent a deux missions auprès de l'AM : une mission de *contrôle* et une mission d'*accompagnement*. Identifier et dissocier les deux missions aideront l'AM à mieux gérer les problématiques professionnelles, donc à prévenir « l'isolement professionnel ».

12. Par le biais de la commission consultative paritaire départementale.

Tableau 4.7. Missions respectives des partenaires de proximité de l'AM.

Travailleur médicosocial référent (ex. : IPDE)	Animateur(trice) de RAM (ex. : EJE)
Dépend du : conseil général (PMI) *a. Mission de contrôle* : évalue auprès du candidat AM les aptitudes éducatives et les conditions d'accueil garantissant la santé et la sécurité de l'enfant[1]	**Dépend du** : RAM Informe et accompagne les parents dans leur recherche de mode d'accueil pour leur enfant
b. Mission d'accompagnement : répond aux questionnements, interrogations, ou inquiétudes de l'AM	Gère les fichiers des offres d'accueil, recense et transmet les besoins en mode d'accueil aux partenaires
c. Autres missions : ▪ conseille et accompagne des parents s'ils en expriment le besoin ▪ participe à la prévention et à la promotion de la santé du jeune enfant ▪ participe et coanime des rencontres, des réunions d'information pour les AM au sein du RAM	▪ Informe les AM sur les démarches relatives au contrat de travail, sur leurs droits et leurs devoirs (formation continue, retraite, etc.) ▪ Met en place des activités d'éveil pour les enfants accueillis avec les AM ▪ Favorise et organise les rencontres et les échanges entre AM sur différentes thématiques

1. Dans le cadre d'une demande d'agrément initial, d'une dérogation, d'une extension, d'un renouvellement ou encore d'une modification d'agrément, ou du suivi annuel.

Les relations de l'AM avec les parents

Intérêt de la communication

La communication professionnelle est au cœur des missions de l'AM. C'est une compétence essentielle.

« *Savoir communiquer* » présente pour l'AM plusieurs intérêts ; citons par exemple :

- réussir un entretien de recrutement ;
- créer des liens avec les parents dans le cadre d'un accueil de qualité pour l'enfant (ex. : transmissions quotidiennes) ;
- se faire comprendre est apprécié par les enfants au quotidien ;
- faire valoir ses droits et devoirs auprès des parents employeurs ;
- organiser une collaboration avec ses partenaires privilégiés (ex. : réunions, etc.).

Mémo

Facteurs favorisant la communication

Des études ont démontré toute la complexité de la communication. Elle s'explique par tous les facteurs qui peuvent la favoriser (ou l'entraver) (figure 4.1).

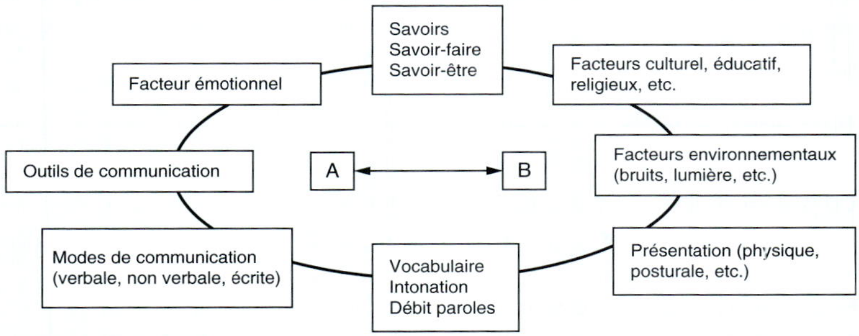

Figure 4.1. Facteurs favorisant la communication.

Objectifs des transmissions

Les transmissions quotidiennes participent à la construction de la relation de l'AM avec la famille. Elles permettent :

- de fournir à la famille des *informations suffisantes* pour assurer la continuité de la prise en charge de l'enfant;
- d'apporter des *repères sécurisants* à l'enfant pour l'accompagner dans sa séparation d'avec ses parents;
- de *garder une traçabilité* des informations échangées et d'écourter les transmissions orales[13].

Remarque

Dix minutes suffisent pour chaque échange. Au-delà, vous n'êtes plus suffisamment disponible pour l'enfant. C'est parfois de cet interlude que les accidents arrivent.

NB : l'AM veillera avant tout au respect de l'enfant et à sa famille. Il sera vigilant au poids des mots et à leur impact lors des transmissions.

Compétences de l'AM (lors des transmissions)

L'AM doit éviter les formulations *négatives* et privilégier les formules *positives* (ex. : « votre enfant n'a pas fait cela, votre enfant n'a pas respecté les interdits aujourd'hui, j'ai eu besoin de répéter quelquefois les interdits à votre enfant aujourd'hui ».).

13. Cet outil permet aussi au parent absent de participer indirectement à l'accueil de son enfant.

L'AM ne doit pas porter de diagnostic (ex. : « votre enfant est hyperactif »); ses propos doivent dépasser des données quantitatives (ex. : « il a mangé un peu de tout », etc.).

Mémo

Comment utiliser la méthode du « QQQOCP »

Afin de réaliser des transmissions efficaces, l'AM veillera à utiliser la méthode (mnémotechnique) « QQQOCP » :

- pourquoi préparer ses communications (pour « Qui ? Quand ? Comment ? ») ?
- lors de la communication : quel est mon état émotionnel ? Quel est celui de l'autre ? Pourquoi analyser le contexte émotionnel ?
- quels modes de communication (verbale ? écrite ?) et dans quels objectifs ?
- quels outils de communication utiliser ? Avec quel objectif ?
- pourquoi pratiquer l'analyse de ses pratiques professionnelles ? Et pour quels objectifs ? (Canaliser son état émotionnel ? Ses préjugés ? Ses dogmes ? , etc.);
- comment utiliser les nouvelles technologies de communication intelligemment ?
- comment respecter le secret professionnel lors de mes transmissions ?

Les moyens et les outils de communication et de médiation

Certains outils de communication permettent d'étayer les pratiques et les relations. Ils sont soit officiels et légaux, soit réglementaires.

Le contrat de travail (voir ci-après)

C'est l'outil légal qui encadre la relation de l'AM avec son employeur. Il s'appuie sur la convention collective nationale des assistants maternels[14].
L'AM peut aussi se renseigner auprès du RAM ou des autres sites légaux[15].

14. Pajemploi en propose un, il a l'avantage d'être concis et légal (www.pajemploi.urssaf.fr).
15. CASAMAPE, CAF, URSSAF.

Situation : le contrat de travail de Mme Léa D. (AM)

Contrat de travail à durée indéterminée (exemple de contrat non rempli intégralement)

- **Entre l'employeur :**

1. Mme Anne M., en qualité d'employeur, née le 2 octobre 19xx, demeurant : 5, rue du B., 75014 Paris,
   en qualité de mère
2. N° URSSAF de Paris sous le n° 601 780 700

- **Et le ou la salarié(e) :**

3. Mme Léa D., demeurant 8, avenue de R., 75004 Paris, née le 1er décembre 19xx à Paris,
4. Numéro de Sécurité sociale [...].
5. Référence de l'agrément : (..........)
   Date de délivrance de l'agrément : .../.../... .../.../...
6. Assurance « responsabilité civile professionnelle » (préciser les coordonnées de la compagnie) : ....
   N° de police : ....
7. Assurance automobile, s'il a lieu (coordonnées de la compagnie) : ....

....

Les termes du contrat

8. Il est conclu un contrat de travail régi par les dispositions de la convention collective nationale de travail des assistants maternels du particulier employeur. L'employeur remet un exemplaire de cette convention au salarié ou s'assure que celui-ci en possède un à jour.

9. **Un contrat de travail écrit doit être établi pour chaque enfant gardé.**
Nom : ....Prénom : ....Né(e) le : .../.../...

10. Date d'effet du contrat (à compter du premier jour de la période d'essai) : .../.../...

11. Période d'essai
Durée : ....
Modalités de la période d'adaptation : ....

12. Durée et horaire d'accueil

- Horaire hebdomadaire - nombre d'heures : ..../semaine, selon le planning suivant :

Jour	Lundi	Mardi	Mercredi	Jeudi	Vendredi	Samedi	Dimanche
Heure d'arrivée	....h	.... h	.... h	.... h	.... h	.... h	.... h ....
Heure de départ	....h	.... h	.... h	.... h	.... h	.... h	.... h ....

- Jour de repos hebdomadaire : ....

- Planning mensuel s'il y a lieu : ....
- Accueil annuel :
  - nombre de semaines d'accueil (planning annuel) : ....
  - préciser le délai de prévenance en cas de modification de planning : ....

13. Rémunération

- Salaire horaire brut de base : ....€; salaire horaire net de base : ....€*
- Salaire mensuel de base : le salaire est mensualisé soit en année complète, soit en année incomplète
  - si l'accueil s'effectue sur une année complète :
  (salaire horaire brut × nombre d'heures d'accueil par semaine × 52 semaines)/12
  - si l'accueil s'effectue sur une année incomplète :
  (salaire horaire brut × nombre d'heures d'accueil par semaine × semaines)/12
  - si l'accueil est occasionnel : salaire mensuel brut : ....€;
  salaire mensuel net : ....€
- Salaire majoré (à partir de la 46e heure hebdomadaire) :
  Montant de la majoration : ......€
  - salaire horaire majoré : ....€
- Date de paiement du salaire : ....

14. Congés payés
15. Jours fériés
16. Indemnités d'entretien et de frais de repas
17. Indemnités diverses
18. Conditions particulières à définir s'il y a lieu :
  - contraintes de l'employeur : ....
  - modalités de l'accueil périscolaire : ....

19. Signature de l'employeur (précédée de la mention « Lu et approuvé »)	Signature du salarié (précédée de la mention « Lu et approuvé »)
À.........................., le .../.../...	À.........................., le .../.../...

* Salaire brut : montant du salaire avant déduction des cotisations salariales; salaire net : montant du salaire après déduction des cotisations salariales.

Remarque

Le contrat de travail existe dès l'instant où une personne (le *salarié*) s'engage à travailler, moyennant rémunération, pour le compte et sous la direction d'une autre personne (l'*employeur*). Le contrat de Léa D. est un *contrat à durée indéterminée* (CDI). Il doit être *écrit*.

Il est fortement conseillé de se faire accompagner par des animateurs de RAM pour l'explication et l'élaboration des contrats de travail tant pour l'employeur que l'employé. C'est un des « garde-fous » des dysfonctionnements potentiels dans la relation employé/employeur.

- *L'employeur* (Mme Anne M.) doit :
  - fournir un travail dans le cadre de l'horaire établi et verser le salaire correspondant au travail effectué ;
  - respecter les autres éléments essentiels du contrat (qualification, lieu de travail) ;
  - faire effectuer le travail dans le respect du Code du travail et de la convention collective nationale de l'assistant maternel.
- *L'employé* (Mme Léa D.) doit observer les horaires de travail et respecter les engagements mentionnés dans le contrat.
- *Peuvent être abordés les points suivants* : les congés exceptionnels, les absences de l'AM pour formation, les absences de l'enfant pour maladie, le rappel des procédures du licenciement, les documents de fin de contrat, l'attestation de travail.

Tout conflit ou dysfonctionnement peut être *médiatisé* en premier recours par le RAM et ensuite par les prud'hommes.

Le contrat d'accueil

C'est l'outil qui précise les modalités d'accueil ainsi que le cadre réglementaire. Il est centré sur l'enfant. Il s'appuie entre autre sur les lois du 27 juin 2005 et du 9 juin 2010 et le règlement départemental. Par exemple, il évoque :

- les autorisations de sortie, d'utilisation de la voiture, de donner des traitements médicamenteux, de participer aux activités du RAM, etc. ;
- l'obligation de discrétion professionnelle, de signalement d'information majeure, etc.

Il complète le contrat de travail. L'AM peut trouver cet outil sur les sites des conseils généraux ou au sein des RAM[16].

16. Ex. : Hérault (www.herault.fr/enfance-famille/publication/assistante-maternelle).

Mémo

Comment « Agir au mieux ? »

L'éthique vise à répondre à la question : « comment agir au mieux » dans l'intérêt de l'enfant et le respect des familles ?
Selon le thérapeute familial Bertrand Audéoud :
« Il faut avant tout éviter les douces violences. Il ne s'agit pas ici de question de maltraitance, il est question de placer l'enfant dans une insécurité affective à différents moments de la journée. Le mot « violences » montre la gravité de chaque parole et de chaque geste qui blessent profondément l'enfant. Le mot « douces » atténue le mot « violences », puisque ce sont des mots et des gestes du quotidien dont souvent, on n'imagine pas l'impact sur l'enfant. Cet oxymore souligne donc bien l'idée de blesser l'enfant involontairement, sans s'en rendre compte[17]. »

La charte d'accueil

Cette charte indique la place donnée à l'enfant accueilli et à sa famille dans les pratiques professionnelles quotidiennes. La présenter aux parents implique un engagement quotidien de la part de l'AM.
Ex. : « j'appelle l'enfant accueilli par son prénom, je ne lui donne pas de surnom », « je ne force pas un enfant à manger, je lui permets de goûter chaque plat », etc.
Il existe de nombreux modèles de charte d'accueil[18].

Le projet d'accueil

Il est guidé par l'éthique professionnelle de l'AM et ses finalités éducatives. Il fait aussi ressortir ses « plus-values » personnelles et professionnelles.
À la lecture de cet outil, les parents peuvent percevoir ses particularités et son professionnalisme :

- cet *outil est un « garde-fou »* (les désirs de l'AM ne peuvent être pris en considération avant les besoins de l'enfant) ;
- cet *outil est dynamique* (il doit être réajusté au gré de ses expériences, de ses pratiques professionnelles, etc.). C'est un outil qui doit permettre d'anticiper un maximum de problématiques professionnelles.

En résumé, voici les objectifs du projet d'accueil et comment l'élaborer. L'AM utilise la méthode mnémotechnique (tableau 4.8).

---

17. Source : http://etre-parent.com/6-douces-violences-infligees-quotidiennement-aux-enfants.
18. Ex. : Union nationale des associations familiales (UNAF) (www.unaf.fr/spip.php ? article11727).

Tableau 4.8. Les objectifs du projet d'accueil.

Pour qui ?	Pourquoi faire ?	Quand l'utiliser ?
L'AM	Se questionner, se projeter en situation, se remettre en question	Tout le temps, dès qu'une situation interroge
Les parents	Vous présenter, informer, médiatiser vos relations	Lors du recrutement, tout au long de l'accueil
Les enfants	Personnaliser, individualiser l'accueil	Tout au long de l'accueil
Le travailleur médicosocial (PMI)	Vous présenter. Vous accompagner dans votre démarche de professionnalisation	Lors des rencontres avec un référent et dans le cadre de projets particuliers (MAM, PAI, etc.)
L'animateur(trice) (RAM)	Vous présenter. Vous accompagner dans votre démarche de professionnalisation	Reprendre avec l'animateur(trice) les points concernant l'éveil de l'enfant et les points administratifs du contrat

Situation

Questions à vous poser pour vous aider à élaborer votre projet d'accueil (tableau 4.9)

Tableau 4.9. Comment élaborer le projet d'accueil ? Quelques exemples.

Qui ? Votre présentation	*Quoi ?* Le cadre socioprofessionnel	*Comment ?* Votre cadre éducatif
Qui êtes-vous ? Qui est votre famille ?	Quel est votre réseau partenarial ?	Comment organiser les différents temps forts de l'accueil ?
Quelles sont vos expériences professionnelles antérieures ?	Quel est son rôle auprès des familles ?	Quels sont vos principes éducatifs ?
Quelles sont vos motivations ?	Comment allez-vous travailler et communiquer ?	Quelle est votre éthique ?
Avez-vous des animaux ?	Quels sont vos outils et vos lieux ressources ?	Comment gérer les enfants coléreux, irrespectueux des règles et des interdits, face à des enfants en difficulté ?
Quel est votre lieu d'accueil ?	Que signifie pour vous « être agréé » ?	Comment gérer les situations imprévues ?
Quelles sont vos contraintes ?		
Quel est votre cadre horaire d'accueil ?		

En résumé

- La relation avec la famille est basée exclusivement sur deux fonctions :
  - la fonction d'accueil éducatif;
  - la fonction de salarié.
- Pour chacune de ses fonctions, il y a des tâches qui relèvent de l'application du cadre réglementaire et des tâches pour lesquelles on doit faire preuve de prise d'initiative, de création car aucun texte, référentiel ne donne les procédures, les protocoles à appliquer.
- Les clés de réussite pour ces deux fonctions relèvent de la connaissance du cadre de travail de l'AM et des limites de ses compétences. Le tableau 4.10 fait la synthèse de deux modèles à partir de différentes situations.

Tableau 4.10. Synthèse de situations.

Modèles	Situations professionnelles obligeant l'application d'un cadre juridique et réglementaire	Situations professionnelles n'impliquant aucun cadre juridique et réglementaire
Types de situations	Urgence médicale, signalement d'un enfant en danger, prescription médicale, protocole, normes de sécurité, etc.	Toutes situations faisant appel à la fonction d'éducation, à la fonction d'accompagnement à la parentalité
Personnes ressources	Médecin traitant, travailleur médicosocial (PMI), syndicats, animateur(trice) de RAM, associations, prud'hommes, etc.	Médecin traitant de l'enfant, travailleur médicosocial (PMI), animateur(trice) de RAM, associations, médiathèques, etc.
Outils	Loi des 27 juin 2005 et 10 juin 2010, décret du 15 mars 2012, article L226-2-1 de la loi du 5 mars 2007[1]	Le projet d'accueil, les cahiers (de liaison, de vie, etc.), la charte de l'AM, la charte d'accueil de l'AM, les revues professionnelles, etc.

1. Article relatif au secret professionnel, à la convention collective, au contrat de travail, au contrat d'accueil, aux autorisations parentales, à la fiche de présence, à la fiche de liaison, au règlement départemental, aux recommandations pour la prévention des accidents, etc.

CHAPITRE

5

Les différents lieux d'exercice de l'AM

Caractéristiques de 3 établissements d'accueil du jeune enfant

Titulaire d'un agrément, l'AM travaille majoritairement à domicile. Depuis 2010, il peut accueillir dans un lieu d'accueil autre que le domicile : la MAM. Enfin, un AM expérimenté peut être recruté dans *différents établissements d'accueil du jeune enfant*. Les obligations et les responsabilités diffèrent selon son lieu d'exercice. Exemples de lieux d'accueil dans lesquels l'AM peut être recruté (tableaux 5.1. La crèche familiale, 5.2. Le multi-accueil, 5.3. La micro-crèche).

Tableau 5.1. Le service accueil familial (crèche familiale).

Loi[1]	
Capacité d'accueil	Limitée à 150 places par unité d'accueil
Gestionnaire et recruteur	▪ *Public* : région, département, commune, CCAS, hôpitaux, etc. ▪ *Privé* : entreprises de crèches et crèches d'entreprise
Direction	▪ 1 directeur pour 20 places d'accueil avec 1 adjoint (si plus de 20 places) ▪ Diplômes : PDE ou EJE (avec 3 ans d'expérience)
Encadrement des enfants	AM employés par le gestionnaire du SAF
Local d'accueil	Domicile de l'AM pour l'accueil des enfants et fréquentation régulière des locaux du SAF

Établissement d'accueil qui emploie des AM agréés pour accueillir jusqu'à 4 enfants à leur domicile. Ces professionnels sont sous la responsabilité d'une équipe de professionnels diplômés. Les enfants accueillis sont âgés de 10 semaines à 6 ans. Un SAF peut être associé à un multi-accueil.

1. Décret 2010-613 du 7 juin 2010, art. L421.17.1 du CASF, loi 2005-706 du 27 juin 2005.

Tableau 5.2. Le multi-accueil.

Loi[1]	
Capacité d'accueil	Limitée à 60 places
Gestionnaire et recruteur	▪ *Public* : région, département, commune, CCAS, hôpitaux, etc. ▪ *Privé* : associations loi 1901, entreprises de crèches, etc.
Direction	▪ 1 directeur pour 40 places d'accueil avec 1 adjoint si 60 places ▪ Diplômes : PDE ou EJE (avec 3 ans d'expérience)
Encadrement des enfants	▪ 1 adulte pour 5 enfants qui ne marchent pas et 1 pour 8 qui marchent ▪ 40 % de *personnel diplômé* : PDE, AP, EJE, IDE (justifiant d'un an d'expérience auprès d'enfants), psychomotricien, etc. ▪ 35 % de *personnel qualifié niveau* 5 : CAP Petite enfance, AM avec plus de 3 ans d'expérience, certificat de formation professionnelle des adultes, etc. ▪ 25 % de *personnel non qualifié* pour assurer l'entretien des locaux, lingerie, cuisine, etc.
Locaux d'accueil	10 m^2 par enfant et 3 m^2 en espace extérieur

Établissement d'accueil qui peut associer l'accueil collectif et l'accueil familial ou l'accueil régulier et l'accueil occasionnel.

1. Décret 2010-613 du 7 juin 2010.

Tableau 5.3. La micro-crèche.

Loi[1]	
Capacité d'accueil	10 places d'enfant âgé de 10 semaines à 4 ans
Gestionnaire et recruteur	▪ *Public* : région, département, commune, CCAS, hôpitaux, etc. ▪ *Privé* : associations loi 1901, entreprises de crèches, etc.
Référent technique	▪ Personne qui peut être distincte du personnel encadrant les enfants ▪ Formation de niveau III (EJE, IDE, PDE)
Encadrement des enfants	3 personnes minimum : AP, CAP Petite enfance ayant 2 ans d'expérience professionnelle auprès de jeunes enfants et/ou AM ayant 3 ans d'expérience professionnelle
Locaux d'accueil	Au moins 10 m^2 par enfant en intérieur et recommandation 3 m^2 en espace extérieur par enfant

Établissement d'accueil dont les conditions d'accueil sont assouplies et peuvent répondre à des besoins spécifiques et/ou atypiques, notamment en zone rurale.

1. Décret 2010-613 du 7 juin 2010, art. 2, alinéa 4.

Points communs des lieux d'exercice

Les points communs entre les lieux d'exercice de l'AM sont présentés dans le tableau 5.4.

Tableau 5.4. Les points communs des lieux d'exercice de l'AM.

Lieu d'accueil (critères)	AM à domicile	AM en MAM	SAF	Microcrèche	Multi-accueil
Employeur	Parent	Parent	Gestionnaire SAF	Gestionnaire	Gestionnaire
Capacité d'accueil maximale	4 enfants maximum par AM	4 enfants maximum par AM (16 enfants maximum au total)	4 enfants maximum	1 adulte pour 5 enfants qui ne marchent pas et 1 pour 8 qui marchent	1 adulte pour 5 enfants qui ne marchent pas et 1 pour 8 qui marchent
Locaux d'accueil	Domicile de l'AM	Local MAM dissocié des domiciles des AM	Domicile de l'AM exclusivement et locaux SAF	Au moins 10 m^2 par enfant en intérieur et un espace extérieur (3 m^2)	10 m^2 par enfant et un espace extérieur (3 m^2)
Expérience professionnelle	Non	Non	Non	Oui	Oui

PARTIE

2

La prise en charge de l'enfant par l'AM

Jacqueline Gassier

CHAPITRE

6

Les principaux besoins de l'enfant

Le besoin de sommeil

Introduction

Le sommeil fait partie des « besoins fondamentaux » de l'être humain. Il est indispensable à son développement harmonieux.
Le sommeil est réparateur de la *fatigue physique et psychique*. Il permet de procurer à l'enfant l'*hormone de croissance* qui va l'aider à grandir.
L'AM mettra tout en œuvre pour favoriser à l'enfant un sommeil de qualité.

Mots-clés

- *Besoin fondamental* : c'est un besoin vital; il est essentiel à la vie.
- *Fatigue physique* : c'est une lassitude qui se traduit par une diminution de la force du corps.
- *Fatigue psychologique* : c'est une lassitude qui se traduit par une diminution de la concentration, de l'attention.
- *Hormone de croissance* : c'est l'hormone « somatotrope ». Elle est sécrétée au cours du sommeil et favorise le développement global de l'enfant.

Les besoins de sommeil de l'enfant selon l'âge

À titre d'exemples, voyons quelques « moyennes » en fonction de l'âge (tableau 6.1).

Tableau 6.1. Les besoins de sommeil de l'enfant selon l'âge.

De 0 à 4 ans	De 6 ans à l'âge adulte
Le *nouveau-né* : de 18 à 20 h Le *nourrisson* : de 15 à 18 h De *1 à 5 ans* : de 10 à 12 h[1]	De *6 à 10 ans* : de 9 à 10 h L'*adolescent* : de 8 à 9 h l'*adulte* : de 7 à 8 h

1. Environ 9 h à 10 h (la nuit) et 1 h à 2 h (à la sieste).

Les stades du sommeil de l'enfant

Le sommeil se divise en *cycles*, eux-mêmes décomposés en cinq *stades*. Au cours d'une nuit normale, on passe en moyenne quatre à cinq cycles de sommeil. Il faut savoir qu'à partir de 2 à 3 ans, le cycle de sommeil de l'enfant est identique à celui de l'adulte (figure 6.1).

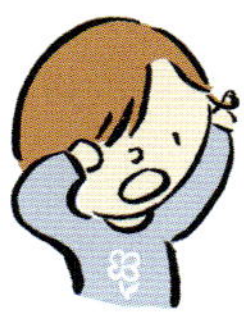

Stade 1 : l'endormissement

Caractéristiques : l'enfant se frotte les yeux, bailler, cherche un appui, etc. Parfois, l'enfant s'endort sur place. Dans ce cas, il faut attendre le début de la période de sommeil lent pour le transporter dans son lit.
Durée : 5 à 10 min.

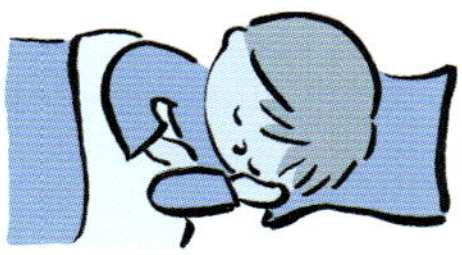

Stade 2 : le sommeil léger (ou lent)

Caractéristique : le moindre bruit peut réveiller l'enfant.
Durée : 20 min.

Stades 3 et 4 : le sommeil rapide (profond et très profond).

Caractéristiques : le sommeil est très calme, le visage est détendu, pas de mouvements, ralentissement respiratoire, baisse de la température du corps.
Durée : 1 h au total.

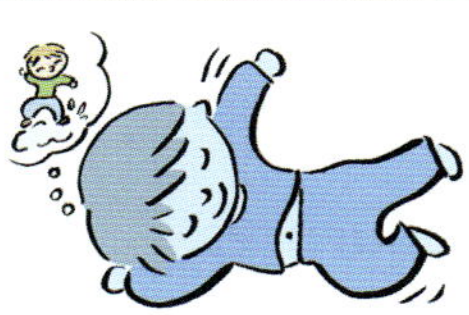

Stade 5 : le sommeil paradoxal (ou rêve)

Caractéristiques : le sommeil est plus agité, mais profond, respiration irrégulière, mimiques du visage, mouvements du corps, sueur, etc. C'est le stade des rêves !
Durée : 10 à 20 min.

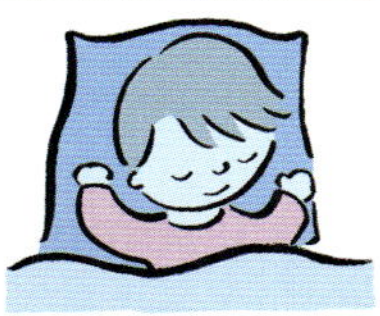

Stade 6 : la disposition à l'éveil (ou période de transition)

Caractéristiques : mouvements du corps, profonds soupirs, augmentation du tonus musculaire, perception des bruits extérieurs*.
Durée : quelques minutes.

*c'est une période intermédiaire, très courte, où il est possible de réveiller l'enfant (si cela s'avère indispensable).

Figure 6.1. Les différents stades du sommeil qui constituent un cycle de sommeil (enfant/adulte).

Le rôle du sommeil

Les effets du sommeil varient selon les stades (tableau 6.2).

Tableau 6.2. Le rôle du sommeil.

Rôle du sommeil léger et profond	Rôle du sommeil paradoxal
Il permet d'effacer la *fatigue physique* de la journée L'*hormone de croissance* atteint, durant cette phase, son maximum de sécrétion	Il permet d'effacer la *fatigue psychique* C'est la phase des rêves Il a une influence sur la maturation, du système nerveux et la mémorisation Les enfants qui manquent de sommeil sont irritables et montrent une diminution de leurs capacités de concentration

Les difficultés de l'endormissement

Il est fréquent que l'heure du coucher soit difficile et source de conflits chez l'enfant; en effet, aller se coucher signifie « se séparer ». Pour l'enfant, c'est quitter les adultes, c'est quitter ses jouets favoris, etc. L'adulte (parents ou AM) saura rassurer l'enfant et saura respecter les « rituels » mis en œuvre par les parents.

Avant le coucher

L'adulte doit partager un moment privilégié avec lui. Ex. : raconter une histoire, lui proposer sa poupée, etc.

Cependant, lorsque l'adulte demande à l'enfant de se coucher à un moment précis, il doit se tenir à sa décision.

Lorsque l'enfant est couché

L'adulte doit rester un moment auprès de lui, le rassurer, le calmer. Il saura, par exemple, laisser la porte ouverte, lui faire écouter une musique douce, mettre une petite veilleuse. L'adulte doit être patient et agir avec calme et compréhension.

NB : malgré tout, certains enfants refusent de s'endormir, ils luttent contre le sommeil. Plus leur fatigue est grande, plus difficile sera leur endormissement!

Les troubles du sommeil et ses conséquences

Presque tous les enfants rencontrent des troubles du sommeil durant leurs premières années.

Chez le nourrisson

On sait que les pleurs au cours de la nuit sont une source de stress pour les parents. Ils peuvent se répéter plusieurs fois dans la nuit, puis disparaître subitement sans qu'une cause ait pu être clairement identifiée.

À partir de 2 ans jusqu'à l'âge de 6 ans

- C'est la *période des cauchemars*. Ces manifestations d'aspect inquiétant sont tout à fait normales; elles sont liées au développement et à l'activité imaginative des enfants. L'AM doit donc savoir que certains enfants peuvent vivre des nuits très agitées. Lorsque ces troubles se répètent trop fréquemment, ils peuvent traduire une inquiétude, une angoisse, un signal, dont il est important de trouver la cause.

- Des *causes médicales* (otite, poussée dentaire, etc.) peuvent provoquer des réveils nocturnes qui ne sont alors que passagers.
- Lorsque le *rythme du sommeil est perturbé*, il y a des incidences sur tout l'organisme. Il engendre :
  - un état de fatigue et un déséquilibre nerveux avec des inévitables troubles du comportement ;
  - des troubles de la croissance : il a en effet été démontré une relation entre le sommeil et la sécrétion de l'hormone de croissance.

Remarque

Il faut savoir que la quantité de sommeil n'est pas, à elle seule, un indice de bonne santé. La qualité doit être prise en considération : un bon sommeil s'identifie chez l'enfant par sa position de nidation, son visage détendu, confiant, un enchaînement des cycles de sommeil sans interruption, suivi d'un réveil spontané : l'enfant est souriant, de bonne humeur.

Mémo

« Le petit train du sommeil »

Sachez qu'il ne faut pas rater le train du sommeil ! Il passe toutes les deux heures environ, à des horaires précis. Il n'est jamais en grève ni en panne (sauf si on est malade).
Les signes annonciateurs sont :

- bâillements ;
- tête et paupières lourdes ;
- yeux qui picotent ;
- envie de s'allonger (ou de se « blottir » contre l'adulte).

Le train suivant se manifeste par des signes plus appuyés encore. Si vous souhaitez connaître précisément la durée de sommeil de l'enfant, il faut bien observer l'heure du premier passage (premiers *signes annonciateurs*) et observer l'heure du deuxième passage (dernier stade du sommeil : celui de la disposition à l'éveil). La durée du sommeil est le temps qui s'est écoulé entre les deux trains. Il est compris entre une heure trente et deux heures. (figure 6.2)

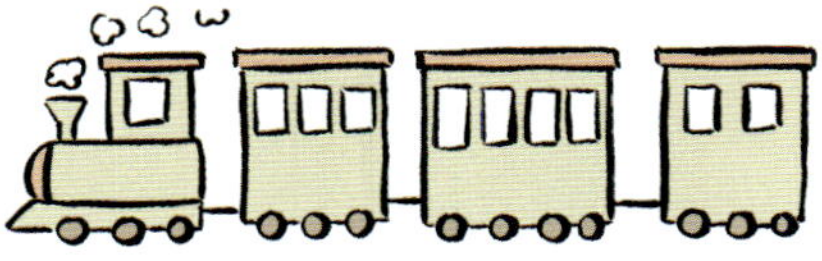

Figure 6.2. Le petit train du sommeil.

Situation

Le sommeil de Flora (5 mois)

Dès qu'elle a terminé son biberon et qu'elle a été câlinée, Flora s'endort paisiblement. Zoé (l'AM qui s'occupe d'elle) l'observe au cours de la sieste. Lorsqu'elle est dans sa première phase de sommeil, elle paraît *apaisée*. Elle a des mouvements de bras, de jambes, des mimiques au niveau du visage ; elle esquisse des petites grimaces, elle plisse involontairement les paupières, les lèvres ; parfois elle fait même un sourire !
Flora bouge également ses petites mains, ses doigts, et puis brusquement elle s'apaise. C'est comme si le vrai sommeil ne commençait que dans un deuxième temps !
Flora peut dormir ainsi quelques heures d'affilée… jusqu'à la prochaine tétée, où souvent elle se réveille en pleurant.

Compétences de l'AM

L'AM veillera à :

- installer dans sa maison un « *coin repos* » constitué de coussins, où l'enfant peut aller librement dans la journée lorsqu'il en éprouve le besoin ;
- organiser son travail, c'est-à-dire *regrouper les tâches* de façon à ne jamais réveiller l'enfant pour le repas ;
- vérifier la *phase de sommeil* de l'enfant (se renseigner auprès des parents sur les *rythmes* de l'enfant) ;
- veiller à *atténuer les bruits* autour de l'enfant lors de son sommeil ;
- repérer les premiers *signes d'endormissement* et l'inviter à se coucher à ce moment-là ;
- placer le lit de l'enfant toujours au même endroit (il apprécie l'*ordre*, il a besoin de repères *sécurisants* ;
- lui donner son objet favori (ou objet transitionnel) ;
- au moment du réveil, savoir accueillir l'enfant et lui proposer une activité calme.

Remarque

L'AM doit tout particulièrement :

- *connaître les habitudes de vie de l'enfant* : l'AM apprendra progressivement à déceler les signes annonciateurs du sommeil (l'enfant cherche à se faire câliner, pleure, s'allonge sur des coussins). C'est un besoin de « nidation » qui est un préambule à l'endormissement. Si l'on ne reconnaît pas ce stade (ou si l'enfant n'y cède pas), il faut souvent attendre près d'une heure trente, le début d'un autre cycle de sommeil.
- *respecter le réveil naturel de l'enfant* : l'AM doit savoir que l'enfant ne peut être réveillé qu'en période de *phase intermédiaire*, c'est-à-dire lorsqu'il montre des réactions au toucher, à la voix, aux bruits extérieurs. Dans les autres cas, réveiller un enfant est considéré comme une véritable « agression » à son égard.

Fiches techniques

Les fiches techniques n°1 (Les critères d'hygiène, de sécurité et de confort pour l'aménagement de la chambre), n°2 (Les soins d'hygiène associés au coucher de l'enfant), n°3 (Les soins d'hygiène associés au lever de l'enfant) décrivent les critères d'hygiène, de sécurité et de confort liés à l'environnement de l'enfant (voir pages suivantes).

Fiche technique n°1
Les critères d'hygiène, de sécurité et de confort pour l'aménagement de la chambre

Les critères d'hygiène, de sécurité et de confort (HSC) en matière de :

- chauffage ;
- éclairage ;
- aération ;
- mobilier ;
- lit et literie.

Le chauffage

Le chauffage doit être *uniforme* et *régulier*. L'enfant est très sensible au froid et aux variations de température. Dans la pièce où il dort, il faut maintenir une *température constante* d'environ 19 à 20 ° C.

L'éclairage

L'éclairage central de la pièce où vit l'enfant sera suffisant mais pas éblouissant. Pour la nuit, il est conseillé de prévoir une *lampe de chevet*, placée à côté du lit qui permettra de surveiller l'enfant sans le réveiller. Une *lampe veilleuse* pourra faire partie des repères sécurisants qui favorisent l'endormissement.

L'aération

L'aération doit être assurée *régulièrement* afin que l'air vicié soit renouvelé plusieurs fois par jour ; il est conseillé d'aérer le matin et l'après-midi avant la sieste.

NB : nous savons en effet que l'enfant a besoin d'un cubage d'air suffisant (30 m^3 au minimum), car il rejette beaucoup d'acide carbonique.

Le choix du mobilier

Selon l'âge de l'enfant, on peut trouver différents meubles. À titre d'exemple, voir l'aménagement d'une chambre d'enfant (figure 6.3).

Vers 15 mois : l'enfant prend possession de son domaine privé, mais il n'y reste pas longtemps et préfère gambader dans l'appartement. À cet âge, il faut prévoir une protection aux fenêtres pour prévenir les accidents.

L'ÂGE DU BERCEAU (0-8mois)

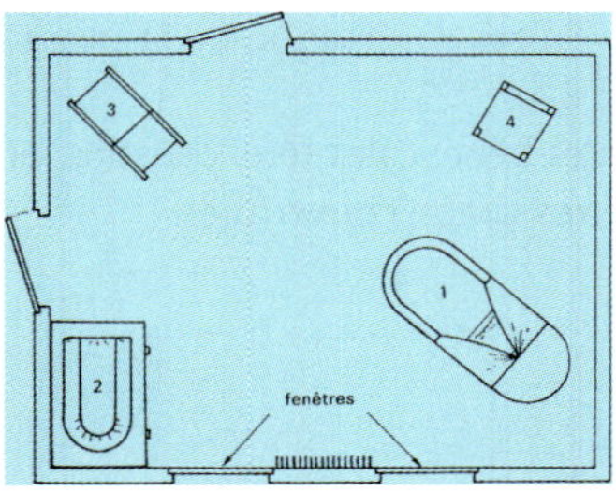

Pour le nourrisson : 3 meubles importants :
- un berceau ou un petit lit (1) ;
- une table à langer ou une commode avec un coussin de change placé dessus (c'est très pratique : la stabilité est bonne et les tiroirs permettent le rangement des vêtements) (2) ;
- un transat (3).

Le petit fauteuil bas (4) est utile pour la maman (surtout si elle allaite).

L'ÂGE DU 4 PATTES (8-14mois)

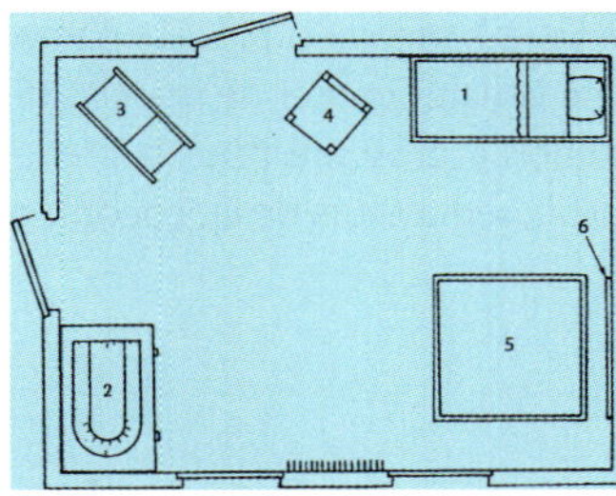

Entre le début de la station assise et la marche : l'enfant aime ramper, marcher à 4 pattes, se mettre debout seul, se regarder dans la glace... ouvrir les tiroirs de la commode... Le mobilier sera :
- un petit lit (0,60 × 1,20 m) (1) ;
- un tapis de sol en caoutchouc mousse (5) ;
- une glace murale (6).

L'ÂGE DES PREMIERS PAS
(15 mois – 2 ans et demi)

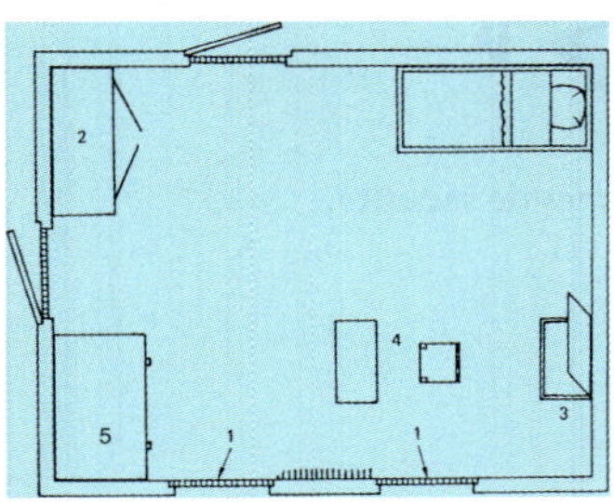

Vers 15 mois : l'enfant prend possession de son domaine privé, mais il n'y reste pas longtemps et préfère gambader dans l'appartement. À cet âge, il faut prévoir une protection aux fenêtres pour prévenir les accidents (1). Meubles nouveaux :
- l'armoire- penderie (2) ;
- un coffre à jouets (3) ;
- un petit siège et une petite table (4) ;
- la commode (sous le coussin de change) (5).

L'ÂGE DE LA MATERNELLE
(2 ans et demi – 3 ans)

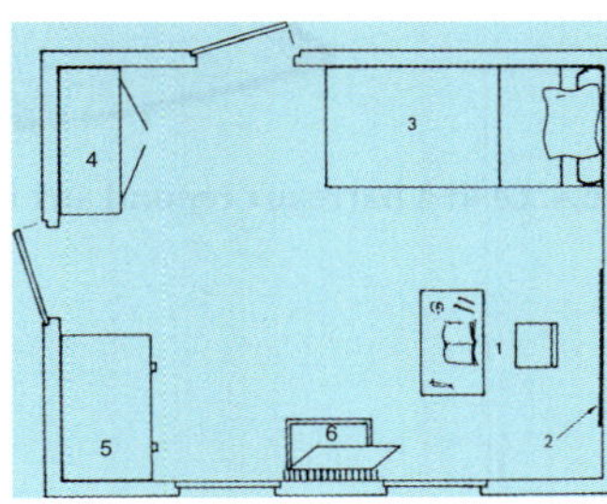

Vers 2 ans et demi- 3 ans : l'enfant fréquente en général l'école maternelle. Sa chambre sera son domaine à « lui seul ». Il aimera y retrouver :
- un bureau bas avec un siège (1) ;
- un tableau noir (avec de vraies craies) (2).

Il faut à l'enfant un lit plus grand (style divan- lit, 3) afi n que l'enfant y accède seul facilement. Sont toujours utilisés :
- la penderie (4) ;
- la commode (5) ;
- le coffre à jouets (6).

Figure 6.3. Chambre adaptée à un enfant de 15 mois à 2 ans et demi-3 ans.

- Le lit (1).
- La commode (2).
- L'armoire-penderie (2 bis).
- Un coffre à jouets (3).
- Un petit siège et une petite table (4).

Le choix du lit et de la literie

- Les seuls lits autorisés sont les lits aux normes françaises ou européennes tels que les lits à barreaux ou les lits parapluie. En cas d'utilisation de lit pliant (parapluie), ne jamais rajouter de matelas (figure 6.4).
- Matériels à proscrire pour la literie : cales-bébé, cales-tête, coussins, oreillers, tours de lit, réducteurs de lit, cocons, couettes, draps, couvertures.

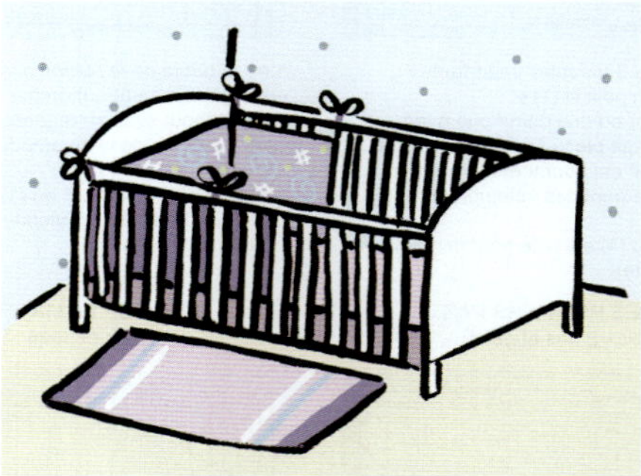

Figure 6.4. Le lit à barreaux répond aux normes de sécurité.

Fiche technique n°2
Les soins d'hygiène associés au coucher de l'enfant

- **Objectif** : assurer les soins d'hygiène de l'enfant (visage, mains, siège) afin d'apporter une sensation de confort et de bien-être au cours du sommeil.
- **Indications** : au moment de la sieste ou le soir à la maison.

Matériel	Procédure	Compétences AM
	Préparation	
→ Eau + savon liquide → SHA[1] → Objet transitionnel (doudou, etc.)	→ Se laver les mains ou SHA → Expliquer le soin à l'enfant → Prévoir le doudou → Entrebâiller volets (lumière tamisée) → Vérifier l'état de la literie	
	Action	
→ Gant + serviette (savon facultatif) → Couche propre → Poubelle et sac de linge sale → Vêtements pour la sieste	→ Laver le visage et les mains de l'enfant avant de le coucher → Faire la toilette du siège *du plus propre au plus sale* et lui changer de couche ou emmener l'enfant plus grand au WC (respecter la pudeur de l'enfant) → Déshabiller l'enfant et lui mettre les vêtements adaptés à la sieste → Accompagner l'enfant au lit → Lui donner son doudou → Rester près de lui jusqu'à ce qu'il trouve le sommeil → Surveiller le sommeil de l'enfant	L'AM doit effectuer les soins à l'enfant avec délicatesse et l'habiller avec des vêtements adaptés au sommeil (souples, amples et pas trop chauds)
	Transmission	
	Transmettre tous les éléments de son observation lors de son sommeil (aux parents ou au responsable)	

1. La solution hydro-alcoolique (SHA) permet de désinfecter les mains tout en les protégeant des irritations.

Fiche technique n°3
Les soins d'hygiène associés au lever de l'enfant

■ **Objectif** : assurer les soins d'hygiène de l'enfant (visage, mains, siège) à son lever, afin de lui apporter une sensation de confort et de bien-être et de stimuler sa vitalité.

■ **Indications** : après le sommeil de l'enfant (sieste) ou le matin au réveil.

Matériel	Procédure	Compétences AM
	Préparation	
→ Eau + savon liquide → SHA → Jouet (si l'enfant est agité)	→ Se laver les mains ou SHA → Expliquer le déroulement du soin à l'enfant → Organiser l'ensemble de la toilette allant du *plus propre au plus sale (siège)* → Inciter l'enfant grand (> 3 ans) à agir seul (pour stimuler l'autonomie)	L'AM veillera à stimuler l'autonomie de l'enfant, tout en lui apportant toute son aide bienveillante
	Action	
→ Gant de toilette (savon facultatif)	→ Effectuer la toilette du visage à l'eau, dans l'ordre suivant : yeux, front, joues, bouche et nez (le plus sale!) → Laver les mains de l'enfant	Nettoyer l'enfant en allant du *plus propre au plus sale.*
→ Serviette de toilette	→ Bien essuyer le visage et les mains → Essuyer délicatement en tapotant	
→ Gant de toilette	→ Laver le siège de l'enfant → Bien rincer et bien essuyer dans les plis de l'aine	
→ Couche	→ Changer la couche (selon l'âge de l'enfant)	
→ Vêtements propres	→ Rhabiller l'enfant	Choisir des vêtements adaptés à la situation
→ Poubelle et sac à linge sale	→ Nettoyer et ranger le matériel	
	Transmission	
	Transmettre tous les éléments de l'observation de l'enfant à son lever de la sieste	

Le besoin de sortie

Introduction

Les sorties (ou les voyages) sont très profitables aux jeunes enfants. L'AM demandera aux parents leur *autorisation* par le biais d'une autorisation écrite ; il s'assurera d'avoir bien contracté une *assurance automobile professionnelle* et d'avoir à disposition des sièges auto aux *normes de sécurité*.

Mots-clés

- *La socialisation* : c'est l'ouverture vers autrui et vers l'environnement.
- *L'apport d'air pur* : c'est l'apport d'oxygène, indispensable à la santé.
- *L'apport de soleil* : c'est la source de vitamine D, indispensable à la croissance osseuse.
- *L'éveil sensoriel* : c'est stimuler tous les sens (vue, ouïe en particulier).

L'intérêt des sorties

Les sorties présentent pour l'enfant des intérêts multiples. Elles permettent de :

- *développer la socialisation* car elles favorisent les liens relationnels (entre enfants et avec d'autres adultes) et elles immiscent l'enfant dans d'autres environnements ;
- *procurer air et soleil* indispensables à la santé ;
- *favoriser l'éveil sensoriel et cognitif* car il permet à l'enfant de voir le monde en mouvement et stimuler tous ses sens (vue, ouïe, olfaction, etc.).

Les précautions particulières

Les précautions concernent plus particulièrement :

Le lieu de la sortie

L'idéal est de promener l'enfant dans un espace vert : square, un jardin public ou un parc. L'essentiel est d'éviter les endroits poussiéreux, bruyants ou pollués (ex. : les gaz d'échappement des voitures).

La durée de la sortie

De 20 minutes (pour un bébé) à une heure ou deux heures (pour un enfant).

L'heure de la sortie

Il est préférable de sortir un jeune enfant aux heures les moins chaudes en été et les plus chaudes en hiver.

La prévention des accidents

L'AM devra être très vigilant. Il veillera à :

Protéger l'enfant du soleil

Il est vivement recommandé de ne jamais laisser dormir un enfant dans une voiture à l'arrêt au soleil ou dans un landau exposé au soleil, la capote relevée (attention : un coup de chaleur peut être fatal au nourrisson).

Se méfier des animaux domestiques et protéger l'enfant des insectes

Il faut se méfier des chiens et des chats que l'enfant ne connaît pas : un accident grave est très vite arrivé !

Prévoir une moustiquaire dans certaines régions contre les guêpes ou les moustiques.

Se méfier des « bacs à sable » de la ville

Certains espaces de jeux de la ville (pourtant très prisés des enfants) sont *antihygiéniques* ; il faut vérifier leur état. Il arrive que les chiens, les chats et les pigeons y rejettent leurs excréments.

Le matériel des sorties

Un landau ou une poussette

Il est indispensable d'avoir un landau ou une poussette pour sortir l'enfant dans de bonnes conditions. Pour cela, il faut choisir un modèle qui répond à des *normes d'HSC* (figure 6.5).

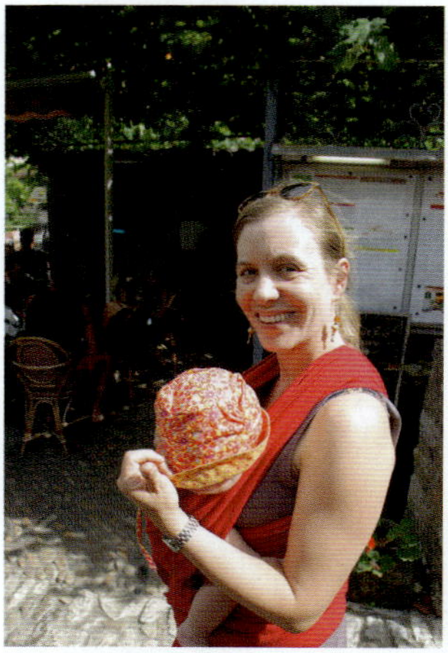

Figure 6.5. Le sac « porte-bébé » est un moyen de portage très ergonomique. Il doit être placé assez haut afin d'assurer le confort (et le plaisir partagé) de la mère et de l'enfant.

Remarque

Si c'est un landau, il sera « transformable » afin de s'adapter à plusieurs usages ; la plupart des landaus se transforment en « landau-poussette-couffin-lit-siège auto ». C'est un « tout-en-un » apprécié des parents.

Un sac « porte-bébé »

L'AM doit apprendre aux parents à utiliser ce moyen de portage. Le bébé est souvent porté trop bas sur l'estomac, ou le ventre (figure 6.5). Le portage serait plus confortable plus haut et bien appliqué contre le corps de l'adulte. Aujourd'hui, certains fabricants proposent des sacs porte-bébé qui tiennent compte de ces critères.

Les précautions d'HSC à prendre pour les sorties

L'AM aura un rôle de « conseiller » aux parents pour prévoir le matériel (tableau 6.3).

Tableau 6.3. Avantages et inconvénients des landaus et poussettes

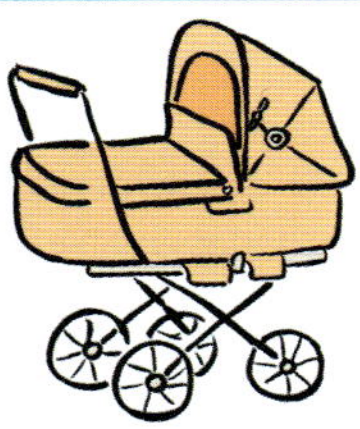		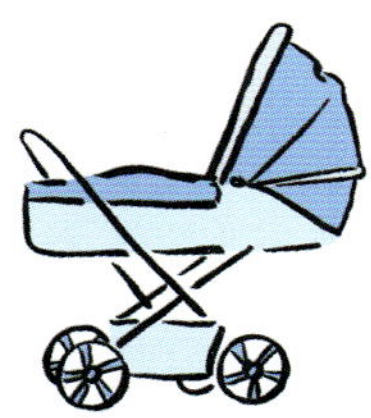	
Le landau classique		Le « landau-poussette »	
Avantages	**Inconvénients**	**Avantages**	**Inconvénients**
Haut, profond, confortable, stable, bien suspendu	Encombrant, lourd, onéreux	Peu encombrant, léger, maniable, multi-usages	Suspension moins bonne (dans certains modèles)
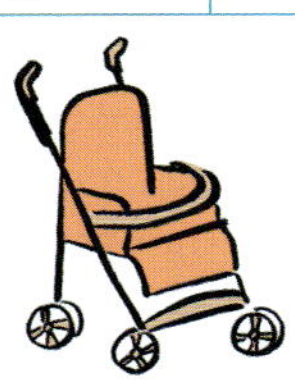		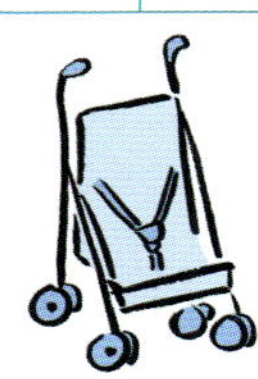	
La poussette classique		La poussette canne	
Avantages	**Inconvénients**	**Avantages**	**Inconvénients**
Bien suspendue, stable, haute sur roues, multi-usages	Encombrant, onéreux	Peu encombrant, légère, maniable	Mauvaise suspension, mauvais contact avec l'enfant (si elle n'est pas réversible)

Mémo

Le siège auto « sécurisé »

Les sièges auto pour enfants, appelés «*dispositifs de retenue*», sont obligatoires pour les enfants de moins de 10 ans. Ils doivent répondre à des normes précises de sécurité, c'est-à-dire être homologués (*marque E*).

Certaines précautions doivent être prises; l'adulte veillera à :

- bien fixer le dispositif avant le départ;
- ne pas abuser des dispositifs multi-usages, ceux qui servent à la fois pour la voiture, qui s'adaptent à une poussette et qui se transportent facilement. Dans les trois cas, l'enfant est assis; or le petit bébé, celui de quelques mois, ne doit pas rester trop longtemps dans cette position.

Situation

La promenade de Léa (16 mois)

Léa suit du regard tous les gestes de Marylise (AM). Elle comprend que la promenade est programmée car elle aperçoit déjà la poussette approchée de la porte de l'appartement!

Léa manifeste sa joie en se tortillant et en poussant des cris aigus.

Marylise lui dit qu'elle a prévu de l'emmener au parc qui est proche de son domicile. Elle a regroupé dans le sac de la poussette tout le matériel indispensable à la sortie : le biberon (avec la poudre de lait et l'eau), le petit biscuit, le doudou, la veste et une couche. Marylise a prévu d'ouvrir le parasol pour le soleil.

Au cours de la promenade, Marylise échange souvent avec l'enfant. Bien installée, Léa montre sa satisfaction et chantonne.

Compétences de l'AM

- L'AM qui sort un enfant doit s'assurer que les sorties *figurent dans son emploi du temps de la journée*[19]. Il doit vérifier l'autorisation des parents pour la sortie et surtout pour la baignade!
- Il veillera en particulier à *éviter de transporter le biberon de lait* (en raison de sa mauvaise conservation à température ambiante). Si un biberon de lait doit être proposé au bébé, il existe un petit appareil permettant de transporter la quantité de poudre de lait qui sera déposée dans l'eau avant de donner le biberon.
- Lors des sorties au bord de la mer, l'AM veillera à :
  – protéger l'enfant du soleil : le mettre à l'ombre (de préférence éviter le parasol qui accentue la chaleur), lui mettre un chapeau en toile, appliquer une crème solaire écran total ou lui laisser un petit tee-shirt;

19. Notons que la promenade peut être contre-indiquée si l'enfant est malade. (Le froid, en particulier, peut retarder la guérison d'une affection rhinopharyngée.)

– le *protéger de la chaleur* : faire boire souvent l'enfant, lui arroser les cheveux régulièrement et veiller à ce qu'il ne reste pas immobile au soleil ;
– ne *jamais forcer un enfant à se baigner* ! C'est créer la peur de l'eau, engendrer de mauvais souvenirs qui quitteront difficilement sa mémoire. Il faut attendre qu'il apprécie l'eau naturellement.

Le besoin de sécurité (gérer les situations de séparation)

Introduction

Même si la séparation de l'enfant d'avec sa mère est temporaire, elle constitue toujours pour lui une épreuve (figure 6.6). Tout doit être mis en place pour le *sécuriser* et réduire les effets négatifs de la séparation.

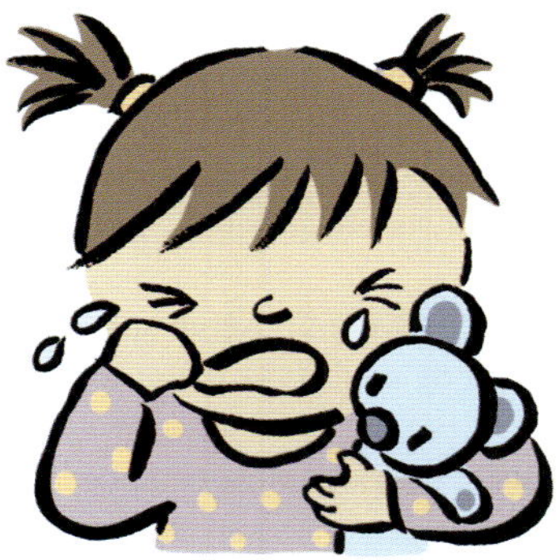

Figure 6.6. Lors de la séparation, l'enfant pleure mais souvent la présence de son ours le réconforte !

Mots-clés

- *Les séparations temporaires* : ce sont des séparations de courte durée (ex. : à l'arrivée dans le domicile de l'AM ou à la crèche).
- *Les séparations de longue durée* : ce sont des séparations qui peuvent s'étendre sur plusieurs semaines[20]. (Au-delà de 5 mois, des « carences affectives » peuvent être observées si l'enfant n'a pas de « substitut maternel ».)
- *Les carences affectives* : ce sont des troubles constatés chez l'enfant lorsqu'il manque d'affection due à l'absence de la mère (ou du père).
- *Le « substitut maternel »* : c'est la personne qui peut donner de l'affection à l'enfant lorsque la mère est absente. (L'AM peut être substitut maternel sur de courtes durées.)

20. Ex. : hospitalisation, emprisonnement, etc.

Les réactions de l'enfant à la séparation

Les psychologues de l'enfant disent que la séparation mère-enfant est particulièrement douloureuse pour l'enfant lorsqu'il atteint l'âge de 8 mois. En effet, c'est l'âge de la « *crise d'angoisse* ».

On préconise généralement l'admission à la crèche avant cet âge-là, ou après (voir chapitre sur le développement de l'enfant).

Pour une séparation de courte durée

La plupart des enfants pleurent puis se calment rapidement, d'autres manifestent leur désaccord par des *colères* ou l'*agressivité*, ou par une attitude *indifférente* (ce qui est aussi un signe de souffrance). Certains expriment leurs sentiments par des manifestations *psychosomatiques* (diarrhée, vomissement, anorexie, etc.) ou des petits signes de dépression (ils dorment beaucoup, ne sourient plus, tètent inlassablement leur pouce, réclament leur « doudou »).

Pour une séparation de longue durée (plusieurs mois)

Des *troubles graves* (de « *carences affectives*[21] » peuvent apparaître chez les enfants suite à l'absence physique de la mère de longue durée. Il est extrêmement rare, en France, de voir chez l'enfant de telles carences, car les services d'accueil sont organisés pour les prévenir (ex. : pouponnière, service de maternité, prisons, etc.).

Les symptômes chez l'enfant peuvent s'observer lors d'une séparation d'un à cinq mois et si l'enfant n'a pas eu de « substitut maternel ». Ils se manifestent en trois temps :

- au début l'enfant pleure et est exigeant (demande la présence du parent) ;
- ensuite il ne demande plus rien, mais son développement psychomoteur est *freiné* ;
- puis il devient totalement indifférent et passif ; il n'a plus de désir, ne réagit plus et son développement psychomoteur *régresse* très souvent.

> ## Mémo
>
> **Le doudou répond au « besoin de sécurité » de l'enfant !**
>
> Le doudou a pour vertu de *sécuriser* l'enfant. Cet objet est doux au toucher, et il est imprégné de l'odeur familiale. Cet objet, investi par le jeune enfant, est appelé *objet transitionnel*. Avec le temps, cet objet devient sale, mais cela ne gêne nullement l'enfant. Le fait de le laver, peut en revanche, détruire la signification de l'objet !
>
> Notons que, progressivement, l'objet transitionnel perd de son importance pour l'enfant. Ce désinvestissement a lieu naturellement au profit d'autres sources d'intérêt.

21. Les « carences affectives » ont été décrites par le psychologue René Spitz.

Situation

Alban (2 ans) est accueilli par Noémie (AM)

Septembre : Noémie (AM) accueille à son domicile Alban (2 ans) pour la 3e journée. Observons comment sa maman (Mme D.) dépose l'enfant.
Après un rapide bonjour à l'AM, elle ôte le manteau, lui donne son « doudou » (un petit foulard bleu qui lui appartient), elle le met dans les bras de Noémie et s'éclipse rapidement. Alban est en pleurs; il tend ses bras vers sa mère, mais elle est déjà loin! Noémie le réconforte, lui parle longuement et dès qu'il est apaisé, elle lui propose une activité calme (l'histoire du nounours qui part à l'école). Alban est à présent consolé.

Compétences de l'AM

D'après la situation, nous voyons qu'Alban est consolé, mais peut-être aurait-on pu lui adoucir ce moment de transition…
Lors d'une séparation temporaire, l'AM veillera à :

- *préparer l'enfant à la séparation* : ici Alban est déposé pour la 3e fois chez l'AM. Sa réaction est d'autant plus aigüe qu'il la connaît peu. Toutefois, il peut renouveler sa peine à chaque séparation, selon sa sensibilité et son adaptabilité. Dans cette situation, la maman doit *préparer* l'enfant à la « séparation » (voir ci-dessous);
- *maintenir le contact et parler à l'enfant* au moment du changement de bras et elle veillera à éviter de « s'éclipser ». Il est préférable de prendre son temps, d'embrasser l'enfant et lui dire : « ce soir, je reviens te chercher ». Même petit, il comprend bien;
- *ne pas le dépouiller brutalement de ses vêtements ou objets familiers* : par exemple, ici, le manteau est « objet de transition », rassurant pour affronter l'inconnu, il porte l'odeur de la maison, il constitue un lien avec la famille;
- *laisser à l'enfant un « objet transitionnel »*, c'est son doudou qui le sécurise (voir ci-dessous).

L'AM doit comprendre l'importance de l'objet transitionnel. Il veillera à :

- *sensibiliser* les parents à la signification de l'objet transitionnel;
- *signaler* aux parents le choix de l'enfant pour cet objet et le laisser à la disposition de l'enfant.

L'AM peut dire à la maman d'Alban (voir situation ci-dessus) : « pensez demain à lui apporter votre foulard bleu, car cela le consolera très rapidement. »

CHAPITRE

7

Les étapes du développement psychomoteur de l'enfant de 0 à 6 ans

Introduction générale

L'expression même de *développement psychomoteur* implique le parallélisme, la concomitance des progrès de l'enfant sur deux plans : *neuromusculaire*, c'est-à-dire l'acquisition du tonus musculaire permettant à l'enfant des positions déterminées, et *psychologique*, c'est-à-dire l'apparition des étapes de manifestations *sociales*, *affectives* et *cognitives* de plus en plus évoluées.

Le découpage des tranches d'âge (présenté sous forme de tableaux) donne une synthèse claire des différents aspects du développement psychomoteur, qui sont illustrés à la fin de chaque paragraphe par une situation concrète et une bande dessinée (BD).

Remarque

Ce chapitre démontre que les différents pôles du développement psychomoteur n'évoluent pas tous au *même rythme*. Par exemple, la préhension, la locomotion, le langage de l'enfant sont très individualisés. Rappelons aussi que pour la croissance staturopondérale ou psychomotrice, les *normes* et les *barèmes* s'appuient sur des moyennes statistiques et que beaucoup de variations sont possibles d'un enfant à l'autre.

NB : au fil des pages, les mots en *italique* font ressortir les aspects importants des phases du développement qui méritent d'être mémorisées par les AM.

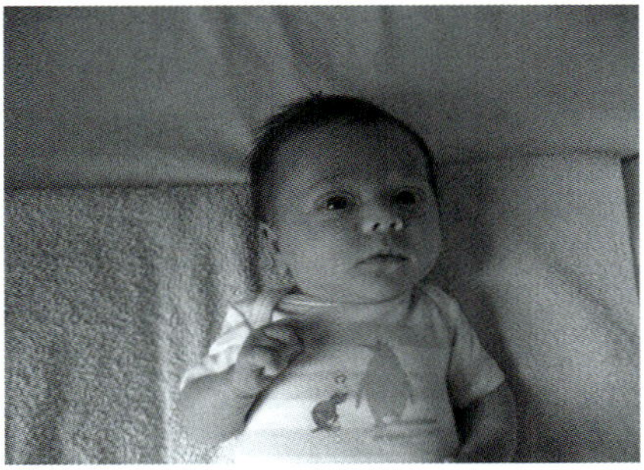

Figure 7.1. L'enfant de 1 à 2 mois a fait des progrès considérables depuis sa naissance.

L'enfant de 1 à 2 mois

Introduction

Lorsque nous observons attentivement le comportement et les aptitudes d'un enfant de 1 à 2 mois et les comparons à ceux d'un nouveau-né, nous constatons qu'il a fait des progrès considérables. La tonicité musculaire est meilleure, les muscles le maintiennent mieux, l'enfant est donc moins fragile, moins mou qu'à sa naissance (figure 7.1).

Mots-clés

- *Développement moteur* (ou de la motricité) : il s'agit de l'ensemble des fonctions de relation assurées par les os, les muscles et le système nerveux, permettant les mouvements et la locomotion.
- *Développement social* (ou psychologie sociale) : il s'agit des interactions entre l'individu et les groupes auxquels il appartient (ex. : milieu familial, milieu scolaire, amis, etc.).
- *Psychologie* : ensemble de façons de penser, des sentiments, des états de conscience. (*La psychomotricité* associe les deux termes : fonction motrice et mentale.)

Le développement moteur et la préhension (tableau 7.1)

Tableau 7.1. Le développement moteur et la préhension.

Postures	1 mois	2 mois
Tête et tronc	▪ *En position ventrale* : – le tronc est toujours *mou* (le bébé n'a pas de tonus musculaire) – la tête est *molle*, tournée sur le côté ▪ *Tenu en position assise* : la tête penche vers l'avant ou vers l'arrière si elle n'est pas soutenue par l'adulte	▪ *En position ventrale* : la tête est le plus souvent sur le côté, le bébé la soulève de temps en temps, formant un angle de 45° avec le plan du lit ▪ *Tenu en position assise* : la tête peut tenir droite de courts moments puis retombe en arrière

(*Suite*)

Tableau 7.1. Suite.

Membres	■ *En position ventrale* : il n'a plus la position fœtale. On observe une *extension intermittente* des hanches et des *mouvements de reptation* (le bébé rampe et donne de légers coups de pied) ■ *En position dorsale* : on constate encore une flexion des membres inférieurs et supérieurs qui tendra progressivement à s'atténuer	■ *En position ventrale* : ses bras et ses jambes deviennent plus souples[1] – *membres inférieurs* : le bassin est à plat, les hanches sont en extension – *membres supérieurs* : les coudes sont toujours pliés, mais avec plus de souplesse ■ *En position dorsale* : on observe une flexion des membres (inférieurs et supérieurs) avec plus de souplesse
Préhension	Le réflexe d'agrippement (*grasping*[2]) se maintient (le nourrisson serre très fort un doigt introduit dans la main)	Les mains sont assez souvent ouvertes. Le réflexe d'agrippement (*grasping*) devient plus discret

1. L'hypertonie cède la place à l'*hypotonie*.
2. Réflexe archaïque.

Le développement sensoriel et le langage (tableau 7.2)

Tableau 7.2. Le développement sensoriel et le langage.

	1 mois	2 mois
Vue	L'enfant peut *fixer* un objet et le *suivre jusqu'à 90°*. La lumière l'attire	L'enfant *fixe, converge* et *accommode*. Il peut suivre un objet de grande taille, ou une personne, et *peut suivre un objet à 180°*
Audition	L'enfant entend bien et *réagit aux bruits forts* ; en revanche il se calme lorsqu'il entend de la musique douce (sauf lorsqu'il a faim…)	L'enfant *localise le bruit* et les voix qui se manifestent autour de lui
Langage	L'enfant émet des sons gutturaux (appelés *vagissements*) à caractère émotionnel. Les pleurs ont aussi valeur de communication	L'enfant émet quelques *vocalises*, il s'agit de roucoulements de *voyelles* formés uniquement par la bouche et pas encore nasalisés

Le développement affectif et social (tableau 7.3)

Tableau 7.3. Le développement affectif et social.

1 mois	2 mois
■ Lorsque l'on s'approche de l'enfant, qu'on lui parle doucement, il devient plus *réceptif* à la voix; il peut jouir de la chaleur d'un bon bain, il aime être installé confortablement. Si certains nourrissons pleurent à cause de couches mouillées, ils pourront se calmer aussitôt lors du change. ■ À cette époque de la vie, les moments de veille sont très brefs. La journée est occupée en grande partie par des épisodes de sommeil pendant lesquels *se structurent* et *s'organisent* les bases de son développement psychomoteur. Le réveil s'accompagne souvent par les *pleurs*	■ À deux mois, un bébé devient plus présent. Sa mimique est particulièrement *expressive*, il peut s'immobiliser pour regarder autour de lui, il devient plus éveillé. Il vocalise. Il a besoin d'une ambiance affective chaleureuse à ses côtés; elle est vitale pour lui ■ Vers la fin du 2e mois, c'est l'âge du *premier sourire* tant attendu. L'enfant sourit aux visages familiers et à sa mère lors de la tétée

Être vigilant sur la qualité de l'environnement

L'AM sera très vigilant sur la *qualité de l'environnement du bébé* et lui ménagera des temps calmes. Le nourrisson ne doit pas être stimulé trop souvent. Les spécialistes ont noté une modification du rythme respiratoire lorsque l'on produit des bruits aigus ou même un excès de mouvements dans son environnement proche. Même si le nourrisson ne connaît pas encore le monde environnant, il le perçoit, le ressent et semble y être attentif...

Situation

Aurore (1 mois et demi)

Laurie (AM) se précipite vers le petit berceau d'Aurore car elle vient de se réveiller et pleure... Pour la consoler, Laurie lui parle doucement et lui présente son environnement : « regarde le beau jouet bleu-rouge-vert qui tourne au-dessus de ton lit, il chante pour toi (écoute la musique), il tourne pour toi! » Aurore s'est immobilisée et semble écouter ce que dit Laurie. Puis elle agite son petit hochet. Aurore ouvre de grands yeux, le fixe; elle aimerait l'attraper mais sa petite main se contente de serrer très fort le doigt de Laurie et elle se remet à pleurer!

Compétences de l'AM

■ L'AM veillera à rechercher immédiatement la cause des pleurs pour l'apaiser. À cet âge, les larmes peuvent être différenciées entre plusieurs types d'inconfort. L'AM saura donc *différencier les pleurs* causés par l'*inconfort* (qui peut être dû à la température inadaptée, à l'humidité, à une couche souillée, etc.) des pleurs causés par la *faim*, et éventuellement par la *douleur*.

■ L'AM veillera tout particulièrement à ce que l'environnement de l'enfant soit à la fois *apaisant* et *stimulant*. Pour cela, il utilisera des bouliers, mobiles ou hochets de couleurs et de textures différentes, etc. L'aménagement de l'espace devra répondre aux besoins de l'enfant dans les différents moments de la journée, en fonction de son âge, de son développement psychomoteur et de son rythme biologique.

■ L'AM aura aussi un rôle important à jouer auprès des parents : celui de leur permettre d'*observer* et d'*étudier* le comportement de leur bébé. Par les liens de confiance qui s'établiront entre eux, les parents pourront ainsi transmettre à l'AM ce qu'ils *savent* et ce qu'ils *comprennent* de leur enfant (ses goûts, ses réactions, ses rythmes, etc.). Il est important qu'il les écoute et qu'il prenne en compte ce *vécu* pour mieux s'occuper de leur enfant.

La BD du développement psychomoteur de 1 à 2 mois (tableau 7.4)

Tableau 7.4. La BD du développement psychomoteur de 1 à 2 mois.

Postures	1 mois	2 mois
Tête Tronc	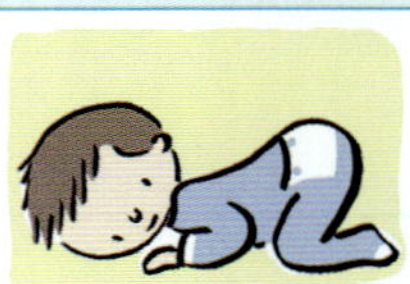 *À plat ventre* : la tête est molle et tournée sur le côté	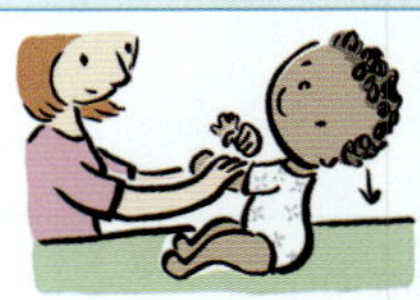 *Tiré en position assise* : la tête retombe toujours en arrière
Membres – Position dorsale	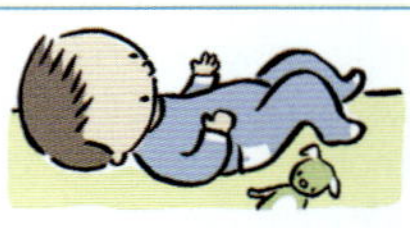 Flexion des membres inférieurs et supérieurs	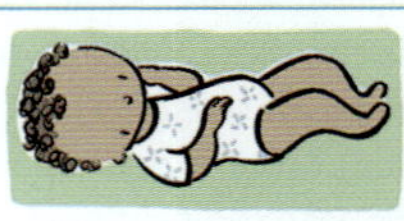 Semi-flexion des membres inférieurs et supérieurs

(*Suite*)

Tableau 7.4. Suite.

Postures	1 mois	2 mois
– Position ventrale	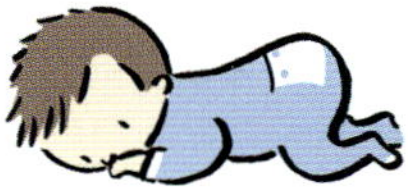 L'ensemble du corps est mou et le bassin est légèrement surélevé	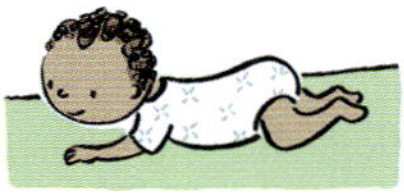 Il peut soulever la tête jusqu'à 45° du plan du lit
Vision	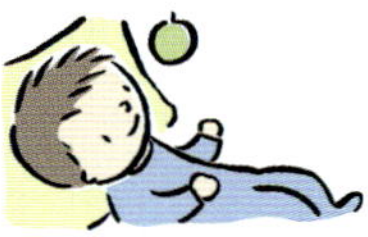 Il peut suivre un objet de grande taille (placé près de lui) sur 90°	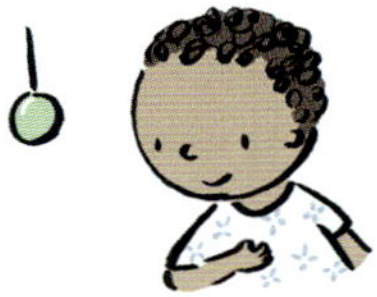 Il peut suivre sur 180° un objet de grande taille se déplaçant près de lui
Préhension	Il a un réflexe d'agrippement (le *grasping*)	Le réflexe de *grasping* est plus discret

L'enfant de 3 à 4 mois

Introduction

Lorsque nous observons un enfant de 3 à 4 mois, nous constatons que les « *réflexes archaïques* » ont disparu. Ceci traduit une maturation cérébrale d'un stade supérieur. Toutefois, à cette période de mutation, l'enfant donne l'impression d'avoir une agilité motrice plus réduite, il remue moins les bras et les jambes que les mois précédents, mais ses progrès sont considérables dans plusieurs domaines (figure 7.2).

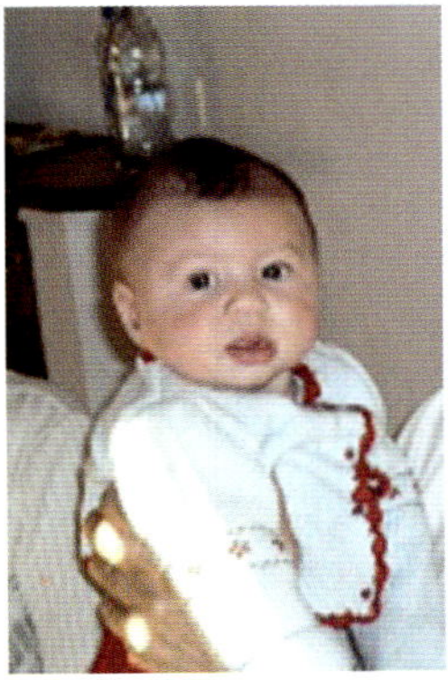

Figure 7.2. L'enfant de 4 mois tient sa *tête droite* et a des périodes d'observation plus longue.

Mots-clés

- *Postures* : il s'agit des positions, des attitudes, du maintien, de la tenue (ex. : tenue du corps, de la tête, du tronc, etc.).
- *Préhension* : il s'agit de l'action de saisir, de prendre un objet (ex. : la préhension manuelle de l'enfant).
- *Socialisation* : il s'agit de l'adaptation de l'enfant aux exigences du groupe auquel il appartient (la vie familiale, sociale, etc.).

Le développement moteur et la préhension (tableau 7.5)

Tableau 7.5. Le développement moteur et la préhension.

Postures	3 mois	4 mois
Tête et tronc	▪ *En position ventrale* : l'enfant relève la tête facilement pendant plusieurs minutes, le visage fait à présent un angle de 45° à 90° avec le plan du lit ▪ *En position assise* : le dos et la nuque sont assez fermes, mais la région lombaire reste faible. Le nouveau-né tient la tête droite	▪ *En position ventrale* : appuyé sur les coudes, l'enfant relève son thorax et sa tête jusqu'à ce que son visage et le plan du lit fassent un angle de 90° ▪ *Tenu en position assise* : l'enfant tient sa tête bien droite, le dos et la nuque sont très fermes ▪ *Tiré en position assise* : la tête suit le reste du corps
Membres	▪ *En position ventrale* : – *membres inférieurs* : le bassin du nourrisson repose à plat sur le lit – *membres supérieurs* : le nourrisson se tient sur ses « avant-bras » lorsqu'il soulève sa tête ▪ *En position dorsale* : l'enfant peut coordonner les mouvements de ses bras et de ses jambes. Il effectue souvent des mouvements de flexion et d'extension des jambes	▪ *En position ventrale* : les jambes sont en extension, l'enfant fait des mouvements d'extension et de flexion de tous ses membres sans décoller du plan fixe. On dit qu'il « nage » ! ▪ *En position dorsale* : – *l'enfant tente de mettre un pied sur le genou opposé. Le bassin est complètement à plat sur le lit* – *l'enfant tente de rouler d'un côté ou de l'autre du lit (ex. : du dos sur le côté ou du côté sur le dos)*
Préhension	L'enfant acquiert la *préhension au contact* : les psychologues la nomment *réaction tactilomotrice* (c'est une forme de préhension involontaire où le toucher est prioritaire et où la vision n'intervient pas)	La préhension est toujours *involontaire* mais l'enfant tente quelques mouvements de préhension vers un *objet* (ex. : cube ou main) qu'on lui tend et il le porte à sa bouche

Le développement sensoriel et le langage (tableau 7.6)

Tableau 7.6. Le développement sensoriel et le langage.

	3 mois	4 mois
Vue	■ L'enfant *tourne la tête* complètement pour suivre un gros objet qui se déplace devant lui ■ Il commence aussi à s'intéresser à son corps, il découvre d'abord ses mains : c'est l'*âge du regard de la main*	Sa capacité visuelle est proche de celle de l'adulte. L'*accommodation* lui permet de voir les objets à des distances variables et de percevoir parfaitement les petits détails. Son intérêt est ainsi plus soutenu et ses périodes d'observation sont plus longues
Audition	Il tourne la tête vers la source sonore, il *localise* le bruit et à présent *identifie* bien les différents bruits (ex. : préparation du biberon !)	L'*acuité auditive* est bien acquise
Langage	L'enfant commence à utiliser les « *sons-consonnes* » ; il prononce progressivement le *k*, le *g* puis les *p* et les *b* Ex. : k…re, g…ree, p…ree, b…ree	L'enfant *gazouille* ou *vocalise* ; il fait de longues mélodies autour des « sons-voyelles » et des « sons-consonnes » qu'il associe Il utilise beaucoup le *ou* ; c'est ainsi que vont apparaître les : *ou(a)*, tantôt les *p(ou)*, etc.

Le développement affectif et social (tableau 7.7)

Tableau 7.7. Le développement affectif et social.

3 mois	4 mois
L'enfant de 3 mois est beaucoup plus *ouvert au monde* qui l'entoure : ■ à cet âge, il se peut, bien sûr, qu'il pleure encore parce qu'il a faim, mais les préparatifs du biberon peuvent suffire à le calmer ■ à 3 mois, pour se faire comprendre, le bébé utilise beaucoup *de langage du corps*. Il s'agit d'un frétillement intentionnel et coordonné, s'accompagnant d'une respiration accélérée ; l'enfant s'agite globalement, associant mouvements de pieds et de bras aux cris de joie ou de détresse ; il peut se crisper quand l'adulte veut le coucher, se pencher en avant s'il veut être levé de son fauteuil, tendre son corps vers l'objet qu'il convoite	Quatre mois c'est l'âge où la *socialisation* bat son plein. Tout l'intéresse : ■ l'enfant observe longuement les visages familiers, les objets, le mouvement des personnes autour de lui. C'est l'âge où le « transat » (petit siège pour bébé) a toute son utilité ■ l'enfant de 4 mois arrive à jouer seul de plus en plus souvent en attendant l'heure du repas. Il *anticipe une situation*. Il connaît bien sa mère (ou l'AM) et lui fait un *sourire (discriminatif)* lorsqu'elle s'adresse à lui ■ l'enfant continue à observer longuement ses mains. Il les frappe, les touche et les porte à sa bouche. *Sucer* est une activité majeure, il peut passer des heures à sucer ses mains, ses doigts

(Suite)

Tableau 7.7. Suite.

3 mois	4 mois
■ 3 mois est l'âge idéal de la *première socialisation* : l'enfant recherche les visages et apprécie beaucoup la compagnie. Par ailleurs, il porte un intérêt subit à *ses mains*, il les regarde se rapprocher, il les sépare brutalement, puis il les porte à sa *bouche* et suce ses doigts de longs moments. Le contact buccal lui permet de découvrir une source *d'excitation sensorielle*	■ l'enfant de 4 mois commence à distinguer petit à petit ce qui est lui et ce qui n'est pas lui. S'il est pris dans les bras, il scrute les détails du visage de celui qui le porte. En fait, l'enfant de cet âge est un être *très sociable* qui accepte facilement les visages étrangers (cela ne durera pas longtemps…)

Mémo

Les pleurs « de la déception »

Quand bébé pleure, l'adulte essaie d'apprécier la nature de son besoin. Cela peut être la *faim*, la *soif*, la nécessité d'être *changé*. Mais à cet âge, l'enfant ne pleure plus seulement quand il est mal à l'aise, mais lorsqu'il perd ce qu'il aime, ce qui lui fait plaisir. À la fin de la tétée, par exemple, l'enfant pousse un cri strident de *déception* en même temps que son visage exprime un brusque désespoir. Il lui arrive de pleurer aussi quand on le pose dans son lit. De même, l'enfant pleure quand l'adulte qui s'occupe de lui le quitte, ou cesse de s'intéresser à lui. Ces pleurs de *déception* prennent une tonalité toute nouvelle, s'accompagnant d'une mimique tout à fait caractéristique. L'enfant devient de plus en plus actif dans sa façon d'*utiliser ses pleurs*, mais il faut savoir qu'il n'existe pas toujours d'explication aux pleurs d'un nourrisson…

Situation

Hugo (4 mois)

Hugo manifeste sa présence par de nombreuses vocalises dont les intonations variées s'adressent visiblement à son entourage. Aujourd'hui, Annie (AM) l'a installé dans son petit transat, dans la salle à manger. Il est 16 h 30. Il redouble de gestes et de vocalisations car il voit revenir son frère de l'école. Arrivera-t-il à l'intéresser ? Hugo a envie de jouer. Il y a un cube rouge posé sur le sol qui l'attire. Il gesticule de toutes ses forces afin que son frère aille le lui chercher. Mais en vain ! Tout le monde est occupé. Alors il faut bien se consoler seul. Heureusement la nature a pourvu Hugo d'un jouet merveilleux : ses petites mains. Il va prendre plaisir à les regarder, à les toucher, à les croiser sur sa poitrine, puis finalement, à les sucer longuement.

Compétences de l'AM

L'AM veillera à répondre aux besoins de contact de l'enfant et à préserver la régularité de rythme de vie.

La régularité du rhythme de vie, des personnes, des soins, est capitale à cet âge. L'enfant aime les manipulations qui ont le même rythme, les gestes qui reviennent aux mêmes heures, les jeux qui recommencent sans cesse. Ces *actes répétitifs* (tout en favorisant une meilleure connaissance de l'environnement) donnent à l'enfant un sentiment indispensable de *sécurité*. « Le monde doit être prévisible pour l'enfant » (selon Piaget[22]). Lorsque l'on doit acheter des jouets pour un enfant de 3-4 mois, il est conseillé de les choisir de forme simple, souple, aux angles arrondis, pouvant être « *sucés* »... et pouvant exciter à la fois le sens *visuel*, *auditif* et *tactile*. Il faut donc privilégier couleurs et mouvements.

La BD du développement psychomoteur de 3 à 4 mois (tableau 7.8)

Tableau 7.8. La BD du développement psychomoteur de 3 à 4 mois.

Postures	3 mois	4 mois
Tête Tronc	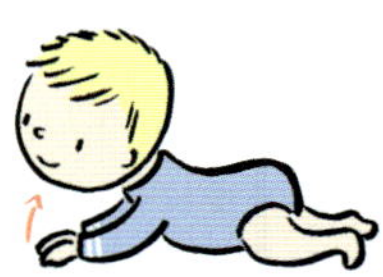 *À plat ventre* : redressement de la tête de 45° à 90° (s'appuie sur les avant-bras)	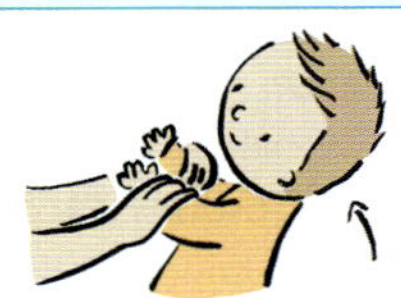 *Tiré en position assise* : la tête suit le reste du corps
Membres – Position dorsale	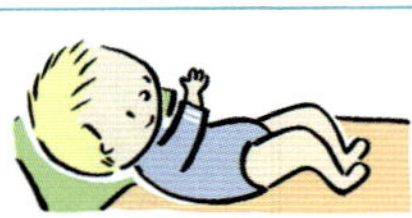 Bassin à plat, jambes en semi-flexion	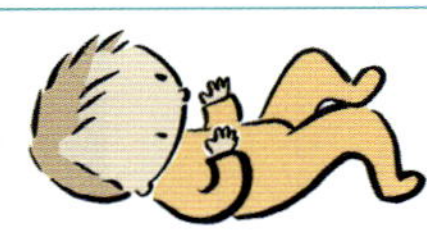 L'enfant tente de mettre un pied sur le genou opposé
– Position ventrale	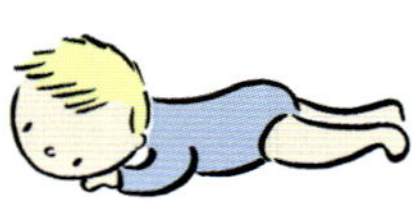 Bassin à plat, jambes en extension	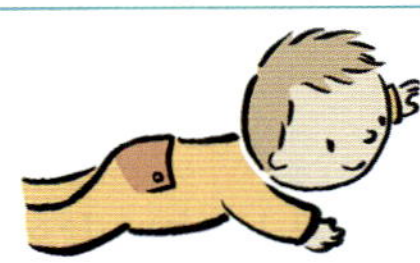 *Bébé nage* : mouvement de flexion et d'extension de tous ses membres

(*Suite*)

22. Jean Piaget : psychologue de l'enfance.

Tableau 7.8. Suite.

Postures	3 mois	4 mois
Vision Préhension	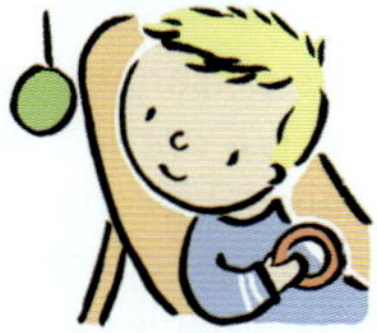 L'enfant tourne complètement la tête pour suivre des yeux un objet. Il ne peut l'attraper (c'est la « *préhension au contact* » involontaire)	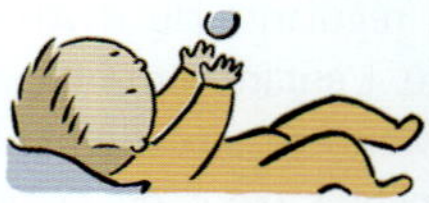 *Petites tentatives de préhension vers les objets.* Capacité visuelle proche de celle de l'adulte (il voit les petits détails)

L'enfant de 5 à 6 mois

Introduction

L'enfant de 5 mois a déjà une personnalité bien affirmée, il aime être au contact de l'adulte. Il faut donc que l'AM sache être disponible pour lui et le mette en confiance.
L'AM veillera à mettre en garde les parents sur les nouvelles capacités du bébé et sur les risques d'accidents qui y sont associés. Ils devront en particulier rester auprès de lui lorsqu'ils l'installent sur la table à langer, ou sur leur lit, ou sur une chaise haute (figure 7.3).

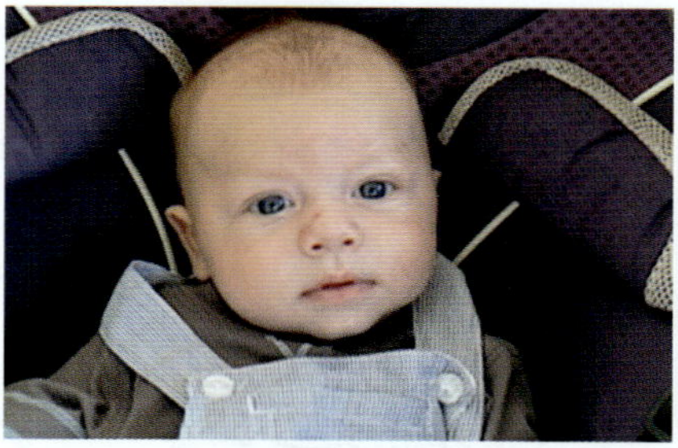

Figure 7.3. L'enfant de 6 mois cherche du regard la personne qui parle et « vocalise » avec passion !

Mots-clés

- *Préhension palmaire* : il s'agit de prendre un objet par la paume de la main ; c'est une forme de préhension *globale* et *imprécise*.

■ « *Faire l'avion* » : c'est une posture pratiquée souvent à l'âge de 5 mois. L'enfant fait des mouvements de flexion et d'extension de ses quatre membres, en soulevant assez haut sa tête et son tronc au-dessus du plan du lit.

■ *Faire des « roulades »* : l'enfant peut faire des roulades au sens *physique* (ex. : rouler du ventre sur le dos) ou faire des roulades au sens *oral* (ex. : varier le volume et le débit de ses expressions vocales).

Le développement moteur et la préhension (tableau 7.9)

Tableau 7.9. Le développement moteur et la préhension.

Postures	5 mois	6 mois
Tête et tronc	■ *En position ventrale* : le corps est très ferme, l'enfant peut soulever la tête et une grande partie du tronc en prenant appui sur ses coudes. – Il déploie une grande activité prenant appui uniquement sur le thorax (il brasse l'air… *il fait l'avion !*) – L'enfant essaie aussi de faire des « roulades », c'est-à-dire de rouler du ventre sur le dos ■ *Tiré en position assise* : il participe à ce mouvement en soulevant sa tête et en pliant ses jambes pour aller vers l'avant	■ *En position ventrale* : l'enfant se relève sur ses mains (et non plus sur ses coudes), rejetant la tête en arrière, il fait le phoque ■ *En position assise* : l'enfant peut tenir avec un minimum d'appui (quelques coussins par exemple) ■ *En position dorsale* : l'enfant décolle la tête et les épaules du plan du lit essayant de passer de la position couchée à la position assise sans y parvenir
Membres	■ Maintenu en *position debout*, l'enfant supporte une grande partie de son poids. Il fait beaucoup de *mouvements de pédalage*. Il donne volontiers des « coups de pied »	■ *En position dorsale* : l'enfant s'intéresse moins à ses mains, mais il saisit vigoureusement ses *pieds* ■ *Tenu debout* : l'enfant maintient une grande partie du poids de son corps et sautille (c'est le stade du « sauteur »)
Préhension	La *préhension volontaire* apparaît : l'enfant est capable de saisir volontairement les objets placés devant lui ; la forme de préhension est *palmaire*, donc *imprécise* (l'enfant saisit l'objet, de grosse taille, entre la paume et les trois derniers doigts de la main)	Lorsque l'enfant prend un cube, on observe un *agrippement cubital*. Le cube est tenu par la base du pouce (sur le côté cubital de la paume de la main) et les *trois derniers doigts*. Il frotte la table avec la fourchette ou la cuillère qu'il tient dans sa main

Le langage (tableau 7.10)

Tableau 7.10. Le langage.

5 mois	6 mois
L'enfant *améliore ses vocalises* (ou gazouillis) avec passion. Il écoute attentivement les différents sons qu'il entend, il tourne la tête et cherche du regard la personne qui parle. L'adulte (parents et/ou professionnel) doit donc essayer de *verbaliser* le plus possible ses actions afin que l'enfant puisse enregistrer inconsciemment des associations *mots-gestes* qui lui serviront quelques mois plus tard	Entre le 6e et 7e mois, c'est l'*âge des lallations* ; l'enfant fait des roulades avec des chaînes de syllabes. Il varie le *volume* et le *débit* de ses expressions vocales ; il les contrôle mieux. Lors de ces mélodies, l'enfant prend conscience des différentes tonalités de son répertoire, ce qui l'incite à recommencer sans cesse ses exercices vocaux

Le développement affectif et social (tableau 7.11)

Tableau 7.11. Le développement affectif et social.

5 mois	6 mois
▪ À 5 mois, la coordination *vision-préhension* est établie. Quand il décide de prendre volontairement un jouet, il commence à sentir que celui-ci est *différent* de lui, qu'il est en *dehors*. S'il le laisse tomber, il se penche du transat pour observer l'endroit où il se trouve. ▪ Mais seul l'instant compte, s'il disparaît, il *ne le cherche pas*. Il croit que les objets existent ou n'existent plus !	▪ L'enfant de 6 mois peut prendre les objets qu'il désire (de volume assez gros) si on les approche de lui. Comme précédemment il les porte à sa bouche d'autant plus qu'à cet âge, c'est l'apparition des *premières dents* ▪ L'enfant de 6 mois exploite aussi une nouvelle capacité : celle d'*attraper ses pieds*, de les *toucher*, de les *observer*… Il poursuit ainsi la connaissance de son corps, élément par élément

Mémo

Le « langage du corps », une vraie communication !

Les positions et les gestes de l'enfant sont devenus des « appels » en direction de son entourage proche. Il les associe à des cris pour mieux exprimer ses besoins, ses désirs, ses déceptions ou traduire son plaisir ou bien-être. L'enfant de 5 à 6 mois entre en contact avec un *langage non verbal* dit « langage du corps ». Il peut souvent s'exprimer par des rires (souvent suivis de larmes !) ou parfois par des « coups de pieds », qui à cet âge, traduisent aussi bien sa joie que sa déception (Gesell[23]).

23. Arnold Gesell : psychologue de l'enfance.

Sloane (5 mois et demi)

Sloane répète inlassablement les mêmes chaînes de syllabes. Elle en fait de longues roulades qu'elle module à son gré. Mais l'heure du repas arrive et Zaria (AM) l'installe à la table familiale.

Sloane regarde les plats avec curiosité, elle aime toucher la purée. Parfois, elle fait tomber le gobelet qu'elle essaye de rattraper à pleine main.

Après le repas, Zaria lui fait sa toilette et la prépare pour la sieste, mais elle préfère le tapis de sol ! Il faut dire qu'elle a trouvé un nouveau jeu : elle roule du ventre sur le dos ; parfois, elle se retrouve dans un coin de la pièce, alors elle se met à pleurer. Zaria s'approche d'elle, lui explique la situation pour la rassurer, puis la prend dans ses bras et la console.

Compétences de l'AM

- L'AM doit, le plus souvent possible, conseiller aux parents de *respecter le rythme du développement moteur et social* individuel de l'enfant. L'AM veillera à stimuler l'enfant à *faire des roulades* sur le tapis de sol. Ce jeu permet des échanges avec lui sur le mode ludique. Mais il est conseillé d'éviter de mettre un enfant en position assise avant que sa capacité motrice ne lui permette de le faire seul. Cette attitude est mal vécue par l'enfant et risque de « freiner » sérieusement son développement psychomoteur (la pédagogie de Lóczy qui développe cette idée est très suivie par les professionnels de l'enfance - PE). D'une part, l'enfant ne pourra pas se « défaire » de cette position s'il ne l'a pas acquise *lui-même* et s'il ne la maîtrise pas. Par ailleurs, ne pouvant se remettre seul en position allongée, l'enfant ne pourra pas aller à la découverte de l'espace environnant, en rampant.
- Vers l'âge de 6 mois, *on diversifie l'alimentation* de l'enfant. L'AM conseillera aux parents d'être très diplomates avec un bébé de cet âge et de pardonner ses maladresses (dues à un besoin de connaître les choses) (voir chapitre « Alimentation »).

La BD du développement psychomoteur de 5 à 6 mois (tableau 7.12)

Tableau 7.12. La BD du développement psychomoteur de 5 à 6 mois.

Postures	5 mois	6 mois
Tête Tronc	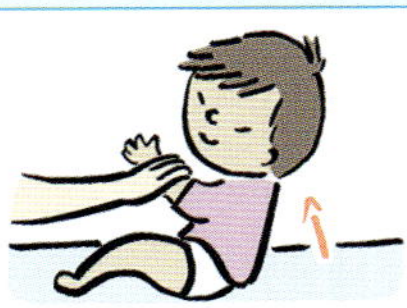 *Tiré en position assise* l'enfant participe activement à ce mouvement	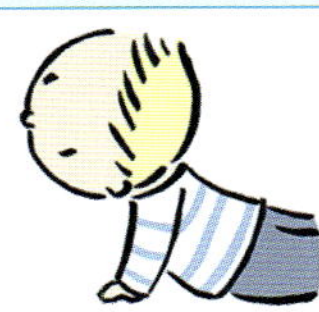 *En position ventrale* : l'enfant peut se relever sur ses mains, il fait le « phoque »

(Suite)

Tableau 7.12. Suite.

Postures	5 mois	6 mois
Membres	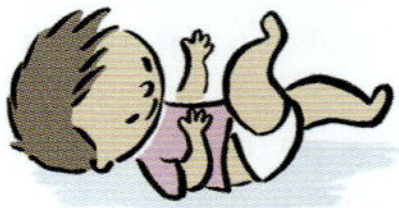	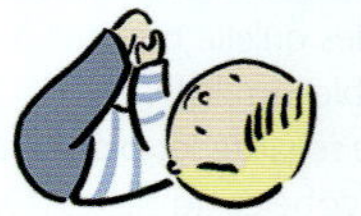
– Position dorsale	*À plat dos* : l'enfant fait de nombreux mouvements de pédalage	*À plat dos* : l'enfant aime jouer avec ses pieds
	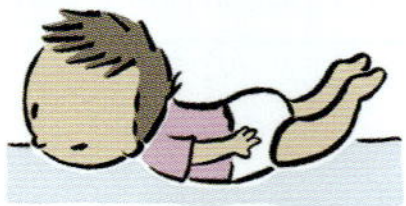	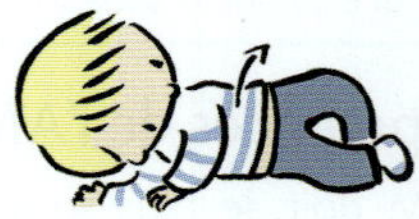
– Position ventrale	Prenant appui sur le thorax l'enfant fait l'avion. Il décolle bras et jambes du sol	*Vers 5–6 mois* : il peut rouler du ventre sur le dos
Préhension	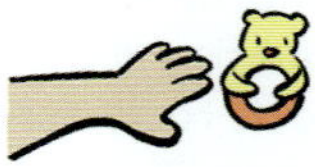	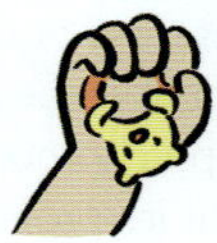
	La *préhension volontaire* apparaît !	C'est une préhension *palmaire*, *globale*, qui reste encore imprécise
	L'enfant porte immédiatement l'objet à sa bouche	

L'enfant de 7 à 8 mois

Introduction

Au cours du deuxième semestre de sa vie, l'enfant traverse un stade émotionnel[24]. Il est caractérisé par des attitudes expressives : gestes, postures, mimiques, qui constituent un *langage non verbal* entre l'enfant et son entourage.

L'AM sera attentif à ce *stade émotionnel*, car c'est une *période sensible* (figure 7.4).

24. D'après Henri Wallon, psychologue de la petite enfance.

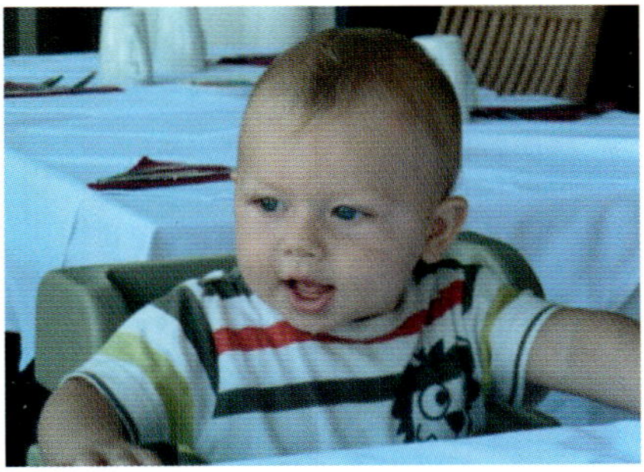

Figure 7.4. L'enfant de 8 mois tient assis seul !

Mots-clés

- *La crise d'angoisse* : elle est décrite par les psychologues[25] comme une situation psychologique où l'enfant est en *totale dépendance de sa mère*. Il la différencie très bien des autres personnes, ce qui lui donne un caractère unique et irremplaçable. C'est donc la présence ou l'absence de sa mère qui engendre un sentiment de plaisir ou de souffrance.
- *L'objet transitionnel*[26] : il joue sa *fonction symbolique* de trait d'union entre l'enfant et sa mère, il le sécurise.
- *Un stade « émotionnel »* est une période du développement qui est caractérisée par « l'émotion ». C'est un trouble intense de l'affectivité où l'enfant est très vulnérable.

Le développement moteur et la préhension (tableau 7.13)

Tableau 7.13. Le développement moteur et la préhension.

Postures	7 mois	8 mois
Tête et tronc Membres	■ *En position ventrale* : l'enfant peut rouler sur lui-même du *dos sur le ventre*. Il peut détacher une main du sol pour saisir un objet ■ *En position assise* : il peut rester *assis sans soutien* un court moment, en se tenant en avant pour éviter de tomber, c'est le stade du *parachutisme*	■ L'enfant *tient assis seul* : les muscles du dos et la région lombaire ont acquis un bon tonus ■ *Sur le dos* : il peut se soulever jusqu'à la position assise ■ *Sur le ventre* : il *roule* très bien sur lui-même dans les deux sens (ventre → dos → ventre) ; il fait le *tonneau* (c'est à partir de cette acquisition que se développera la capacité de *ramper* le mois suivant)

(Suite)

25. D'après René Spitz.
26. D'après Donald Winnicott.

Tableau 7.13. Suite.

Postures	7 mois	8 mois
	■ *Maintenu en position debout* : il aime qu'on le fasse rebondir, il saute, s'accroupit ■ *En position dorsale* : il saisit ses pieds et peut « sucer ses orteils ». Il poursuit la connaissance de son propre corps)	
Préhension Compréhension	■ L'enfant effectue des tentatives de *préhension en pince inférieure* : il saisit les objets par la base du pouce et le petit doigt, donnant l'impression de *gratter pour attraper* ■ Il peut lâcher un objet lorsqu'il le désire, c'est le *relâchement volontaire global*, le mouvement n'est pas encore ajusté, il manque de précision	■ L'enfant *perfectionne sa préhension par pince inférieure* : l'index commence à jouer un rôle plus précis, il se délie ■ Il joue à « jeter » les objets, il leur découvre une nouvelle propriété, ils font du « bruit » en tombant ■ Il cherche un objet hors de sa vue : c'est le début du stade de la *permanence de l'objet* (8–10 mois)

Le langage (tableau 7.14)

Tableau 7.14. Le langage.

7 mois	8 mois
■ L'enfant de 7 mois perfectionne ses *lallations* (acquises vers 6 mois). Il les utilise souvent pour capter l'attention de l'adulte. Ce « petit jargon » est bien à lui, il module les lallations et en varie l'expressivité ■ Les sons de provenance variée l'intéressent beaucoup. L'AM doit lui fournir cette source d'agrément : grelots, boîte à musique… L'enfant sera à l'écoute	■ L'enfant de 8 mois prononce des *monosyllabes* : « da » - « ma » - « ga » - « pa ». Il s'agit d'un jargon que l'on a bien du mal à déchiffrer et pourtant c'est là une ébauche de langage ■ L'enfant parle à lui-même, et parle aux autres, parfois en s'accompagnant de gestes et de mimiques explicites ! C'est une étape importante dans le développement du langage

Le développement affectif et social (tableau 7.15)

Tableau 7.15. Le développement affectif et social.

7 mois	8 mois
■ L'enfant de 7 mois peut rester allongé dans son petit lit pendant de longues périodes car il a découvert un nouveau jeu : *sucer ses doigts de pied*… ■ Il peut également jouer seul, couché sur le tapis de sol (préalablement protégé). Ces petits exercices favorisent une bonne musculature et lui donnent une impression de liberté. ■ Il en profite pour manipuler ses jouets. Il les secoue, les frappe, les passe d'une main à l'autre : c'est l'*apogée de la manipulation*. Celle-ci devient plus précise. Il saisit les objets avec le pouce et le petit doigt : c'est la *préhension par « pince inférieure »*. ■ Vis-à-vis de ses jouets, il se montre de plus en plus possessif (il les serre contre lui avec fougue) et lorsqu'il décide de les *jeter*, c'est bien une *décision volontaire* de sa part ■ On constate à cet âge toute l'importance pour l'enfant de l'*objet transitionnel*. L'enfant choisit un *doudou*, le tripote, le suce, le salit, l'abîme, etc.	■ 8 mois est un âge difficile. L'enfant traverse ce que les psychologues appellent la *crise d'angoisse* (voir « Mémo »). Il est en situation psychologique de totale dépendance de sa mère. Lorsque celle-ci le quitte, l'enfant est insécurisé car il n'a pas intériorisé son image. Donc il est inquiet et pleure, pensant alors que sa mère n'existe plus ■ Grâce à l'acquisition de la position *assise*, l'enfant de 8 mois devient plus autonome. Il fait des *roulades* dans les deux sens sur le sol puis se rassoit ■ Il peut facilement se pencher pour prendre ou récupérer ses objets ■ Il aime *jeter* les objets. Cette action lui permet d'étudier le bruit de leur chute. Il peut ainsi moduler « sa force de frappe » ! ■ Un autre jeu apprécié par l'enfant est celui du *miroir*. Il est fasciné par son image. Il lui sourit, le touche… Ce jeu favorise une *meilleure perception de lui-même*[1]

1. Il ouvre la voie à la reconnaissance par l'enfant de « son propre corps unifié » analyse le psychiatre Jacques Lacan.

Mémo

Le symbolisme d'un jouet

« L'objet transitionnel » joue une *fonction symbolique*. Il est le trait d'union entre l'enfant et sa mère au moment de la « *crise d'angoisse* » (8 mois), il le sécurise. Avec lui, l'enfant emporte un peu de sa mère et un peu de sa maison (de ses « odeurs familières ») c'est ce qui symbolise sa *sécurité* affective dans ce monde nouveau. Cet objet (parfois un foulard de la mère, un oreiller, une petite couverture…) ou un jouet favoris (un ours…) permettra à l'enfant d'attendre plus facilement le retour de sa mère et de mieux gérer les moments de séparation.

Situation

Faustine (8 mois)

Faustine a pleuré longuement après le départ de sa mère. L'AM, Marie, est nouvelle et ne sait pas encore très bien comment la consoler et quel jouet elle pourrait lui proposer. Elle présente d'abord une boîte à musique mais Faustine ne fait pas l'effort de la prendre, puis un petit livre d'images, même résultat! Finalement, elle réussit à attirer l'attention de l'enfant en chantant! Faustine est captivée. Elle va l'accompagner d'un long monologue (« ma-da-da... ») que Marie doit malheureusement interrompre car c'est l'heure du goûter. Faustine se remet à pleurer. Alors Marie lui propose son nounours. Là, Faustine est enfin apaisée! Elle le serre contre elle et grâce à celui-ci elle accepte de manger son goûter.

Compétences de l'AM (tableau 7.16)

Tableau 7.16. Compétences de l'AM.

7 mois	8 mois
■ L'AM doit dire aux parents que la *voix est aussi une présence*. Il est souhaitable de parler souvent à l'enfant tout en vaquant à ses occupations ou de chanter. Outre l'ambiance heureuse que l'on crée, l'enfant sera ravi d'entendre une présence bienveillante à son égard ■ L'AM doit également savoir conseiller aux parents les petits jeux avec l'enfant; par exemple « jouer à cache-cache » : il s'agit de cacher son visage sous un foulard et de réapparaître aussitôt C'est l'enfant, qui le plus souvent, retire le foulard. Ce jeu lui permet de réaliser *a minima* que l'on peut *disparaître* et *réapparaître* de son champ visuel	L'*angoisse du 8e mois* est à la base de toute la structuration du développement affectif de l'enfant, ce dernier cherchant par tous les moyens à remplacer le manque de sa mère ■ L'AM doit comprendre cette « période sensible » et épargner au mieux à l'enfant ces crises de larmes que l'on appelle « les premières maladies de l'âme ». Il est d'ailleurs déconseillé de mettre un bébé de 8 mois à la crèche (sauf cas de force majeure), car c'est une période sensible sur le plan psychologique ■ À cette période de la vie de l'enfant, l'*objet transitionnel* prend tout son intérêt. L'enfant voudra l'*associer* à tous ses déplacements et l'adulte qui voudrait le lui arracher provoquerait des sanglots. Il le charge d'*affects* très variés ■ L'AM veillera à *parler souvent à l'enfant*, l'aider à faire ses gammes en évitant les mots déformés (langage bébé), utiliser un langage « voix-geste » à son niveau en mettant à profit les situations rituelles de la journée (le bain, le change). Le bébé doit pouvoir associer le langage à des situations de bien-être et de plaisir

La BD du développement psychomoteur de 7 à 8 mois (tableau 7.17)

Tableau 7.17. La BD du développement psychomoteur de 7 à 8 mois.

Postures	7 mois	8 mois
Tête Tronc	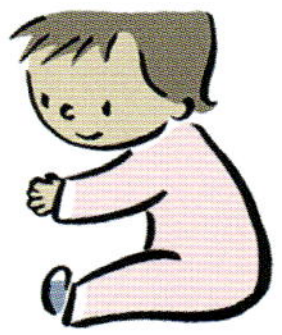 *Assis sans soutien* : il tend les mains vers l'avant pour *éviter de tomber*, c'est le stade dit du « parachutiste »	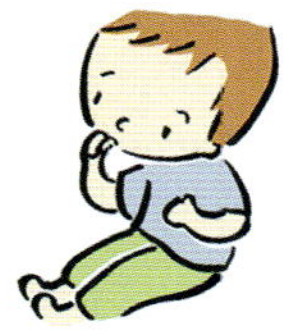 *Il tient assis tout seul !* (Bon tonus des muscles dorsaux
Membres – Position dorsale	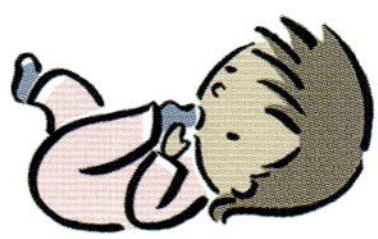 L'enfant saisit ses pieds et suce ses orteils ; il a pris connaissance de son corps	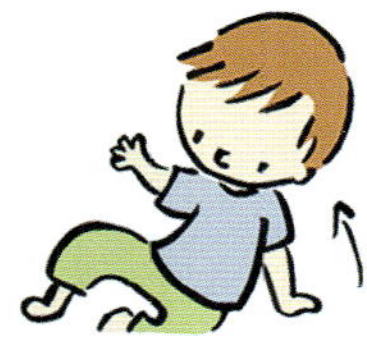 À *plat dos* : il peut se soulever seul jusqu'à la position assise
– Position ventrale	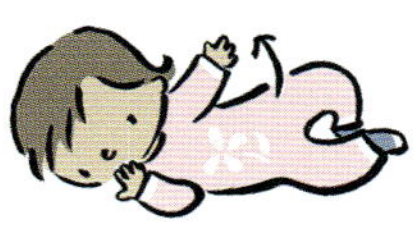 *L'enfant peut rouler* du dos sur le ventre	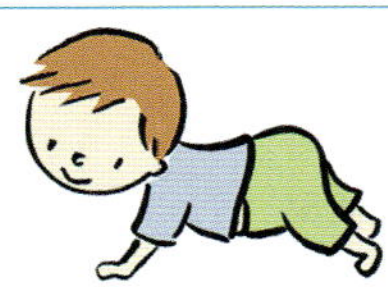 À *plat ventre* : il peut soulever son corps uniquement sur les mains et la pointe des pieds. Il fait le « pont »
Vision Préhension	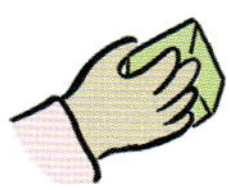 *Préhension en pince inférieure* : l'objet est saisi par le pouce et le petit doigt	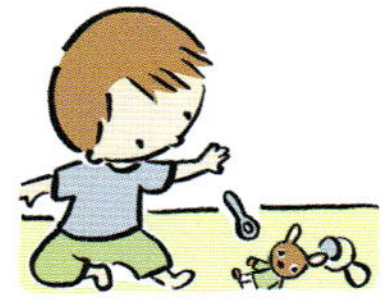 Il suit des yeux l'objet qu'il a fait tomber et il le réclame C'est le début de la « *permanence de l'objet* »

L'enfant de 9 à 10 mois

Introduction

L'enfant veut élargir le champ de ses capacités motrices. Il devient plus agile, plus curieux, il veut tout explorer. C'est le moment de veiller à tout ce qui peut (à son niveau) représenter un danger.

L'enfant de 9 à 10 mois *marche à quatre pattes*. Ramper ne lui suffit plus. Il veut trouver un nouveau moyen de locomotion. Son agilité est telle qu'il peut marcher à quatre pattes sans lâcher un objet (figure 7.5).

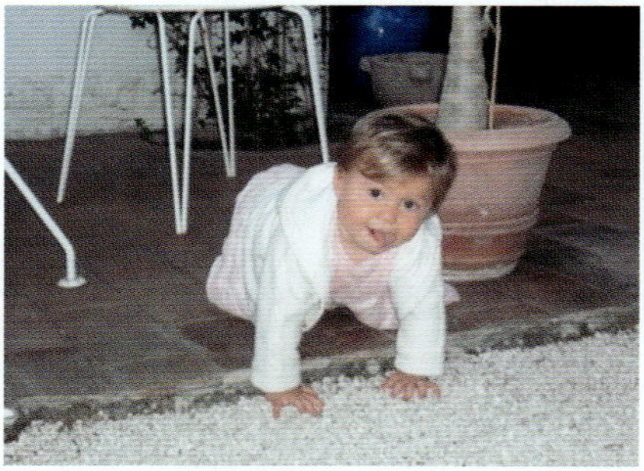

Figure 7.5. L'enfant de 10 mois marche à « quatre pattes ». Il veut tout explorer !

Mots-clés

- *La marche à quatre pattes* : c'est pour l'enfant un exercice difficile qui met en jeu l'alternance rythmée des bras et des jambes, étape décisive vers l'apparition de la marche.
- *La préhension manuelle en « pince supérieure »* : c'est une étape importante. Elle procure à l'enfant l'autonomie lui permettant d'attraper l'objet convoité. Toutefois au début cette préhension est malhabile et cause parfois quelques incidents (casser l'objet !).

Le développement moteur et la préhension (tableau 7.18)

Tableau 7.18. Le développement moteur et la préhension.

Postures	9 mois	10 mois
Tête et tronc Membres	■ *En position ventrale* : il essaye de *ramper en reculant*, bientôt il prendra appui sur ses genoux et il pourra ramper vers l'avant ■ *En position assise* : il se penche en avant ■ Il peut se mettre *debout* en se tenant à un support fixe, mais son équilibre est instable	■ L'enfant peut : – *marcher à quatre pattes* – *se mettre debout seul en se tenant aux meubles* – *faire quelques pas (en se tenant), car il sait lever un pied mais les chutes sont fréquentes* ■ Certains enfants aiment se mouvoir au sol en « sautillant » sur leurs fesses, d'autres aiment se promener au sol
Préhension Compréhension	L'enfant peut saisir des objets de *petite taille* (ex. : une pastille) entre la base du pouce et l'index ; c'est la *préhension en pince supérieure* (début d'une meilleure indépendance manuelle) Il compare deux cubes en les réunissant	La préhension en *pince supérieure* se fait plus fine : – l'enfant prend l'objet entre la partie discale du pouce et l'index – l'enfant peut attraper les objets de *petite taille* et les tendre à quelqu'un – il fait « au revoir » de la main et frappe dans ses mains

Le langage (tableau 7.19)

Tableau 7.19. Le langage.

9 mois	10 mois
L'enfant utilise toujours des « *monosyllabes* » (par exemple « *ma* » ou « *da* »), mots sans signification, mais l'enfant *comprend le sens général d'une phrase* et fait souvent le geste pour accompagner le mot Par exemple : – Si on lui dit de dire « au revoir », il fait le mouvement de la main en direction de la personne – Si le ton de la phrase est dur : il pleure	À cet âge, l'enfant peut accéder au stade des « *doubles syllabes* » (ou syllabes redoublées). L'exemple le plus caractéristique est « *ma-ma* », puis viendront ensuite « *pa-pa* » ou « *da-da* » Ce premier mot, n'a pas de signification pour l'enfant. Toutefois c'est en général le mot « *mama* » qui apparaît le premier, peut-être parce que c'est un mot souvent prononcé devant lui (car il est chargé d'affectivité...)

Le développement affectif et social

■ L'enfant acquiert une *préhension manuelle plus fine* (en « pince supérieure ») ; il peut s'emparer d'objets de petite taille (telle une bille, une pastille, un bout de ficelle, etc.). Cette préhension (bien que malhabile...) va lui procurer une grande liberté. Ex. : si l'adulte veut stimuler les progrès de l'enfant, il peut poser un petit jouet (hors de sa portée) devant lui et, la curiosité aidant, il aura tôt fait de s'en emparer.

■ Les meilleurs jouets du 9e et 10e mois sont ceux qui permettent à l'enfant de tester sa préhension en *pince supérieure*. Ex. : les petits objets rangés dans un carton ou dans un coffre à jouets. Regardons-le explorer les objets dérobés : il les prend fermement entre le pouce et l'index, il adapte ses mains à la forme des objets (il y a les gros et les petits), il les observe longuement, les manipule de tous les côtés, parfois les suce, puis les jette brusquement (comme pour en apprécier la solidité). C'est une façon à lui de *s'approprier le monde* qui l'entoure.

Mémo

Savoir « guider positivement » !

L'AM doit savoir qu'il peut communiquer à l'enfant aussi bien sa crainte que son enthousiasme ! Donc, il veillera à *guider positivement* les progrès de l'enfant. Ses interventions ne doivent pas être limitatives, mais *stimulatrices* pour l'enfant.

Situation

Arthur (10 mois)

Arthur est un petit garçon plein de vitalité. Il veut tout voir, tout savoir. Souvent il essaye de se mettre debout mais il tombe. Il ne pleure pas et il recommence aussitôt ! (C'est amusant de se mouvoir à quatre pattes.) Arthur semble dire : « tiens, qu'est-ce que c'est cet objet ? Très intéressant ! Je vais pointer mon index pour explorer ». Mais Marie (AM) vient encore me chercher et me dire : « c'est interdit ! ». C'est difficile de connaître le monde quand l'adulte dit toujours « *non* ! »

Compétences de l'AM

L'AM doit transformer toutes les émotions négatives de l'enfant en *expériences positives*. Par exemple, s'il tombe un peu maladroitement au cours d'une activité, il faut dédramatiser, rire avec lui et le remettre à nouveau face à la situation afin qu'il la maîtrise mieux. C'est une façon de l'aider à accepter les risques avec le sourire.

L'AM doit offrir un regard attentif et bienveillant à l'enfant. Il doit tout particulièrement veiller à retirer les objets dangereux de sa portée et à le protéger des meubles qui présenteraient des angles vifs et blessants.

La BD du développement psychomoteur de 9 à 10 mois (tableau 7.20)

Tableau 7.20. La BD du développement psychomoteur de 9 à 10 mois.

	Vers 9 mois	Vers 10 mois
Postures	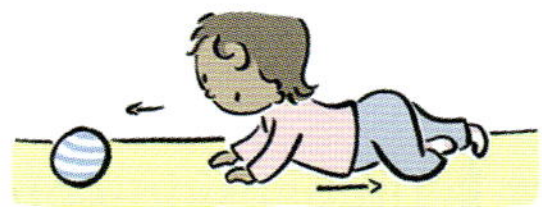 Il apprend à *ramper*! (Ses mouvements commencent à reculons)	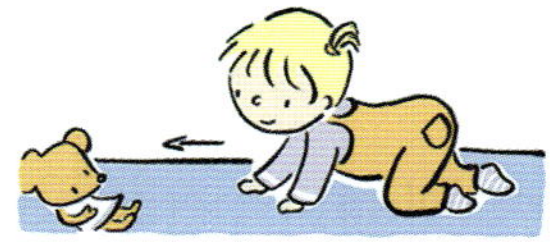 *Tiré en position assise* : la tête retombe toujours en arrière
	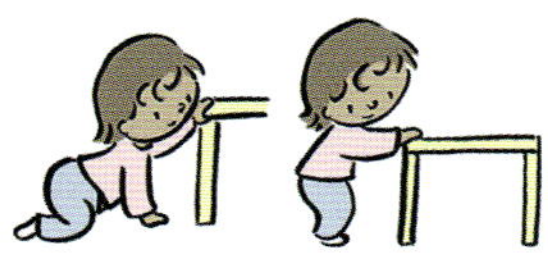 Il se met *debout* en se tenant aux meubles ou au parc, il tient debout quelques instants et tombe…	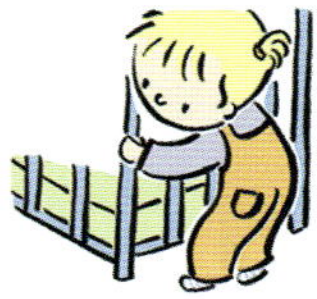 L'enfant fait *quelques pas* en se tenant aux meubles ; il est instable et tombe souvent
Préhension	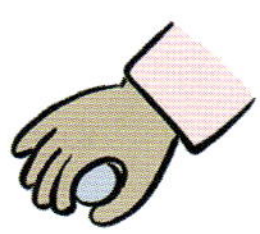 *Début de la préhension en pince supérieure* : l'enfant peut saisir un objet (de petite taille) entre la base du pouce et l'index (la préhension reste malhabile)	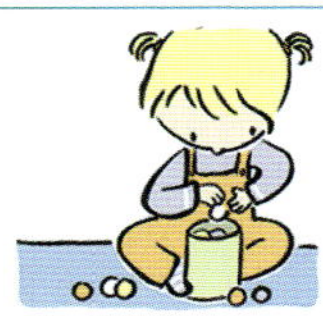 L'enfant commence à découvrir le sens du *contenant et du contenu* et le maîtrisera à 14–15 mois

L'enfant de 11 à 12 mois

Introduction

Entre 11 et 12 mois, l'enfant est en voie d'*acquisition d'aptitudes nouvelles*. C'est une *période transitoire*, une période d'*évolution*, aussi bien sur le plan du langage que sur le plan moteur.

Chaque enfant a une progression différente. Certains peuvent dire d'abord un « *mot-phrase* » et, à un an, dire deux à trois « *mots-phrases significatifs* » ; d'autres devront attendre le 15e mois pour associer quelques mots. De même, à un an, certains enfants font leurs premiers pas, d'autres préfèrent poursuivre la marche tenu par l'adulte.

Mots-clés

- *Le don d'imitation* : l'enfant prend conscience d'autrui et cherche à reproduire ses gestes. L'imitation conduit à la découverte d'autrui. En fait, l'enfant prend « conscience de son « moi » par rapport à l'existence des autres ».
- *Le stade des actions intentionnelles* : l'enfant ne découvre plus le résultat d'une action par hasard. Le but est *prémédité* avant l'action ; il utilise pour atteindre son but un moyen d'action qu'il connaît bien.

Le développement moteur et la préhension-compréhension (tableau 7.21)

Tableau 7.21. Le développement moteur et la préhension-compréhension.

Postures	11 mois	12 mois
Membres	▪ L'enfant peut *marcher soutenu* par les deux mains de l'adulte ▪ Il marche seul en *prenant appui* sur les meubles ▪ Il marche à quatre pattes d'une façon plus assurée	▪ L'enfant *marche tenu* par une main de l'adulte ▪ Il *pousse* les chaises, les fauteuils pour apprendre à marcher ▪ Aidé, il *se baisse* pour ramasser son jouet
Préhension Compréhension	▪ Sa manipulation plus fine lui fait acquérir le sens de la *profondeur*, du *solide*, du *contenant* et du *contenu*, du *haut* et du *bas*, de l'*à côté*, du *dehors*, du *dedans*, du *séparé* et du *réuni* ▪ Il explore facilement la *troisième dimension* : les trous, les rainures, les cavités	▪ L'enfant s'exerce au *relâchement fin et précis* ▪ Il aime *jeter* les objets un à un ▪ Tenu, il s'exerce au *coup de pied* pour renvoyer le ballon ▪ Il aime *emboîter* les objets les uns dans les autres

Le langage (tableau 7.22)

Tableau 7.22. Le langage.

11–12 mois
À la fin du 11e mois, l'enfant peut commencer à utiliser le *mot-phrase* (ex. : *papa* ou *dodo*). Ce mot devient *significatif* et correspond à des situations précises C'est l'intonation qui aide l'adulte à comprendre le sens. Par exemple, *papa* peut aussi bien signifier son envie de voir venir le père, qu'un appel au secours

Le développement cognitif

L'*intelligence « sensorimotrice »* caractérise la période s'étendant de 1 à 18 mois (Piaget[27]) ; elle est uniquement pratique et se développe grâce à des expériences concrètes.

De 8 à 12 mois, c'est le stade :

27. D'après Jean Piaget.

- *des actions intentionnelles* : à ce stade, l'enfant ne découvre plus le résultat d'une action par hasard. Le but est prémédité avant l'action. Il utilise pour atteindre son but un moyen d'action qu'il connaît bien ;
- *de la permanence de l'objet* ; c'est un stade important de l'évolution cognitive :
  - *avant 8 mois*, l'objet n'existe plus pour l'enfant lorsqu'il a disparu de sa vue. Il l'oublie,
  - *après 8 mois*, l'objet continue à exister lorsqu'il a disparu. L'enfant le recherche.

Le développement affectif et social de 11 à 12 mois

- Un an ne représente pas une étape marquante sur le plan du développement psychomoteur. Toutefois, l'enfant de cet âge développe son pouvoir de préhension par pince supérieure et s'exerce au *relâchement fin et précis* de l'objet. De ce fait, l'enfant peut se servir d'une *fourchette*, *plonger* sa cuillère dans la bouillie, *boire* dans une tasse correctement, *ramasser* les petites miettes de pain une à une.
- L'enfant apprécie tous les objets de petite taille qu'il peut saisir *un à un*, introduire dans un contenant, puis les retirer, les jeter, les ramasser à nouveau un à un et recommencer l'opération (cette action est une façon rudimentaire de compter disent les psychologues).
- À partir de cet âge, l'*imitation* joue un rôle important dans la vie de l'enfant ; pour lui c'est une façon d'acquérir de nouvelles compétences. Il étudie les mouvements de l'adulte. Le jeu de rangement le passionne (ex. : ranger les tiroirs qu'il vient de vider…). Si vous l'applaudissez et si vous vous intéressez à lui, il renouvellera ses petits exploits !

Mémo

Savoir dire « non »

« Gérer un interdit », c'est-à-dire « savoir dire non » à l'enfant, c'est plus facile à dire qu'à faire ! À un an, l'enfant fait preuve d'une imagination débordante qui l'entraîne à entreprendre des gestes interdits. L'AM saura conseiller aux parents la façon de gérer les interdits afin d'éviter les conflits. Les interdits sont plus faciles à supporter si, d'une part, ils sont limités à des domaines précis et si, d'autre part, l'AM sait donner satisfaction au besoin de l'enfant sous une autre forme. Celui-ci a besoin de sentir l'*adulte ferme devant les interdits*, mais aussi reconnaissant pour le plaisir que l'enfant lui fait en renonçant à ce qui est interdit[28].

Situation

Tania (11 mois et demi)

M. et Mme B. guettent avec impatience les premiers pas de leur petite Tania. « Quand va-t-elle marcher seule ? Peut-être demain (dit M. B.) ! Non pas encore, c'est encore un bébé (dit Mme B.) ! Ce n'est pas si simple (semble penser Tania). En attendant, elle s'empare de toutes les chaises et les pousse de l'autre côté de la salle à manger, en criant « papa, pa-pa !! ». C'est le premier mot qu'elle sait dire et elle regarde dans sa direction d'un air coquin…

28. D'après Françoise Dolto, psychanalyste de la petite enfance.

■ Peu à peu l'enfant apprend à se détacher de sa mère. La crise d'angoisse (qui peut s'étendre du 8e au 15e mois) a tendance à s'atténuer pour laisser place à une grande *sociabilité* de l'enfant.

Compétences de l'AM

■ L'AM doit comprendre et savoir accepter avec bienveillance le besoin d'activité de l'enfant. Il doit aussi savoir le *protéger des excès d'activité* à certains moments de la journée.
■ L'AM doit savoir *permettre* pour savoir *interdire*. L'enfant a besoin de l'aide de l'adulte pour tolérer les interdits, les limitations. Ces premières frustrations acceptées aident l'enfant à bien structurer sa personnalité pour savoir mieux *affronter les futures difficultés de la vie*.

La BD du développement psychomoteur de 11 à 12 mois (tableau 7.23)

Tableau 7.23. La BD du développement psychomoteur de 11 à 12 mois.

	11 mois	12 mois
Postures	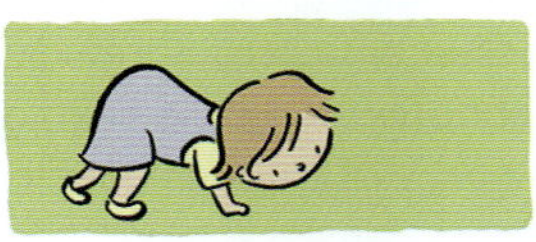 *Marche de l'ours!* C'est la marche à 4 pattes plus assurée, sur les mains et les pieds	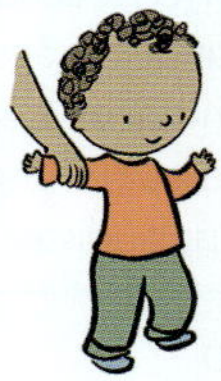 L'enfant *marche tenu par une main* (il marchera seul vers 15 mois)
	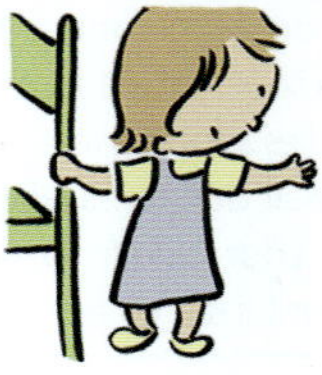 *L'enfant marche seul* en prenant appui aux meubles (il peut se lâcher d'une main)	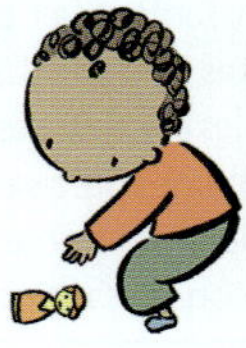 Debout, il se baisse pour ramasser un objet mais ne peut se relever seul
Préhension Compréhension	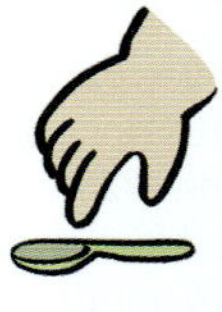 L'enfant aime pointer son *index* inquisiteur vers les objets; il explore la 3e dimension (les trous, les fentes)	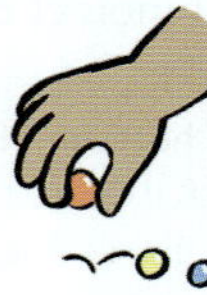 L'enfant acquiert le *relâchement fin et précis*. Il aime jeter les objets un à un

L'enfant de 1 an et demi à 2 ans

Introduction

L'enfant de 1 an et demi (figure 7.6) manifeste une « *hyperactivité motrice* ». Il utilise ses capacités motrices pour partir à l'assaut de l'environnement. Cette période est donc parfois pénible pour sa famille et son entourage. En effet, l'enfant accepte de plus en plus difficilement les limitations imposées par l'adulte. On veut lui interdire (dans son intérêt) certaines actions, certains gestes, au moment précis où il exige de les faire « seul » !

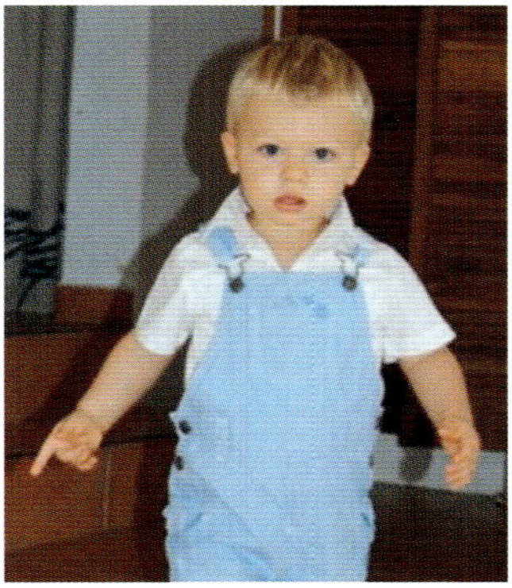

Figure 7.6. L'enfant d'un an et demi manifeste une grande vitalité.

Mots-clés

- *L'enfant « individualiste »* : l'enfant de cet âge ne peut pas encore participer à des jeux collectifs. Il s'amuse seul, souvent installé le dos tourné aux autres enfants.
- *L'art des « conclusions »* : l'enfant aime achever une *action simple* ; il apprécie par exemple de s'installer à table après avoir pris sa serviette et son bol, de ranger l'assiette ou le bol (même souillés) après usage. Même ses mots favoris sont souvent significatifs d'une situation achevée (« papa pati », « lolo fini », etc.).
- *« Jeter »* : c'est relâcher un objet avec énergie. Ce type d'action n'a rien de répréhensible. Elle requiert un développement élaboré des cellules nerveuses. L'enfant met beaucoup de temps avant d'apprendre à nuancer sa façon de jeter, il doit s'exercer souvent.

Le développement moteur et la préhension (tableau 7.24)

Tableau 7.24. Le développement moteur et la préhension.

	15 mois	18 mois
Locomotion	L'enfant : ■ *marche seul, monte l'escalier à 4 pattes* ■ *peut se mettre debout sans aide (mais son équilibre est instable)* ■ *s'agenouiller*	L'enfant : ■ *« court » (jambes écartées), les chutes sont fréquentes* ■ *monte l'escalier (main tenue) de 18 à 21 mois* ■ *descend l'escalier (main tenue) de 21 à 23 mois*
Préhension Compréhension	■ L'enfant aime *jeter, renvoyer, pousser*, etc. ■ Il acquiert le *relâchement manuel plus fin et plus précis* et peut jeter les jouets assez loin – *les objets et les jeux* : l'enfant sait introduire une pastille dans le goulot d'une bouteille. Il apprécie de remplir et de vider un contenant – les *livres* : il sait tourner les pages des livres d'images (mais il saute plusieurs pages en feuilletant) – les *jeux de construction* : l'enfant sait construire des tours de deux cubes	L'enfant acquiert une manipulation plus habile. ■ *L'habillage* : l'enfant peut retirer ses chaussures (sans lacets) et enlever tous les vêtements qui n'ont pas de fermeture éclair ou de boutons ■ *Les repas* : – *il peut manger (assez) proprement (retournant correctement la cuillère à l'intérieur de sa bouche)* – *il peut boire seul en inclinant la tasse (il y a parfois des ratés !)* ■ *Objets et jeux* : – *le dessin : il aime faire des « gribouillis »* – *les livres : l'enfant s'intéresse aux livres d'images et sait désigner une à deux images (par exemple, chien et chat)* – *les jeux de construction : il sait faire des tours de trois ou quatre cubes*

Le langage (tableau 7.25)

Tableau 7.25. Le langage.

15-21 mois
■ Entre le 15e et le 21e mois, l'enfant peut associer deux mots pour faire une phrase. Il acquiert le *langage global significatif*; ex. : « bébé bobo », « papa pati » ■ L'enfant place les mots selon leur importance affective; ex. : – *il sait nommer un à deux objets usuels* – *il sait désigner deux ou trois parties de son corps (ex. : nez, yeux, bouche)*

Le développement affectif et social (tableau 7.26)

Tableau 7.26. Le développement affectif et social.

15 mois	18 mois
■ La sociabilité se développe, mais il a surtout besoin de l'adulte pour s'amuser. Ex. : grimper sur les genoux, faire des jeux « assis-debout », des promenades en poussette (certains enfants s'agitent pour descendre et veulent la pousser eux-mêmes), ramasser un bâton et le tendre à l'adulte (sans attendre, comme au 12e mois, qu'on le lui rende	■ Les relations avec les autres enfants de son âge ne sont pas encore excellentes. Il les pousse, les pince, les mord, les frappe (comme s'il s'agissait de « jouets »...). Il est très *individualiste* ■ Les *jeux solitaires* l'attirent davantage que les jeux collectifs
■ L'enfant a un grand *désir « d'autonomie »* mais il ne peut se suffire lui-même et l'adulte est là pour l'aider, mais il veillera à le faire avec beaucoup de tact. Par exemple, lors des repas, l'enfant tient encore sa cuillère à l'envers et répand autant de nourriture sur la table que dans la bouche	■ Les *livres d'images* ont sa faveur et bien qu'il les utilise encore maladroitement (car il tourne plusieurs pages à la fois), il est capable de s'arrêter longuement sur la représentation d'un animal familier (ex. : l'ours !). Il peut le nommer, il lui parle un moment

Mémo

La « période sensible » de l'ordre

La période sensible à l'ordre se poursuit souvent jusqu'à la 3e année. On remarque, par exemple, que si l'enfant se rend compte que son jouet (ou son vêtement) a changé de place, immédiatement il va le remettre à sa place initiale !
Notons que le jeu du « cache-cache » (où l'enfant retrouve son partenaire de jeu toujours caché au même endroit) relève du même processus. Ce jeu aide l'enfant à se sentir *distinct* de l'autre mais aussi *semblable* à lui. Les enfants auront grand plaisir à jouer ainsi jusqu'à la 4e année et gare à celui qui essayera de se cacher vraiment !

Situation

Marius (18 mois)

L'appartement d'Émilienne (AM) est presque trop exigu pour la *vitalité* de Marius ! Il court, il saute, il grimpe, il contourne les meubles, il pousse les chaises... et souvent il tombe ! Heureusement, Émilienne est là pour lui tendre les bras. Puis il repart de plus belle sans se lasser. Il découvre un coffre à jouets, mais ce n'est pas le contenu qui l'intéresse : c'est grimper dessus ! Mais c'est l'heure du goûter. À 16 h, l'AM lui demande de s'installer à la table de la salle à manger. Aujourd'hui, Émilienne a eu l'idée d'y associer deux de ses copains. Marius mange sa tartine de beurre et de miel avec un grand appétit. Dès la fin du goûter, Marius est pressé d'aller jouer, mais Émilienne leur demande à tous de « se laver les mains ». Contrainte qui ne les emballe pas, mais ils savent qu'elle est de courte durée et que, grâce à ça, ils pourront « courir » très vite ensemble !

Compétences de l'AM

- Dans cette période de la vie de l'enfant, l'AM doit être vigilant. Il devra aider les parents à *repérer les zones de danger* de la maison; en particulier les risques que présentent les produits ménagers, les prises électriques, le fer à repasser ou les aiguilles à couture.
- Au niveau de l'acquisition du langage, l'enfant a toujours « un langage bébé ». L'AM doit recommander aux parents de ne pas se montrer trop pressés de voir l'enfant atteindre le stade du langage élaboré. Il est recommandé de s'adresser souvent à lui en s'exprimant par phrases courtes, simples, mais complètes. Par le système de répétition de mots autour de situations l'enfant pourra franchir le cap linguistique tant attendu.
- L'AM donne du sens à ce que dit l'enfant. Ex. : il fera la distinction entre une demande excessive (due à la fatigue de l'adulte) et une demande liée à son besoin. Ex. :
  - si l'AM demande à un enfant de se calmer parce qu'il ne *supporte plus* ses excitations, cette action aura pour effet souvent de renforcer le comportement de l'enfant;
  - en revanche, si l'AM explique à l'enfant *qu'il est fatigué* et souhaiterait qu'il fasse moins de bruit, il y a de fortes chances que l'enfant l'entende et réponde positivement à sa demande;
  - au sujet des jeux, lorsque l'enfant dérobe le jouet d'un autre, l'AM doit lui parler calmement (et fermement) pour *expliquer la « situation »*. Il proposera à l'enfant un autre jouet pour lui permettre de patienter. Si besoin, l'AM consolera l'enfant frustré, les pleurs sont fréquents à cet âge!

La BD du développement psychomoteur de 15 à 18 mois (tableau 7.27)

Tableau 7.27. La BD du développement psychomoteur de 15 à 18 mois.

	Vers 15 mois	Vers 18 mois
Postures	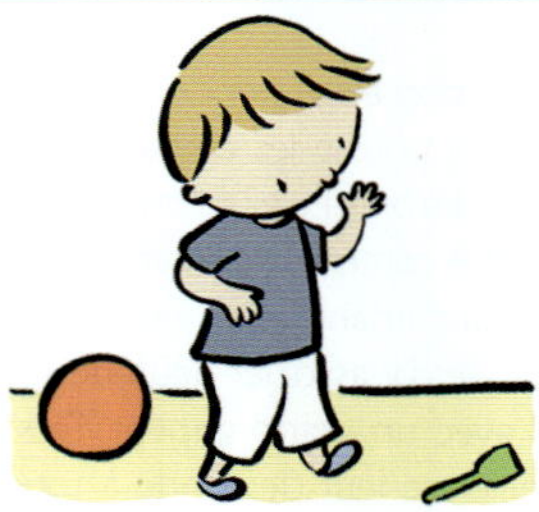 L'enfant marche seul	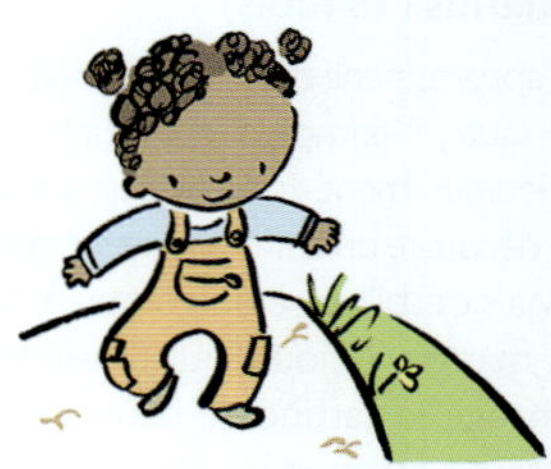 Il court (bras et jambes écartés) et il tombe très souvent...

Préhension	 Dessin : l'enfant peut reproduire un trait fait par l'adulte en gribouillant	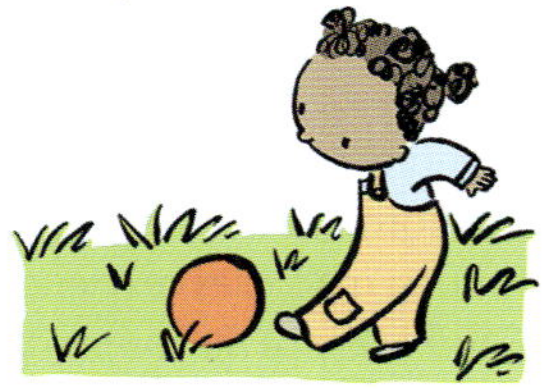 Il peut pousser du pied le ballon sans tomber…
	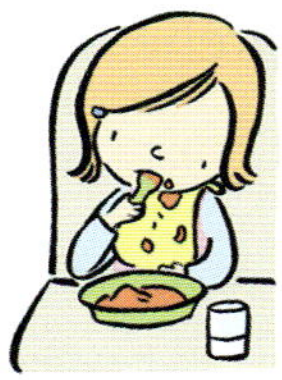 Il sait tenir sa cuillère (mais il la met souvent à l'*envers* dans sa bouche…) Il sait incliner sa timbale des deux mains pour boire mais répand du liquide à côté	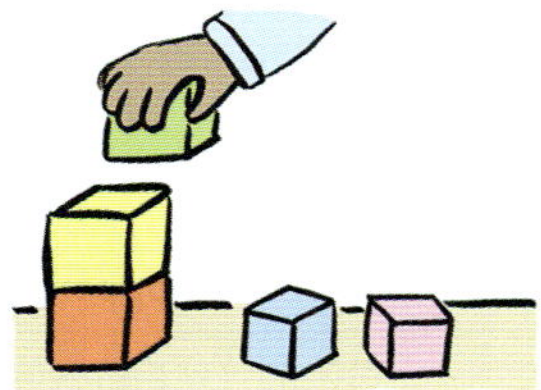 Il sait faire des tours de trois cubes

L'enfant de 2 ans

Introduction

À cette période de sa vie, l'enfant est à mi-chemin entre le nourrisson et l'enfant. Il fait la démonstration de ses progrès et de ses déficiences !

À 2 ans, la principale caractéristique du comportement de l'enfant est l'*ambivalence*, qui est caractérisée par des attitudes contraires (figure 7.7).

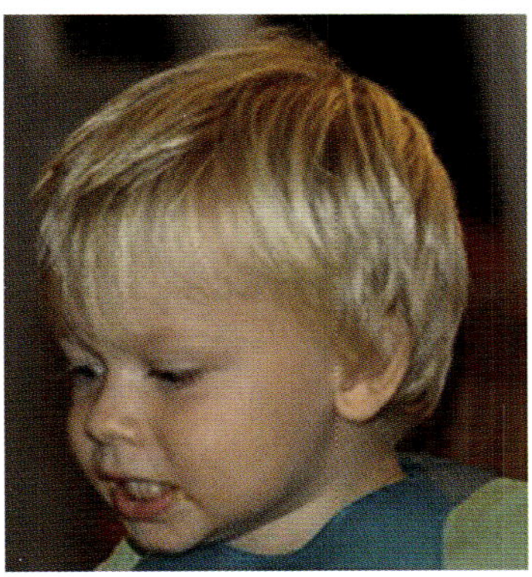

Figure 7.7. L'enfant de 2 ans est à mi-chemin entre le nourisson et l'enfant.

Mots-clés

- *Les rites et les manies de l'enfant.* Ex. : à table, l'enfant demande à son père de prendre toujours la même place, demande à sa mère un verre d'eau avant de s'endormir, etc. Les rites et les manies sont des habitudes; elles sont un peu loufoques, mais elles révèlent toujours un besoin de sécurité.
- *L'ambivalence du comportement de l'enfant* : elle est caractérisée par deux attitudes opposées. Ex. : amour et agressivité, soumission et autoritarisme.

Le développement moteur et la préhension-compréhension (tableau 7.28)

Tableau 7.28. Le développement moteur et la préhension-compréhension à 2 ans.

Motricité et propreté	Préhension et compréhension (jeux, jouets, etc.)
■ Les postures : – l'enfant *monte et descend l'escalier seul* (en posant ses deux pieds sur chaque marche) – il *court vite* en maîtrisant sa direction (l'équilibre est meilleur) – il saute sur ses deux pieds – il tourne en cercle, sautille, grimpe, danse – il tape dans un ballon (avec précision et équilibre)	■ L'enfant a acquis une grande *souplesse du poignet* (ex. : il peut ouvrir et fermer les portes) ■ *Pour l'habillage* : – l'enfant sait mettre ses chaussures seul (en les inversant parfois) – il peut mettre une veste, un pantalon (sauf s'il y a des boutons ou une fermeture éclair)
■ La propreté; l'enfant acquiert généralement : – *la maîtrise du sphincter anal : propreté diurne* – *la maîtrise du sphincter vésical : propreté diurne à deux ans (elle est encore irrégulière). Il va seul aux toilettes mais a besoin de sa mère pour l'essuyer*	■ *Pour les jeux de réflexion* : – *jeux de construction : il sait réaliser des tours de 6 à 8 cubes* – *jeux d'encastrements : il peut placer 3 à 4 éléments sur la planchette* – *jeux d'assemblement : il connaît une (à deux) couleur(s) et peut placer un objet sur un autre de la même couleur*

Le langage à 2 ans : l'explosion du vocabulaire

L'enfant utilise le *verbe*, il construit des *phrases explicites*. Toutefois, il faut savoir que « faire des phrases » ne veut pas dire « parler en adulte ». L'enfant a toujours un langage enfantin. Par exemple, il dit : « poupée Léa couchée » ou « Léa va manger gâteau ».

Le développement affectif et social à 2 ans

- Le soir, il faut observer *certains «rites»* avant de coucher l'enfant. Par exemple, il peut demander un verre d'eau, ou son ours, ou de laisser la porte de la chambre entrouverte, le couloir éclairé… Ce comportement aura tendance à se modifier vers la 3e année.

Son *autoritarisme* est souvent pénible à supporter : il lui arrive de commander aux membres de la famille les places qu'ils doivent occuper à table. (C'est une façon d'avoir des repères sécurisants.)

- L'enfant de 2 ans mange seul (mais pas toujours proprement) et si l'adulte veut le faire manger, il refuse. Il veut « faire seul ».
- Il acquiert le *sens de la propriété* et se montre *très possessif* vis-à-vis de ses jouets. Il les serre contre lui et s'enfuit lorsqu'on lui demande de partager ! En fait, ce comportement est naturel : l'enfant doit d'abord apprendre à posséder avant d'apprendre à partager.
- On constate qu'un enfant de 2 ans a un *comportement très ambivalent*. Par exemple, il peut être particulièrement exigeant dans sa famille et très soumis à l'école maternelle. Il passe d'ailleurs par une période de timidité vis-à-vis des étrangers et marque une tendance accrue d'attachement à sa mère. L'école maternelle peut donc être plus ou moins bien acceptée à cet âge.
- L'enfant de 2 ans n'est pas uniquement attiré par les jeux qui mettent à contribution sa motricité, il apprécie maintenant ceux qui font appel à la *réflexion* et à la *manipulation*, tels que les encastrements, les puzzles simples ou les petites constructions.

Mémo

La « vigilance » est de rigueur !

L'enfant âgé de 2 ans participe activement à la vie familiale ; il utilise un langage explicite et se montre très doué pour les jeux de réflexion. On a donc tendance à croire déjà à sa *maturité*. Or l'enfant de 2 ans préfère les *jeux solitaires* aux jeux collectifs ; il ne connaît pas encore la coopération. Lorsqu'il est en présence d'autres enfants, il les observe ou les agresse, mais il ne peut pas encore jouer avec eux. Les professionnels constatent que les conflits se manifestent plus fréquemment chez des enfants de 2 ans qu'avec des enfants âgés de 3-4 ans.

Par ailleurs, à cet âge, il faut exercer une surveillance accrue sur l'enfant, car son *exubérance motrice* l'entraîne à faire les pires choses (grimper sur le rebord d'une fenêtre, se recouvrir d'un sac plastique, dégringoler un escalier, etc.). La *vigilance* est donc de rigueur !

Situation

Selma (2 ans)

Lorsque Selma a soufflé les deux bougies du gâteau de son anniversaire, elle est devenue l'aînée de la fratrie. Son petit frère a 2 mois et suscite l'attention de la famille autour du bébé. Selma a été assez perturbée. Elle que l'on appelait « la grande fille » demande à nouveau le biberon, à aller aux toilettes et refuse de s'endormir si sa mère ne lui chante pas une chanson. La nuit, elle fait souvent des cauchemars.

À la crèche, la directrice a signalé qu'elle était très agressive avec Charlotte, sa petite copine du même âge. Elle lui prend le livre d'images qu'elle feuilletait et parfois lui tire les cheveux. Charlotte pleure, il faut les séparer !

Compétences de l'AM

- L'enfant de 2 ans est vulnérable. Lorsque l'enfant a des « troubles de sommeil » (ex. : des « cauchemars »), l'AM interviendra pour le sécuriser et l'aider à se rendormir. Il devra le signaler aux parents, et même s'il ne trouve pas forcément d'explications, il peut dire aux parents que ce comportement aura tendance à se modifier vers la 3e année. Cependant l'AM conseillera aux parents de signaler toute anomalie persistante au psychologue.
- Par ailleurs, le professionnel peut aider l'enfant à faire un *pas* vers « l'échange » ; il demandera à l'enfant, par exemple, de trouver un jouet de remplacement pour le petit copain qui a été spolié. « Toi, tu as le ballon, que va-t-on donner à Hugo ? Va chercher une auto pour lui. » De même, lorsque l'enfant manifeste une vive opposition (refus de s'habiller, d'aller à table, etc.), le professionnel doit agir avec beaucoup d'attention et de tact sans entrer dans le « conflit ».

Le développement cognitif à 2 ans

L'intelligence symbolique se manifeste de trois façons caractéristiques :

- *le jeu symbolique (ou jeu de fiction)* : c'est l'âge des *jeux d'imitation* (appelés jeux symboliques). Les jouets les plus prisés sont l'ours, la poupée, les dînettes, les panoplies de toutes sortes, les « coins jeux », etc. ;
- *l'imitation différée* : c'est l'imitation sans la présence du modèle imité (auparavant, l'enfant reproduisait simplement ce qu'il voyait faire devant lui). Ex. : Sloane (2 ans) fait une tarte « comme sa maman ! ». Elle se plaît à pétrir la pâte pour faire le gâteau. Elle a mis le tablier et pris un rouleau à pâtisserie. Elle reproduit les gestes qu'elle a vu faire par sa mère la veille ;
- *le langage* : c'est le moyen d'évoquer les événements que l'on ne voit pas. Il permet à la pensée de se dégager de l'action.

La BD du développement de l'enfant de 2 ans (tableau 7.29)

Tableau 7.29. La BD du développement de l'enfant de 2 ans.

Vers 2 ans	
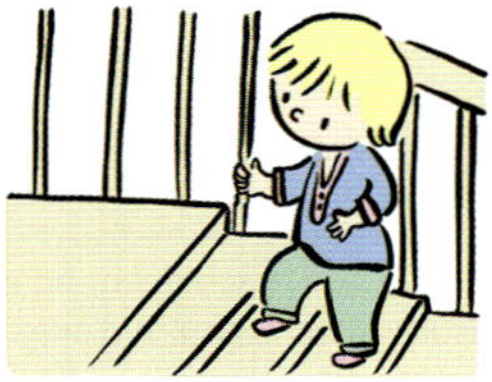 L'enfant monte et descend l'escalier seul	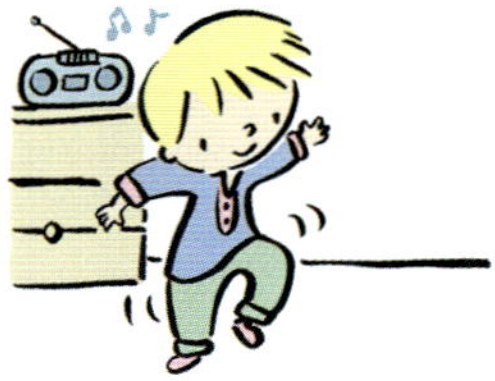 L'enfant saute sur ses 2 pieds ! Ou danse !
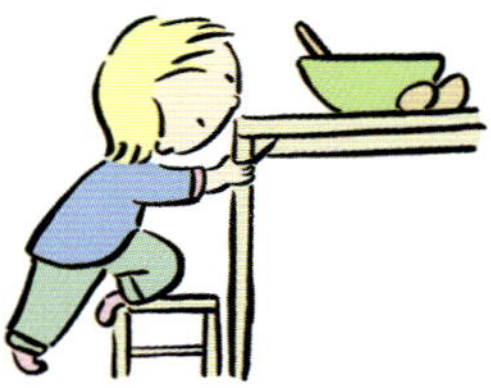 L'enfant grimpe	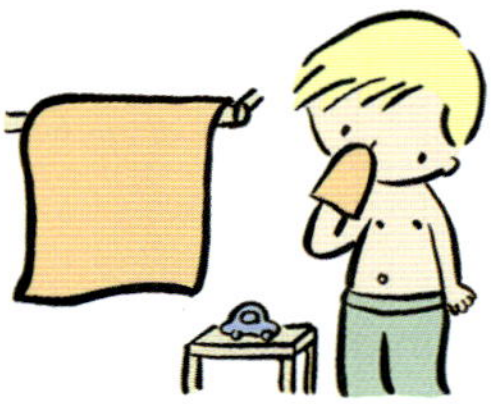 Il sait se *laver* le visage et *s'essuyer seul*
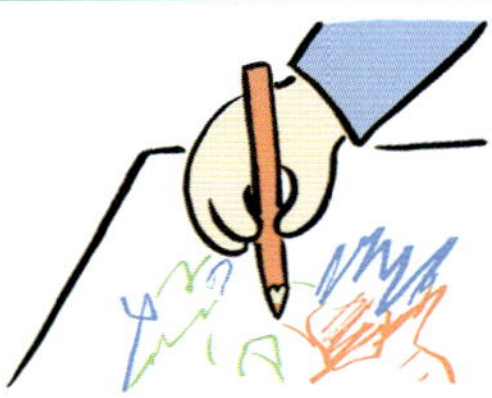 Dessin : c'est l'âge des « gribouillis »	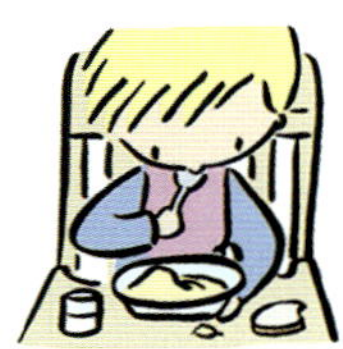 Il sait manger seul assez proprement

Résumés

L'évolution de la préhension manuelle de 0 à 2 ans

L'évolution de la préhension manuelle s'effectue par stades (tableau 7.30).

Tableau 7.30. L'évolution de la préhension manuelle (résumé).

	Tranches d'âge[1]
1er–2e mois	Le 1er mois, on observe toujours le *grasping* (acte réflexe d'agrippement) Le 2e mois, le *grasping* devient plus discret, les mains sont souvent ouvertes
3e–4e mois	C'est la « préhension au contact » : préhension involontaire au contact d'un objet placé dans la main
5e–6e mois	La « préhension volontaire » apparaît. Elle est palmaire et imprécise

(Suite)

Tableau 7.30. Suite.

7e–8e mois	La « préhension en pinces » apparaît : ici c'est la préhension en « pince inférieure » : l'objet est saisi entre le pouce et le petit doigt. L'enfant acquiert le « relâchement volontaire » de l'objet : c'est un relâchement global et imprécis
9e–10e mois	L'enfant acquiert la préhension en « pince supérieure » : l'objet est saisi entre le pouce et l'index. C'est le début de « l'indépendance manuelle »
15e–18e mois	L'enfant acquiert le perfectionnement du « relâchement fin et précis » : il peut introduire des pastilles dans le goulot d'une bouteille. Il a le sens du « contenant » et du « contenu » : il joue avec les premiers puzzles
Vers 2 à 2 ans et demi	L'enfant peut tout manipuler avec une grande précision : ■ *il tient bien la cuillère* ■ *il sait se laver le visage seul*

1. Selon la théorie de Lacan.

L'évolution du langage de 0 à 2 ans

L'évolution du langage s'effectue par stades, au cours desquels l'enfant peut de mieux en mieux se faire comprendre de l'adulte et devenir autonome (tableau 7.31).

Tableau 7.31. L'évolution du langage de 0 à 2 ans (résumé).

Tranches d'âge[1]		Illustrations
Première année	Vers 1 mois	*Vagissements* : sons gutturaux, rauques (émis par le nouveau-né)
	Vers 2–4 mois	*Vocalises* : sons riches en voyelles (ex. : a, eu, e, etc.)
	Vers 5–8 mois	*Monosyllabes ou babillages* : chaînes de syllabes riches en consonnes (ex. : r… ree, g… ree, k… ree, peu, beu)
	Vers 9–10 mois	*Monosyllabes*, jargon non significatif (ex. : ma, pa, da)
	Vers 10–11 mois	*Doubles syllabes*, jargon non significatif mais stade du pré-langage (ex. : ma… ma, da… da, pa… pa)
	Vers 1 an	*Mot-phrase significatif* : ce mot résume toute une phrase (ex. : papa)
Deuxième année	Vers 15–18 mois	*Langage global significatif* : c'est l'association de deux mots (ex. : papa pati, bébé bobo, etc.
	Vers 2 ans à 2 ans et demi	*Explosion du vocabulaire* : l'enfant connaît plusieurs mots et utilise le verbe (ex. : poupée Lily couchée), puis progressivement il va acquérir la maîtrise du langage et construire des phrases correctes (ex. : la poupée de Lily est couchée)

1. Il s'agit de tranches d'âge approximatives, chaque enfant ayant un rythme de développement qui lui est propre.

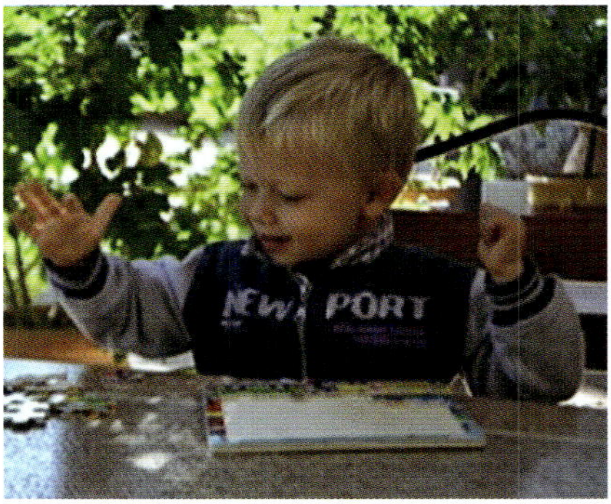

Figure 7.8. 3 ans est « l'âge adorable »!.

L'enfant de 3 ans

Introduction

L'âge de 3 ans est « l'âge adorable » car l'enfant de cet âge est très sociable et coopératif (figure 7.8). Il sait partager ses jeux avec ses copains et apprécie les *jeux collectifs*. Il apprécie tout particulièrement les jeux de plein air, de la crèche (ex. : les toboggans, les vélos, les balançoires, les ballons…). L'enfant comprend les « règles des jeux » mais l'autodiscipline est encore difficile à cet âge !

Mots-clés

- *Être « sociable »* : signifie avoir un caractère ouvert et accommodant qui apprécie la vie de groupe.
- *Être « coopératif »* : signifie pouvoir travailler ou agir ensemble. Pouvoir participer à un groupe social.
- *Avoir une « maturité »* (vient du mot : mûrir) : signifie avoir un stade de développement (ou de croissance) total (ex. : maturité motrice, d'esprit, etc.).

Le développement moteur et la préhension-compréhension à 3 ans

Les postures

L'équilibre de l'enfant atteint son apogée :

- il marche comme un adulte (en alternant les pieds et les bras) ;
- il monte et descend l'escalier (comme un adulte) ;
- il saute la dernière marche de l'escalier (par jeu) et peut maintenir l'équilibre sur un pied quelques secondes (à la demande) ;
- il conduit bien son petit tricycle.

La préhension

L'enfant de 3 ans est très autonome. Il peut :

- s'habiller seul (et très souvent sait utiliser boutons et fermetures éclair) ;
- mettre ses chaussures seul si elles n'ont pas de lacets (sans les inverser comme à 2 ans).

La compréhension

Voici quelques exemples de compréhension :

- les chiffres :
  - l'enfant peut compter jusqu'à 6 ou 8 (parfois jusqu'à 10),
  - il sait dire la signification de 6 à 8 images. Il sait nommer 6 à 8 objets usuels. Il sait désigner 6 à 8 parties de son corps,
  - il connaît 3 à 4 couleurs et peut assembler des objets de couleurs semblables ;
- les jeux :
  - *jeux de construction* : il peut réaliser une tour de 8 à 9 cubes. Il peut construire un pont avec des cubes (d'après un modèle réalisé par l'adulte),
  - *encastrements* : il peut placer tous les éléments sur la planchette (s'il y a 6 à 8 formes).

Le langage

L'enfant *maîtrise le langage*, c'est-à-dire connaît les voyelles, les consonnes et, en général, peut les prononcer sans confusion. C'est le stade des « questions aux parents ». Le besoin « d'échanges » est évident. Le « pourquoi » est l'un des mots les plus utilisés à 3 ans. Il apprend à être attentif aux autres, il écoute les adultes. L'enfant utilise le « je », le « moi » (auparavant l'enfant s'appelait par son prénom ou par bébé).

Le développement affectif et social à 3 ans

Trois ans est appelé l'*âge adorable*. En effet, tous les excès des mois précédents s'effacent. L'enfant peut adopter un comportement plus sérieux, plus équilibré. C'est le moment idéal pour le mettre à l'école maternelle, où il pourra respecter les « règles de la vie collective ». De plus, son habileté manuelle ouvre l'aire de son *autonomie* : il peut s'habiller seul, manger proprement, aller seul aux toilettes. L'enfant acquiert la *maîtrise des sphincters anal et vésical* (propreté diurne et nocturne).

- Devenu plus *sociable*, l'enfant peut apprécier la collectivité ; il commence à savoir attendre son tour, mais cette possibilité de coopérer avec le groupe n'est encore qu'un début.

- Devenu plus *attentif*, plus *patient*, plus *curieux*, l'enfant aime les jeux (dits éducatifs) qui font appel à la *réflexion* : les puzzles, les jeux de construction, les encastrements, les lottinos.
- Le soir, l'enfant va au lit comme un grand et a moins besoin de rites pour trouver le sommeil.
- L'enfant de 3 ans est au stade de l'*intelligence symbolique*. C'est une intelligence qui s'appuie sur la pensée abstraite. Grâce à des « images mentales », l'enfant peut se représenter des situations passées ou imaginaires. Certains jouets sont d'excellents supports pour exercer son intelligence symbolique (l'ours, la poupée, les dînettes, etc.).
- Trois ans est l'*âge du merveilleux*. Il entretient de longues conversations avec l'ours ou la poupée et recrée certaines scènes de la vie adulte.
- Sa faculté d'*animisme* lui permet de faire revivre le monde des choses[29]. (L'enfant, par exemple, peut interpeller l'armoire s'il s'est heurté à elle, et la traiter de méchante !)
- L'enfant de 3 ans *connaît son propre sexe*. Il différencie l'homme de la femme (donc le père de la mère). La découverte de la sexualité s'accompagne chez l'enfant de la *phase œdipienne*[30] où il découvre sa solitude face au couple parental. Face à cette situation, l'enfant cherche à trouver sa place, à s'*imposer* (d'où le terme « crise œdipienne »). La façon dont l'enfant va la résoudre dépend beaucoup de l'attitude compréhensive de ses parents. (L'*identification aux parents* y joue un rôle important.)

L'enfant cherche en permanence à *s'affirmer*. De ce fait, il dit souvent « non » à l'adulte. (Il fait une « crise de négativisme ».) On constate que lorsque l'enfant acquiert un nouvel apprentissage, il ne tolère plus aucune aide extérieure. Peu lui importe de mal se coiffer, de mal se laver, ce qu'il veut, c'est « faire seul ».

Mémo

Attention : « je sais faire seul ! »

Les adultes viennent trop souvent au secours de l'enfant (qu'ils considèrent comme un handicapé !). Malgré la maturité de l'enfant de 3 ans, ses maladresses et sa lenteur leur sont souvent pénibles à supporter. Il est inutile de s'étonner que cette attitude déclenche les colères de l'enfant. Celui-ci veut faire comprendre que son *individualité* est à prendre en considération, qu'il sait « faire seul »... (qu'on le sache), semble nous dire l'enfant !

---

29. Selon Jacques Lacan.
30. Selon Sigmund Freud.

Situation

Dorothée (3 ans)

Dorothée cherche, à toutes occasions, la présence de sa mère. Elle la regarde avec admiration, elle cherche toujours son approbation : « regarde maman ! » (dit-elle souvent). Souvent Dorothée l'observe au moment de sa toilette et demande à lui passer du vernis sur les ongles. « Je veux être belle comme toi » crie-t-elle ! Or, sa mère est souvent très pressée de partir au travail et lui demande d'aller jouer avec sa poupée. Mais Dorothée n'est pas d'accord. Dès que sa mère quitte la maison, Dorothée s'empare du flacon de vernis. Malheureusement aujourd'hui il s'est renversé ! Dorothée pleure et appelle sa grande sœur. Elle a compris qu'elle a fait une grosse bêtise !

Compétences de l'AM

À 3 ans, l'enfant peut comprendre le *permis* et le *défendu* qui sont à la base de l'éducation morale. Le « non » de l'adulte suggère à l'enfant qu'il fait une faute et son degré de mécontentement lui indique la gravité de celle-ci. C'est pourquoi les adultes (parents, AM, etc.) doivent veiller à respecter une *échelle de valeurs*.

Les ordres donnés à l'enfant doivent être :

- *stables* : (hier) Paul a tiré les cheveux de Hugo et Marie (l'AM) ne l'a pas grondé, aujourd'hui elle se met en colère !
- *fermes* : Paul a volé un gâteau, Marie l'a grondé. Il s'est mis à pleurer, alors elle lui a finalement permis de le manger.

Il est recommandé aux adultes de se *mettre d'accord* sur les principes éducatifs à donner à l'enfant, car, lorsque l'un refuse ce qui est accepté par l'autre, c'est évidemment très troublant pour lui !

La BD du développement de l'enfant de 3 ans (tableau 7.32)

Tableau 7.32. La BD du développement de l'enfant de 3 ans.

Vers 3 ans	
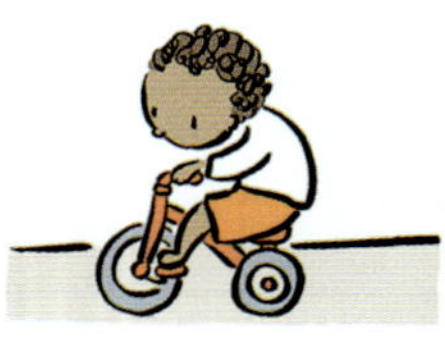 Il conduit très bien un tricycle	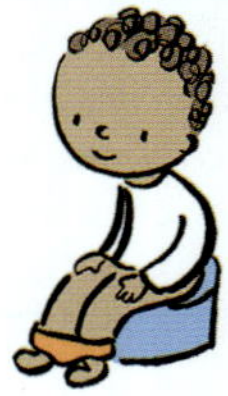 Propreté complète acquise (diurne et nocturne)

(Suite)

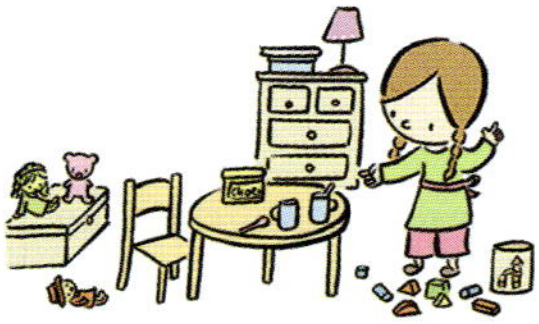

L'enfant sait *compter* jusqu'à 6 ou 8.
Il sait désigner :
6 à 8 objets usuels
6 à 8 parties de son corps
6 à 8 images
Il connaît 3 à 4 *couleurs*

L'enfant de 4–5 ans

Introduction

L'enfant de 4–5 ans manifeste une intense activité sur le plan moteur et intellectuel.
Son comportement est plein de *débordements* et d'*excès*. Cet âge rappelle souvent celui de l'enfant de 2 ans. Toutefois, il faut savoir qu'il ne s'agit pas ici d'une régression mais d'un degré supérieur de développement (figure 7.9).

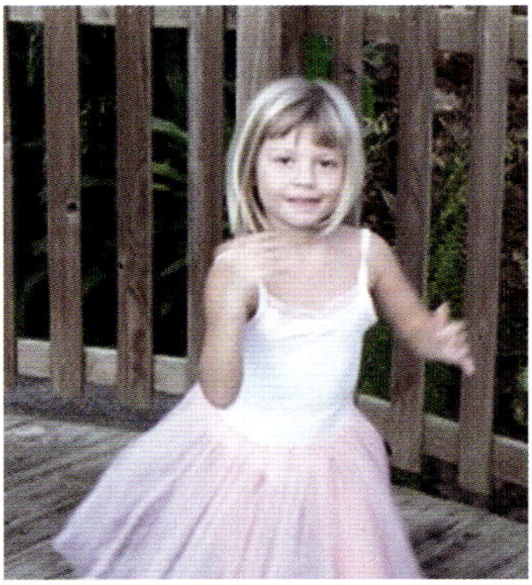

Figure 7.9. L'enfant de 5 ans a un comportement plein de débordements et d'excès.

Mots-clés

- *Acquiert « l'autonomie »* : signifie que l'enfant manifeste une (certaine) indépendance de déplacements, plus de liberté dans ses gestes, ses mouvements, etc.
- *La « simultanéité des actions »* : signifie que l'enfant peut arriver à faire deux choses à la fois.
- *Être « persévérant »* : signifie que l'enfant veut terminer l'action qu'il a mise en œuvre.
- *Le langage est plus « expressif »* : signifie que l'enfant a un langage imagé, coloré, suggestif. Il aime tout particulièrement les adjectifs.

Le développement moteur et la préhension-compréhension à 4–5 ans (tableau 7.33)

Tableau 7.33. Le développement moteur et la préhension-compréhension.

Motricité	Préhension-compréhension
L'enfant acquiert une *souplesse*, une *grâce* naturelle dans tous ses mouvements; il peut : ■ monter et descendre un escalier en courant (*au risque de tomber souvent!*) ■ se tenir en équilibre (sur un pied) ■ rouler sur son petit vélo (*à vive allure*) ■ faire du trapèze (avec assurance pour faire une « démonstration » aux autres!)	La préhension (devenue souple, fine et précise) permet à l'enfant *plus d'autonomie*; il peut : ■ *lacer ses souliers et boutonner un vêtement* ■ *découper du papier avec des ciseaux, en suivant une ligne droite* ■ *lancer un objet du haut vers le bas et du bas vers le haut* ■ *dessiner et peindre avec minutie (il tient le crayon ou le pinceau comme un adulte)*

Le langage à 4–5 ans

Le langage devient plus structuré (c'est-à-dire plus élaboré et plus riche). Il fait des progrès en *grammaire* (donc il construit mieux ses phrases). Il connaît un nombre important de mots. Il sait utiliser les conjonctions, les adverbes, les explétifs. L'enfant pose toujours autant de questions à ses parents. Le langage est plus expressif (parfois il dit des « gros mots »!).

Le développement affectif, social et cognitif de l'enfant de 4–5 ans

Citons les caractéristiques essentielles du développement de l'enfant de cet âge :

- *la simultanéité des actions* : l'enfant arrive à faire deux choses en même temps. Par exemple, il peut parler et manger, se déshabiller et parler, etc.;
- *la distinction entre le « vrai et le faux »* : l'enfant a encore peur lorsqu'on lui raconte une histoire de loup, mais il a plus de recul que précédemment et il effectue une certaine distinction entre le *vrai* et le *faux*;
- *la persévérance dans le « jeu-travail »* : l'enfant est persévérant; il veut terminer ce qu'il a commencé. C'est le stade du *jeu-travail* ou *jeu utilitaire* avec un but posé au départ;
- *les rapports « rivalité » avec les autres enfants*. L'enfant aime se « mesurer à autrui ». Le copain va être :
  - un modèle (qu'il veut imiter),
  - un obstacle (qu'il veut éliminer),
  - un moyen (qu'il veut utiliser);

- *les rapports « coopératifs » avec l'adulte* : l'enfant aspire davantage à devenir un être social qu'à faire de l'opposition. Il le montre bien dans sa passion pour les anniversaires, les déguisements et, en particulier, dans le phénomène de l'imitation des parents. L'insertion à l'école maternelle va accélérer le processus d'adaptation sociale ;
- *le raisonnement par « intuition »* : l'enfant n'est pas encore capable de raisonner logiquement. C'est le stade de la *pensée prélogique* : il raisonne par son intuition.

Mémo

L'enfant de 4-5 ans a la notion du nombre, de l'espace proche et du temps proche (tableau 7.34).

Tableau 7.34. Nombre, espace proche et temps proche.

La notion du nombre	La notion d'espace proche	La notion du temps proche
L'enfant ne sait compter que jusqu'à 20 et ne mesure pas très bien ce que représente un nombre élevé (il exagère souvent les chiffres pour donner plus de poids à sa conversation)	Il a la notion de : ■ la *distance* : « loin-près » ■ l'orientation : « devant-derrière » ■ la *direction* : « droite-gauche »	Les premiers repères s'établissent entre *demain* et *hier* (ce n'est que vers 6 ans qu'il y aura la *notion de matin* et *d'après-midi)*

Situation

Les enfants jouent ensemble, après l'école...

Sandro, Julie et Léa (âgés de 4 à 5 ans) jouent ensemble après l'école. Sandro (5 ans) leur annonce le jeu : on va « jouer aux parents ! » et il distribue les rôles de chacun.
Sandro dit : « moi je suis le papa. J'ai mon cartable et je vais au bureau. »
Toi Julie, « tu es la maman. Tu fais une tarte avec des pommes ». Puis il lui dit : « moi, je commence ; toi, il faut te cacher avant de commencer ! » Julie dit : « je ne me cache pas, je vais aller dans la cuisine et je vais préparer le repas ! »
Quant à Léa, « tu seras la mamie, tu viens en visite ! » dit Sandro. Léa accepte le rôle avec le sourire.

NB : les jeux de rôle aident l'enfant à *s'affirmer*, à se *valoriser*, à *imiter* l'adulte. Ils scellent la « camaraderie » infantile.

Compétences de l'AM

L'AM peut proposer à l'enfant divers jeux adaptés à son âge :

- les *activités manuelles* sont très appréciées car elles favorisent l'habileté et l'expression créative. L'AM doit également inciter l'enfant à jouer avec les autres enfants. Il sait apprécier les *jeux collectifs avec règles*. Ces jeux favorisent la socialisation. De même, les *exercices rythmés* qui aident à la perception du corps sont eux aussi très appréciés ;
- au cours des *activités sportives* de groupe, l'adulte doit canaliser l'agressivité des enfants et accepter la décharge agressive dans les jeux. Il est conseillé de réduire les groupes d'enfants à 5 ou 6 partenaires pour limiter les conflits ;
- quand l'enfant choisit les *jeux de rôle*, l'adulte doit prêter attention à ces jeux qui traduisent les préoccupations et les besoins affectifs de l'enfant. Il faut respecter ces jeux et ne pas y faire intrusion (sauf si les enfants l'ont souhaité). À l'inverse, le professionnel doit repérer les difficultés sociales et scolaires de l'enfant (souvent révélées par les jeux) et les signaler à ses parents avec tact et discrétion.

L'enfant de 6 ans (grande enfance)

Introduction

À l'âge de 6 ans, l'enfant entre dans la « grande enfance ». Sa vie va se partager entre deux groupes d'appartenance : le *groupe familial*, qui est toujours primordial pour son équilibre affectif et le *groupe social* : groupe scolaire et groupe de ses pairs (les copains) qui prend une grande importance dans sa vie (figure 7.10).

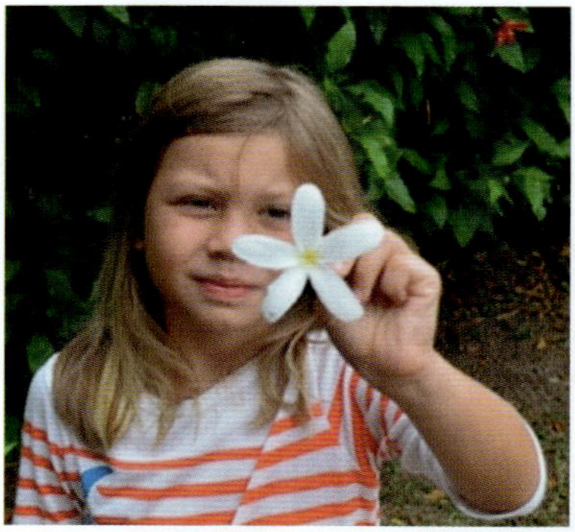

Figure 7.10. L'enfant de 6 ans entre dans la « grande enfance ».

Mots-clés

La « période de latence[31] » est une période calme qui caractérise l'âge de 6 ans. C'est une période « sans conflits » intérieurs ou extérieurs :

- *intérieurs* : l'enfant est sorti de la *crise œdipienne* ; il a surmonté la crise de négativisme (où il s'opposait systématiquement à l'adulte) ;
- *extérieurs* : l'enfant est sorti de la *phase d'agressivité* et entretient des liens apaisants avec ses pairs. Six ans, c'est la « phase des copains » qui annonce l'âge de 7 ans (appelé l'âge de raison !).

Le développement affectif et social à 6 ans

Comme nous l'avons dit précédemment, l'enfant de 6 ans traverse une « période calme ». Cependant quelques conflits peuvent persister mais l'enfant les surmonte mieux, ils sont moins importants.
Ainsi, l'enfant est plus disponible. On constate qu'à cette période de sa vie l'enfant possède une *soif de tout apprendre, tout voir, tout comprendre* sur le monde qui l'entoure. Cette disposition va lui permettre de s'insérer facilement dans les *deux groupes sociofamiliaux* auxquels il appartient.

Le groupe familial

La famille sécurise l'enfant et joue un rôle fondamental dans son évolution. Elle peut l'aider à épanouir sa personnalité, à prendre confiance en lui, mais, il faut le savoir, la famille peut aussi être source de conflits et de souffrance.

Le groupe social

La vie sociale de l'enfant est intense. C'est l'âge des copains, qu'il côtoie à l'*école* et lors des *jeux*.

L'école

À l'école, l'enfant éprouve des « sentiments collectifs » : un esprit de « corps social » se développe. Ex. : on fait corps contre un professeur, contre un nouveau venu… On fait preuve d'intolérance contre les défavorisés, les timides, etc., des sympathies ou des antipathies voient le jour, des disputes éclatent ! Mais la vie de groupe est indispensable à l'enfant.

Les clubs sportifs

Dans un club, l'enfant s'intègre dans un « groupe ». Cette intégration forge son caractère. Ex. : les scouts ou les clubs sportifs ; les *exercices sportifs* codifiés fortifient le corps et l'esprit, développent l'émulation et la coopération qui sont la loi de cet âge.

---

31. Décrite par Sigmund Freud.

Les jeux compétitifs

Ces jeux répondent à différents besoins de l'enfant. À cet âge, il aime toujours les jeux avec des *règles* où l'on distribue les *rôles*, mais il les préfère plus *compétitifs*. Ex. : l'enfant apprécie en particulier les besoins de courir, se dépenser, décharger une agressivité latente, les besoins de contact aussi : on se touche lorsqu'on s'attrape.

Grâce aux jeux compétitifs, l'enfant :

- *se valorise* (il faut gagner, ne pas être attrapé) donc ce jeu aide l'enfant à avoir confiance en lui, à faire mieux (c'est une émulation collective);
- participe au « sentiment collectif » du groupe qui se défend contre l'attaquant (le chef !).

Les *mass media* (télévision, internet, DVD, etc.)

Ce sont les moyens modernes de diffusion de la pensée auxquels les enfants sont très sensibles. L'adulte (parents, AM, etc.) doit veiller au bon choix des émissions et à ce que celles-ci ne nuisent pas à son équilibre physique et mental.

L'exclusion du groupe

L'enfant de 6 ans aime beaucoup les jeux avec des consignes précises. Ces jeux renforcent la « camaraderie » des enfants. Ceux qui en sont « exclus » le vivent très mal.

Le développement cognitif à 6 ans

La pensée intuitive

L'enfant qui est intuitif n'est pas encore capable de raisonner logiquement.

Ex. : on propose à Jules de remplir deux verres (de dimensions inégales) du même nombre de perles. À la vue du résultat, son *intuition* lui fait dire *qu'il y a plus de perles dans le vase A que dans le B* (figure 7.11).

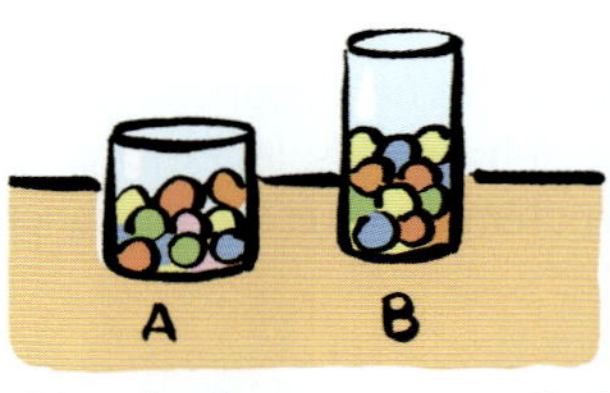

Figure 7.11. La pensée intuitive : les deux verres remplis de perles.

Les notions de base élémentaires

L'enfant acquiert les notions d'espace proche, de temps proche et de nombre.

Notion d'espace proche

L'enfant maîtrise l'espace proche grâce à l'action de son corps. Il a la notion de :

- la *distance* : loin-près ;
- l'*orientation* : devant-derrière ;
- la *direction* : droite-gauche.

Mais il est incapable de comprendre qu'il est à la fois à Paris et en France. Par exemple, Simon (6 ans) joue avec Noé (5 ans). « Maman est loin ; on va jouer tous les deux. Viens près de moi, on joue au train… Mets le wagon derrière la locomotive, tourne à droite… ».

Notion de temps proche

À 6 ans, l'enfant a la notion de : *matin* et *après-midi*.

Notion de nombre

La plupart des enfants de cet âge savent compter jusqu'à 20. Par exemple, Iris (6 ans) pose souvent des questions à sa mamie : « quand c'est que je retourne chez toi ? », « c'est ce matin que maman vient me chercher ou cet après-midi ? », « mamie, j'ai compté les pommes de ton pommier, hier tu en avais 18, aujourd'hui tu en as 20 ! ».

Mémo

Repérer les « exclus » du jeu !

Les enfants peuvent être « très durs » avec un camarade plus faible et défavorisé. Ils l'agressent, se moquent de lui en faisant ressortir ses défauts. Il y a les « dominants » et les « dominés ». Ces derniers, dans certains cas, en sont réduits à « l'isolement » qui est très préjudiciable à leur épanouissement. De plus, ils ne trouvent pas toujours auprès des parents le soutien et la compréhension dont ils ont besoin. À cet âge, l'acceptation par le groupe procure à l'enfant une satisfaction importante. Le professionnel a donc pour mission essentielle de « repérer les exclus ! » afin de les aider à se réinsérer dans le groupe social.

Situation

Tahar (6 ans)

Tahar (6 ans) est un enfant d'aspect fragile : il est maigre, très pâle, timide ; il parle peu et semble très craintif.

Aujourd'hui, il rentre de l'école couvert de tuméfactions ; ses vêtements sont salis de terre et sont déchirés. Visiblement, Tahar s'est battu avec ses camarades.

Sa mère n'est pas à la maison. C'est l'aide à domicile (Mme D.) qui l'accueille. Cette dernière est consternée. Elle veut le réconforter, mais Tahar réplique d'un ton vif : « moi je suis le plus fort ! Je suis le chef ! Je les ai battus ! ».

Compétences de l'AM

- L'AM doit informer les parents des « *blessures psychologiques* » que l'enfant peut subir. Dans la situation précédente, Tahar (enfant victime) est dans le « déni » de la situation d'exclusion qui le marginalise. Il souffre beaucoup. Il veut donner l'illusion de « force » qui lui manque. Le professionnel aura un rôle important auprès de l'enfant pour l'aider. Il doit savoir gérer les rivalités, les violences, les réflexions des camarades, des professeurs et également (il faut le dire !) des parents. Ces facteurs sont tous à la fois des sources d'anxiété pour l'enfant.
- L'AM doit conseiller aux parents de :
  - soutenir l'enfant de leur estime ;
  - donner à l'enfant des responsabilités au sein de la famille (bricolage, ménage, etc.) qui le valorisent ;
  - éviter de faire des différences, des préférences entre frères et sœurs (qui créent des cicatrices durables) ;
  - le stimuler, sans jamais faire usage de menaces, ni de punitions à son égard ;
  - surveiller son *intégration* dans les clubs sportifs et surveiller ses loisirs (médias, télévision, Internet, etc.) et ses fréquentations avec vigilance, bienveillance et tolérance.

CHAPITRE

8

La croissance staturopondérale de l'enfant

Introduction

L'évolution de la croissance en taille et en poids (staturopondérale) est étudiée à partir de *moyennes* établies d'après des statistiques. Il est donc évident que tous les enfants n'auront pas le même développement, que ce développement ne suivra pas systématiquement les « normes » établies. La *croissance de l'enfant* est très rapide jusqu'à l'âge de 12 mois, puis elle ralentit de 2 à 4 ans et reste lente jusqu'à la puberté.

Mots-clés

- *Le développement de l'enfant* : c'est un processus global de croissance qui englobe les développements somatique, sensorimoteur, affectif, intellectuel et social. De nombreux facteurs concourent à cette croissance en la stimulant ou en la freinant.
- *Le développement somatique*[32] signifie le processus de « la croissance du corps ». C'est un processus de maturation lente de l'organisme comprenant l'augmentation de la taille, du poids et l'évolution dentaire.
- *La croissance staturopondérale*[33] : c'est la croissance de la taille et du poids. Elle évolue considérablement au début de la vie.

32. *Soma* signifie corps.
33. *Staturo* signifie « taille » et *pondéral* est relatif au poids.

Évolution du poids de l'enfant

La croissance du poids est en étroite relation avec le poids de naissance et est influencée par l'alimentation. Il est important de ne pas évaluer le poids au jour le jour mais d'observer l'allure générale de la *courbe de poids*.

Le gain pondéral

La progression du poids est rapide :

- à la naissance, l'enfant pèse environ 3,250 kg;
- à 5 mois, l'enfant a *doublé* son poids de naissance, environ 6,500 kg;
- à 1 an, il l'a *triplé*, environ 10 kg;
- à 2 ans, il l'a *quadruplé*, environ 13 kg;
- et à 4 ans, il l'a quasiment *quintuplé*, environ 16 kg.

Remarque

- *Durant la 1re année* : on évalue le gain pondéral par trimestre (tableau 8.1).
- *De la 2e à la 6e année* : on évalue le gain pondéral annuellement (tableau 8.2).

Tableau 8.1. Le gain pondéral de la 1re année.

La 1re année	Gain pondéral (moyen) Par jour	Gain pondéral (moyen) Par mois
Le 1er trimestre (0–3 mois)	25 à 30 g	750 à 900 g
Le 2e trimestre (3–6 mois)	20 à 25 g	600 à 650 g
Le 3e trimestre (6–9 mois)	15 à 20 g	300 à 400 g
Le 4e trimestre (9–12 mois)	10 à 15 g	200 à 300 g

Tableau 8.2. Le gain pondéral annuel de 1 à 6 ans.

Périodes	Gain pondéral moyen annuel
De 1 à 2 ans	2,5 à 3 kg
De 2 à 3 ans	1,8 à 2 kg
De 3 à 4 ans	1,8 à 2 kg
De 4 à 5 ans	1,650 à 2 kg
De 5 à 6 ans	1 à 1,500 kg

Les repères à connaître

Pour évaluer rapidement le poids de l'enfant, on se base sur des repères. Ces repères ne sont que des indications approximatives basées sur le *poids de naissance* (PN) (tableau 8.3).

Tableau 8.3. Les repères de la croissance pondérale de 0 à 6 ans.

Âge de l'enfant	Repères	Poids (approximatif)
Naissance	Poids de naissance (PN)	3,250 kg
5 mois	PN × 2	6,500 kg
8 mois		8 kg*
1 an	PN × 3	10 kg
2 ans	PN × 4	13 kg
3 ans	PN × 4 (+ 1,500 kg)	14,500 à 15 kg
4 ans	PN × 5	16,500 à 17 kg
5 ans	PN × 5 (+ 1,650 kg)	18,500 à 19 kg
6 ans	PN × 6	19,500 à 20 kg

* 8 = 8 (repère).

Évolution de la taille de l'enfant

La taille est la hauteur de l'enfant, du sommet du crâne aux talons. Elle se mesure à l'aide d'une toise.

La surveillance du gain statural se fait une fois par mois en moyenne chez le jeune nourrisson puis au rythme des consultations en PMI.

Le gain statural et les repères à connaître

La taille de l'enfant croît de façon spectaculaire durant cette période : elle double en l'espace de quatre années, alors qu'elle ne progressera que de 60 à 80 cm (environ) durant les seize années suivantes. Pour mieux mémoriser le gain statural, nous utilisons des repères à partir de la taille de naissance (TN) (tableau 8.4).

Tableau 8.4. Gain statural de la naissance à 6 ans.

Moyennes	Repères (d'après la TN)[1]
Nouveau-né : 50 cm	
Vers 3 mois : 55 cm	TN + 5 cm (environ)
Vers 6 mois : 65 cm	TN + 15 cm (environ)
Vers 1 an : 75 cm	TN + 25 cm (environ moitié TN)
Vers 2 ans : 85 cm	
Vers 3 ans : 95 cm	
Vers 4 ans : 1 m	TN × 2
Vers 5 ans : 1,05 m	+5 cm
Vers 6 ans : 1,10 m	+5 cm

1. Il s'agit de moyennes statistiques ; les variations individuelles sont fréquentes, chaque enfant ayant son rythme propre.

La comparaison des courbes staturopondérales

La figure 8.1. montre l'évolution d'une courbe de poids et d'une courbe de taille d'un enfant du 12e mois au 36e mois.

La courbe doit être comprise dans l'intervalle des deux moyennes de référence.

NB : la courbe doit être *ascendante, régulière* et comprise entre les *courbes de référence* (courbes en noir).

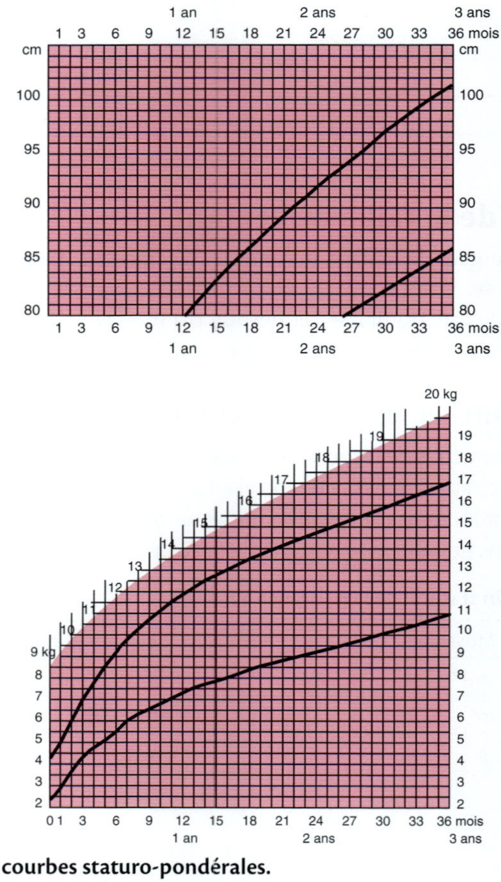

Figure 8.1. Les courbes staturo-pondérales.
a. Évolution de la taille. b. Évolution du poids.

! *La « vigilance » est de mise*

La surveillance staturopondérale est un indicateur de la *croissance*, donc essentiel de l'état de santé de l'enfant. L'AM doit être « vigilant », il doit être capable d'évaluer le gain statural et pondéral de l'enfant et de le transmettre aux parents et au responsable de la structure où il exerce ses fonctions.

Situation

Le poids de Lucie (3 mois)

Marie (AM) travaille au domicile de Mme D. Comme tous les matins à 8 h 30 avant le bain, elle pèse Lucie (3 mois). Elle a pris connaissance préalablement de la courbe de poids de l'enfant. Elle la met nue (en surveillant la température de la pièce) et comme d'habitude sur le même pèse-bébé. La maman assiste à la pesée et lui parle, ce qui est rassurant. Marie veille à la sécurité et ne laisse jamais le bébé seul pour éviter tout risque de chute. Après le soin, Marie note le poids et le signale à Mme D. La maman est très satisfaite car Lucie a grossi de quelques grammes. Voici quelques petits exercices qui aident à calculer rapidement le poids et la taille de Lucie.

Petit exercice pour le calcul du poids

Pour calculer le poids de Lucie (3 mois), pesant à la naissance 3,250 kg, il faut procéder de la façon suivante (tableau 8.5).

Tableau 8.5. Calcul du poids de Lucie.

Périodes	Calculs	Gain de poids	Donc	Le poids de Lucie est de :
De 0 à 10 jours	Perte de poids physiologique	0	À 10 jours	3,250 kg
De 10 jours à 1 mois	25 g × 20 jours	500 g	À 1 mois	3,750 kg
De 1 mois à 2 mois	25 g × 30 jours	750 g	À 2 mois	4,500 kg
De 2 mois à 3 mois	25 g × 30 jours	750 g	À 3 mois	5,250 kg

Petit exercice pour le calcul de la taille

Pour calculer la taille de Lucie (âgée de 3 mois), il faut connaître sa taille de naissance (54 cm).
La taille (théorique) de Lucie correspond à sa taille de naissance (TN) + 5 cm (environ) = 59 à 60 cm.

Compétences de l'AM

L'AM s'informera auprès des parents du poids de l'enfant. Il faut savoir que le poids est très sensible aux facteurs extérieurs occasionnels et à l'alimentation de l'enfant. Les chiffres pris isolément ou les variations quotidiennes ne sont pas, à eux seuls, significatifs. Ex. : un enfant peut être en bonne santé et ne pas peser le poids moyen.

Remarque

Pour calculer la dose du médicament prescrit dans le cadre d'un protocole de soins ou d'une ordonnance (il est souvent prescrit un antipyrétique toutes les 6 h pour le cas de la survenue de fièvre pendant l'accueil, par exemple), l'AM devra calculer la dose de médicament au prorata du poids (1 dose pour 4 kg; ex. : l'enfant qui pèse 8 kg aura besoin de 2 doses).

Mémo

Quelques rappels des « normes » de développement statural

Âge de référence	Taille (approximative)
5/6 mois	65 cm
1 an	75 cm
2 ans	85 cm
3 ans	95 cm
4 ans	1 m

CHAPITRE

9

La socialisation

Acquisition de la propreté

Introduction

L'acquisition de la propreté est une étape particulièrement importante. Comme la marche, elle va permettre à l'enfant de faire un progrès de plus vers l'autonomie et la socialisation. Toutefois, la « maîtrise des sphincters » va s'acquérir progressivement. Elle doit respecter trois impératifs et elle va passer par plusieurs étapes (figure 9.1).

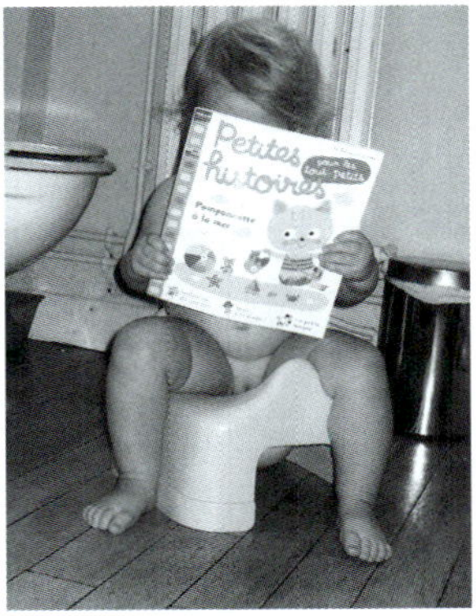

Figure 9.1. L'acquisition de la propreté est un pas vers l'autonomie.

Mots-clés

- *Le sphincter anal* : c'est le muscle de l'anus (de forme ronde).
- *Le sphincter vésical* : c'est le muscle de la vessie (de forme ronde).
- *La propreté diurne* : c'est la propreté au cours de la journée.
- *La propreté nocturne* : c'est la propreté au cours de la nuit.

Les trois impératifs à respecter

Pour aider l'enfant lors de l'acquisition de la propreté, l'adulte (parent ou AM) doit respecter trois impératifs (tableau 9.1).
Ces impératifs sont d'ordre *physique*, *intellectuel* et *affectif*.

Tableau 9.1. Les trois impératifs de la propreté.

Physique	Intellectuel	Affectif
▪ Lorsque la vessie est pleine (ou que le contenu intestinal arrive à son terme), une *sensation* locale se fait sentir ; l'enfant prend conscience de son besoin et c'est à ce moment qu'il décide (*s'il en a la possibilité*) d'ouvrir ou de fermer le sphincter (vésical ou anal)	▪ Il faut que l'enfant comprenne ce que l'on attend de lui, *qu'il sache avertir* (même s'il est trop tard !), qu'il maîtrise donc la communication. Ainsi, il pourra se retenir en attendant d'aller sur le pot	Il faut que l'enfant, ayant compris ce que l'on attend de lui, *ait le désir* d'y répondre pour faire plaisir à l'adulte (parent ou AM)
▪ *Repères à connaître* : il sait monter et descendre les escaliers comme un adulte. Il peut baisser et remonter seul ses vêtements	▪ *Repères à connaître* : il est capable de comprendre trois ordres simples. Il peut imiter un comportement, une attitude, une mimique	

Les étapes de la propreté

Toute personne qui s'occupe d'enfants doit savoir que l'on ne peut obtenir l'acquisition de la propreté de l'enfant tant que son système nerveux n'a pas atteint un certain stade de maturation lui permettant le contrôle des sphincters.
L'acquisition de la propreté sera longue et progressive, avec parfois des retours en arrière :

- l'enfant maîtrise d'abord le sphincter *anal* puis ensuite le sphincter *vésical* ;
- la propreté sera d'abord *diurne* avant d'être *nocturne* ;
- l'acquisition de la propreté s'échelonne du 15e au 30e mois. En principe, vers 36 mois (3 ans), l'enfant *doit être propre jour et nuit*. Cependant, il n'y aura lieu de s'inquiéter de l'énurésie nocturne que vers l'âge de 4 ans.

La progression de la propreté

La propreté va s'acquérir entre l'âge de 18 mois et l'âge de 3 ans et demi-4 ans[34].

34. La progression de la propreté a été longuement étudiée par Arnold Gesell. Chaque enfant a un rythme propre mais Gesell a trouvé à chaque tranche de vie des caractéristiques relativement communes.

Vers 18 à 20 mois

Le contrôle du sphincter anal

Il existe différents types d'enfants : certains peuvent signaler leur besoin par un mot typique « pipi, caca ou popo », mais ces mots signalent souvent l'évacuation qui vient de se produire (ils sont employés après !).

Le contrôle du sphincter vésical

L'enfant se fait mieux comprendre, il peut signaler qu'il s'est souillé, que sa culotte est mouillée, mais lorsqu'il a envie, le relâchement est brutal, rapide, il faut agir vite !

Vers 22 à 24 mois

Le contrôle anal

C'est parfois une courte période de retour en arrière pour les enfants qui semblaient avoir fait de nets progrès les mois précédents. Cette régression porte à croire qu'il existe un *stade de transition* à cet âge.

Le contrôle vésical

Il est conscient de ce que l'on attend de lui mais il est *incapable de maîtriser* le relâchement, et celui-ci se produit souvent « plus tôt que voulu ». C'est l'âge où certains parents (pressés d'obtenir un résultat rapide) peuvent lever l'enfant la nuit pour éviter qu'il se mouille (opération qui peut perturber très sérieusement l'enfant et qu'il *faut à tout prix éviter*).

Vers 2 ans à 2 ans et demi

Le contrôle du sphincter anal

La maîtrise du sphincter anal est meilleure. Dans la journée l'enfant peut être propre. Il sait se faire comprendre et peut avertir à l'avance (« bébé caca… Jules popo »).

Le contrôle du sphincter vésical

L'enfant a une capacité de rétention plus grande. Mais la maîtrise du sphincter vésical est difficile à acquérir ; l'enfant a encore des *irrégularités dans la journée.* L'enfant est vexé lorsqu'il constate le « petit accident » et se met souvent à pleurer.

Vers 3 ans à 3 ans et demi

Le contrôle du sphincter anal

L'enfant va seul au pot ou au WC, il ferme souvent la porte. Il se félicite lorsqu'il constate le résultat dans le pot. Il parle souvent à ses matières fécales (« pas bon !…, baahr ! »).

Le contrôle du sphincter vésical

L'enfant a acquis la *propreté diurne* et possède un contrôle plus précis de son sphincter vésical. Il prévient l'adulte lorsqu'il va faire pipi. Les accidents sont assez rares, mais peuvent encore se produire jusqu'à 3 ans et demi.

Ne jamais « forcer un enfant à être propre ! »

Beaucoup de personnes s'imaginent à tort qu'il faut *apprendre à l'enfant à devenir propre* ! Or c'est une acquisition physiologique. Il ne faut jamais viser un conditionnement. Dans la majeure partie des cas, c'est la mère qui se conditionne et non l'enfant ! Le rôle de l'adulte (parents ou professionnel) est de savoir choisir les moments favorables et la manière pour aider l'enfant à progresser de façon naturelle sur la voie de la propreté.

Situation

Sandro (2 ans et demi)

Sandro (2 ans et demi) vient de faire son « petit besoin » sur le pot. Il se lève, regarde avec curiosité et appelle Nany (l'AM qui s'occupe de lui) et dit : « beau caca ! »
Nany tarde à venir. Sandro décide de transporter le pot à la cuisine pour lui faire admirer le résultat. Nany le félicite et lui demande d'aller ensemble le vider aux WC. Sandro marche en tenant le pot fermement, puis avec vivacité, il le retourne sur la cuvette des WC. Il est fier de cet exploit et demande à Nany de lui faire un baiser.

Compétences de l'AM

Attitudes conseillées

L'AM veillera à :

- *être attentif au comportement de l'enfant* quand il commence à toucher sa couche, à dire « pipi, caca » ; il est souhaitable de *verbaliser* ce qu'il a fait et d'établir un lien entre le mot et ce qu'il a fait dans sa couche. Ensuite, proposer à l'enfant d'aller seul sur le pot, ou aux WC ;
- *surveiller les habitudes naturelles de l'enfant*. Il faut observer le *rythme d'élimination* de l'enfant pour suivre ses *habitudes naturelles* et essayer de les maintenir. L'installation sur le pot ne doit pas excéder 5 minutes et l'enfant doit y être confortablement assis ;
- *valoriser la propreté*. Insister sur le rôle social de cette fonction ; être propre « c'est pouvoir aller à l'école maternelle », c'est faire comme papa et maman »… S'il obtient un résultat positif, il faut le féliciter ; même s'il a fait, par mégarde, dans sa culotte, il faut admirer le « beau résultat »… Il faut éviter les pots-jouets

(ceux qui ont l'apparence d'un canard!) car, l'enfant ne peut pas identifier le rôle réel du pot.

Attitudes à proscrire

L'AM conseillera aux parents d'éviter impérativement les attitudes suivantes.

Bannir les moqueries et les comparaisons

Si on compare l'enfant avec ironie à ses frères, il se sentira coupable et humilié. Ces reproches, ajoutés à la crainte de se salir, feront de lui un enfant inquiet, peureux et redoutant tout effort.

Bannir l'usage de la force

Attention : éduquer n'est pas dresser, il ne faut jamais forcer l'enfant à aller au pot, ni exercer un contrôle oppressant sur ses évacuations, encore moins le gronder si le résultat se fait attendre... C'est une façon d'assujettir l'enfant. Ce serait une *grave faute* (sur le plan humain et professionnel).

CHAPITRE

10

Les soins d'hygiène et de confort de l'enfant

Le bain et les soins annexés au bain

Introduction

Le bain présente de nombreux intérêts. La peau du nourrisson est particulièrement fragile. Un manque de soin à ce niveau peut être source d'infections. Par ailleurs, la peau du bébé respire deux fois plus que celle de l'adulte. Une propreté rigoureuse sera donc non seulement le complément indispensable des *fonctions vitales*, mais également pour l'enfant une source de bien-être (figure 10.1).

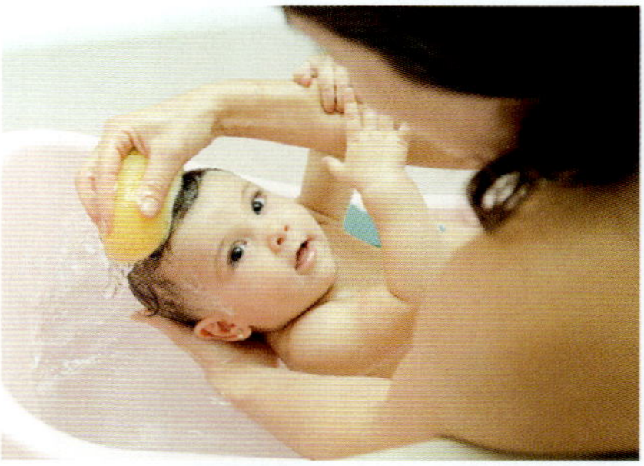

Figure 10.1. Toute personne chargée de réaliser le bain à un jeune enfant doit prendre en compte les règles d'HSC.
© MaxRiesgo - Fotolia

Mots-clés

- *La peau de l'enfant est fragile* : le pannicule adipeux est mince, la circulation sanguine très superficielle et le pouvoir absorbant de la peau est important.
- *La peau respire deux fois plus que celle de l'adulte* : en débarrassant les pores des souillures qui s'y accumulent, le bain permet à la peau de mieux remplir son rôle.
- *Les règles d'HSC* : ce sont les règles d'*hygiène*, de *sécurité* et de *confort* que l'AM doit respecter lors des soins à l'enfant. On doit y ajouter la règle d'*ergonomie* qui permet d'adopter les bonnes postures afin de prévenir les lombalgies.

Caractéristiques du bain

Nous signalons que c'est aux parents de donner le bain ; il se fait occasionnellement chez l'AM. Toutefois, l'AM doit connaître les caractéristiques et la technique de cette pratique majeure d'hygiène corporelle.

L'heure du bain

- Le bain peut se donner le *matin* ou le *soir* en fonction des habitudes de la famille. Le bain du soir calme les enfants nerveux. De plus, sur le plan de l'hygiène, lorsque l'enfant grandit, qu'il rampe sur le sol en jouant, le bain du soir s'impose : il est nécessaire d'éliminer toutes les impuretés accumulées pendant la journée avant d'aller au lit.
- Le bain doit se situer de *préférence avant une tétée ou un repas* pour éviter de trop remuer l'enfant lorsqu'il a l'estomac plein.

La température de l'eau du bain

Il y a deux types de température à différencier celle de l'eau du bain et celle de la salle de bains. L'*eau du bain* doit avoir la température du corps : 37 °C. Il est prudent de le faire couler un peu plus chaud, en raison du refroidissement rapide de l'eau. Il n'est pas nécessaire d'avoir systématiquement un thermomètre à portée de la main mais il est indispensable de vérifier la température de l'eau avec son coude.

La température de la salle de bain

La *salle de bains* doit avoir les fenêtres fermées au moment du bain et elle doit être suffisamment chauffée en hiver. Une température de 21 °C à 22 °C est conseillée. Certains enfants sont déjà frileux et il faudra à tout prix leur éviter de prendre froid à l'occasion du bain. La température de 22 °C n'est donc donnée qu'à titre indicatif.

La durée du bain et les échanges

L'enfant est maintenu dans l'eau de 2 à 5 minutes lorsqu'il est bébé, et davantage lorsqu'il est plus grand.

Sachez en tout cas que le bain est un « *moment privilégié* » qui favorise les contacts avec l'enfant. Il faut donc profiter de cet instant pour rester avec lui. C'est non seulement par mesure de sécurité mais également pour lui parler, faire des petits jeux, etc. Il est conseillé d'être très doux, de ne jamais le forcer. Il a déjà sa personnalité : s'il n'est pas bien disposé, il ne faut pas insister.

La quantité d'eau dans la baignoire

Une petite quantité d'eau dans la baignoire suffit, car :

- *pour l'enfant*, plus il y a d'eau, plus il risque de ressentir une impression d'insécurité puisque son corps va flotter et il ne va plus sentir de soutien, de limites autour de lui ;
- *pour la maman*, c'est également une *question de sécurité* : si la baignoire est peu remplie, même si ces gestes manquent un peu d'assurance, l'enfant ne risque pas d'inhaler de l'eau ce qui lui serait très désagréable. D'autre part, le fait de mettre peu d'eau permet de faire reposer le siège de l'enfant sur le fond de la baignoire et de le tenir d'une seule main, l'autre servant à rincer.

Mémo

Le bain doit être « un moment privilégié »

Il faut savoir que le moment du bain doit être un « moment privilégié ». C'est un temps d'échanges avec l'adulte qui parle à l'enfant, le regarde, le touche et l'enfant lui répond. L'enfant apprécie ce moment. C'est aussi un temps de relaxation et de détente. Le nourrisson apprécie de se trouver dans un milieu aquatique qui apaise ses tensions. Les psychanalystes disent que le milieu aquatique détend et apaise l'enfant car il lui rappelle son milieu originel (le liquide amniotique).

Situation

Le bain de Jodie (22 mois)

Le 2 juin (18 h). Juliette (AM) prépare le bain de Jodie. Celle-ci s'est salie lors des jeux au bac à sable. Juliette souhaite la rendre propre au moment de son départ (sa maman vient la récupérer à 19 h).

Jodie a bien compris la situation et se montre très coopérante. Elle jette sur la table de change tout ce qui peut l'aider : gant de toilette, manteau, couches, body, turbulette, serviette de toilette, savon... et elle ajoute vite le jouet flotteur (un petit canard jaune qui lui plaît beaucoup !). Juliette freine son ardeur (car elle n'a pas besoin de tout cela), mais elle apprécie l'envie de « bien faire » et la félicite de son aide !

Compétences de l'AM

L'AM doit :

- respecter les règles d'HSC ainsi que les règles d'*ergonomie* ;
- respecter la chronologie des soins ;
- évaluer le *degré d'autonomie* de l'enfant pendant les soins ;
- observer l'état clinique de l'enfant : communication, état cutané, douleurs (plaintes, pleurs...), degré de fatigue, etc. ;
- faire apprécier le bain à l'enfant. La peur du bain, observée occasionnellement chez certains enfants, peut être prévenue. Il faut éviter :
  - une quantité d'eau trop importante (l'enfant est *insécurisé*),
  - une température de l'eau trop chaude ou trop froide,
  - les éclaboussures d'eau ou de savon dans les yeux ;
- pour tous les soins de l'enfant, s'il est agité, veiller à le calmer par la parole et lui proposer un *jouet* (lors du bain il y a beaucoup de jouets flotteurs qui sont très adaptés au bain) ;
- choisir le *moment opportun* d'un soin (éviter le moment où il a sommeil ou faim).

Fiches techniques

(Voir pages ci-après.)

Fiche technique n°1
Le bain

■ **Objectif** : assurer l'hygiène quotidienne de la peau et le confort de l'enfant (matin ou soir) (tableau 10.1).

Tableau 10.1. Le bain de l'enfant.

Moyens	Organisation	Compétences de l'AM
Préparation		
▪ SHA[1] ▪ Savon liquide + eau ▪ Nettoyant-désinfectant + lavette	▪ Se laver les mains (ou friction à la SHA[1]) ▪ Nettoyer la baignoire et sortir tout le matériel avant d'aller chercher le bébé	▪ Annoncer le soin à l'enfant ▪ Vérifier la température de la pièce (22 °C)
Actions		
▪ Thermomètre de bain	▪ *Faire couler* le bain et vérifier la température de l'eau	▪ Prévoir une eau à 38 °C (elle sera à 37 °C après le déshabillage du bébé)
▪ Sac à linge sale	▪ *Déshabiller* le bébé	▪ Proposer un jouet à l'enfant (s'il est agité)
▪ Papier toilette	▪ *Procéder* à un nettoyage préalable du siège avec du papier toilette (s'il est souillé)	▪ Agir délicatement en parlant à l'enfant
1er temps		
▪ Savon doux ▪ Gant de toilette ▪ ouet de bain	Savonner l'enfant[3] dans l'ordre suivant : ▪ le pli du cou et les aisselles ▪ les bras et les mains ▪ le thorax et l'abdomen ▪ le dos ▪ les jambes et les pieds ▪ les organes génitaux ▪ les fesses	▪ Laver l'enfant en allant *du plus propre au plus sale* ▪ Le gant doit être individuel, très propre, bien essoré ▪ Insister dans les plis ▪ Écarter les organes génitaux et les *nettoyer d'avant vers l'arrière*

(*Suite*)

Tableau 10.1. Suite.

Moyens	Organisation	Compétences de l'AM
2e temps		
	Porter l'enfant dans le bain : le maintenir au niveau de l'aisselle et tenir les fesses de l'autre main	▪ Tenir le bébé très fermement (attention aux mains savonnées qui glissent)
3e temps		
	▪ Immerger l'enfant dans le bain ▪ Le maintenir quelques minutes dans l'eau du bain et le sortir	▪ L'immerger très lentement ▪ Ne jamais le lâcher dans le bain ni s'éloigner (sécurité)
4e temps		
▪ Drap de bain ▪ Vêtements	▪ Essuyer l'enfant ▪ Le maintenir dans le drap de bain en vue du shampoing ou le rhabiller ▪ Faire les soins annexés au bain (voir fiche technique n° 2)	▪ *Essuyer l'enfant* par tapotement en insistant dans les plis ▪ Mettre l'enfant en sécurité avant d'entreprendre le nettoyage et le rangement du matériel
Entretien/transmission		
▪ Nettoyant-désinfectant + lavette	▪ *Nettoyer* le matériel et le ranger ▪ *Transmettre* les informations[4]	▪ *Se laver* les mains[2] ou utiliser une SHA[1]

1. SHA (désinfecte les mains et prévient les irritations des lavages répétés).
2. Voir fiche sur le lavage des mains et la friction à la SHA à la fin du chapitre.
3. On peut savonner l'enfant :
• avant 8 mois sur la table à langer ;
• après 8 mois directement dans l'eau du bain (à 8 mois, l'enfant peut généralement tenir assis).
L'essentiel étant de préserver la sécurité de l'enfant.
4. Les informations sont transmises à la responsable de la structure ou aux parents (si l'accueil est familial).

Fiche technique n°2
Soins annexés au bain

■ **Objectif** : assurer l'hygiène quotidienne de la peau et le confort de l'enfant (matin et/ou soir) (tableau 10.2).

Tableau 10.2. Les soins annexés au bain.

Moyens	Organisation	Compétences de l'AM
Actions		
Le shampoing		
▪ SHA ▪ Shampoing doux ▪ Drap de bain ▪ Vêtements propres ▪ Sèche-cheveux	▪ Regrouper le matériel ▪ Veiller à ouvrir préalablement le shampoing (gain de temps, sécurité)	▪ Se laver les mains (ou SHA) ▪ Annoncer le soin à l'enfant ▪ *Tenir* correctement le bébé
▪ Brosse ou peigne	▪ Procéder au shampoing sur la baignoire[1] ▪ Mettre le shampoing (une noisette) sur les cheveux ▪ *Ramener l'enfant* sur le coussin de change ▪ *Essuyer* les cheveux ▪ *Rhabiller* le bébé ▪ *Sécher* les cheveux ▪ *Les brosser* (ou les coiffer)	▪ Éviter les projections de shampoing dans les yeux ▪ Essuyer délicatement (sans tirer sur les cheveux) ▪ Rhabiller le bébé avant de lui sécher les cheveux (pour éviter qu'il prenne froid)
La toilette du visage		
▪ SHA ▪ Gant de toilette (ou compresse et sérum physiologique[2]) ▪ Petite serviette	▪ Se laver les mains (ou SHA) ▪ Nettoyer d'abord les yeux ▪ Tourner le gant de toilette entre chaque œil ▪ Rincer le gant à l'eau claire ▪ Nettoyer ensuite le visage *du plus propre au plus sale* : – le front – les tempes et les joues – le menton, la bouche – le nez – Essuyer le visage en tapotant	▪ Annoncer le soin à l'enfant ▪ Le rinçage permet d'éliminer les sécrétions qui se trouvent sur le gant ▪ Stimuler l'autonomie du grand enfant ▪ Parler souvent à l'enfant, le rassurer, lui expliquer le soin ▪ Pour l'essuyer, ne jamais recouvrir le visage de l'enfant par la serviette (insécurité)

(Suite)

Tableau 10.2. Suite

Moyens	Organisation	Compétences de l'AM
Le soin des oreilles		
▪ SHA ▪ Petite serviette douce ▪ Fusettes de coton (ou cotons-tiges[3]) ▪ Poubelle	▪ Maintenir fermement l'enfant ▪ Nettoyer d'abord le pavillon, ensuite le conduit auditif externe ▪ Utiliser des fusettes de coton (ou cotons-tiges) bien secs ▪ Changer de fusette aussi souvent que nécessaire	▪ Se laver les mains (ou SHA) ▪ Annoncer le soin à l'enfant, lui parler, le sécuriser ▪ Ne pas enfoncer la fusette dans le conduit auditif ▪ Ne jamais mouiller le conduit auditif
Le soin du nez		
▪ Fusettes de coton (ou cotons-tiges[3]) ▪ Sérum physiologique ▪ Poubelle ▪ SHA	▪ *Nettoyer* la base des narines ▪ *Changer* la fusette aussi souvent que nécessaire ▪ Utiliser des fusettes de coton (ou cotons-tiges) humectés de sérum physiologique ▪ Se laver les mains (ou SHA)	▪ Le nez étant le plus sale, il se nettoie le dernier ▪ Ne jamais enfoncer les fusettes profondément ▪ Si coton-tige : les tenir à la base par sécurité et bien tenir la tête de l'enfant
Le soin des ongles		
▪ SHA ▪ Ciseaux à bouts ronds ▪ Alcool + coton	▪ Désinfecter préalablement les ciseaux ▪ Maintenir fermement les doigts du bébé vers les ongles (sécurité) ▪ Couper les ongles	▪ Se laver les mains (ou SHA) ▪ Annoncer le soin à l'enfant ▪ Les couper au carré pour éviter les ongles incarnés (hygiène)
En fin d'action		
Entretien/transmission		
▪ Nettoyant-désinfectant + lavette ▪ Savon liquide	▪ *Nettoyer-désinfecter* le matériel et le ranger ▪ Faire les transmissions	▪ Se laver les mains (ou SHA)

1. La technique du shampoing sur la baignoire n'est conseillée que pour le jeune nourrisson. Pour l'enfant, le shampoing est pratiqué dans la baignoire.
2. Les compresses et le sérum physiologique sont conseillés uniquement pour les nourrissons.
3. Les cotons-tiges sont autorisés si ceux-ci ont été spécialement conçus avec embout de sécurité et achetés en pharmacie, sinon il faut utiliser des fusettes de coton.

Fiche technique n°3
La toilette sans bain

■ **Objectif** : assurer l'hygiène quotidienne de la peau et le confort de l'enfant. Il s'agit de réaliser la toilette d'un enfant sans le baigner. Cette toilette peut être accompagnée de shampoing ou non. Il faut être placé à proximité d'un point d'eau (sécurité) (tableau 10.3).

■ **Indications** : lorsque le bain est impossible pour motif de santé (ex. : handicap, fracture, maladie, etc.), le matériel est identique à celui utilisé pour la toilette avec bain.

Tableau 10.3. La toilette sans bain.

Moyens	Organisation	Compétences de l'AM
Préparation		
▪ Eau + savon liquide ▪ SHA	▪ Regrouper le matériel ▪ Veiller à ouvrir les flacons avant l'action	▪ Se laver les mains (ou SHA) ▪ Annoncer le soin à l'enfant
Actions		
1er temps : le haut du corps		
▪ Sac à linge sale ▪ Gant de toilette ▪ Savon doux ▪ Drap de bain ▪ Chemise de coton	▪ *Déshabiller l'enfant* (le haut du corps délicatement (figure 10.2) 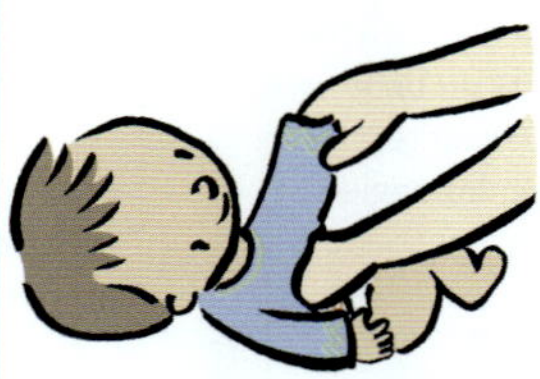 **Figure 10.2. La toilette sans bain.** ▪ Nettoyer l'enfant dans l'ordre : cou, aisselles, bras, mains, thorax, abdomen, dos ▪ Rincer (gant bien essoré) ▪ Sécher en tapotant ▪ Couvrir le haut du corps avant de nettoyer le bas du corps	▪ Prévoir une eau à 38 °C (elle sera à 37 °C après le déshabillage du bébé) ▪ Laver l'enfant en allant « du plus propre au plus sale » ▪ Proposer un jouet à l'enfant (s'il est agité) ▪ Agir délicatement en parlant à l'enfant

(*Suite*)

Tableau 10.3. Suite

Moyens	Organisation	Compétences de l'AM
2e temps : le bas du corps		
▪ Couche propre	▪ Déshabiller le bas du corps ▪ Nettoyer en allant « du plus propre au plus sale » : – jambes – organes génitaux – siège ▪ Pour les organes génitaux : *aller d'avant en arrière* ▪ Rincer deux fois ▪ *Sécher en tapotant* ▪ *Insister dans les plis* ▪ Mettre la couche à l'enfant	▪ Veiller à la propreté du matériel (linge, gant de toilette) ▪ Maintenir le linge personnel à l'enfant ▪ Tenir l'enfant très fermement (attention aux mains savonnées qui glissent !) ▪ Mettre l'enfant en sécurité avant d'entreprendre le 3e temps (nettoyage du matériel)
3e temps : le matériel		
▪ Nettoyant-désinfectant + gants jetables ▪ Poubelle (sac)	▪ Nettoyer le matériel et le ranger ▪ Se laver les mains (ou SHA) *Autres soins associés à cette toilette* : voir Fiche technique n° 2	
Entretien/transmission		
▪ Nettoyant-désinfectant + lavette	▪ *Nettoyer* le matériel et le ranger ▪ *Transmettre* les informations	▪ Se laver les mains (ou SHA)

L'habillage de l'enfant

Introduction

Les vêtements doivent permettre à l'enfant de bouger aisément, donc être souples, extensibles et faciles à enfiler. Ils doivent aussi :

- *être adaptés* aux saisons et à la température du milieu dans lequel vit l'enfant;
- *être d'entretien facile.*

Une recommandation essentielle doit être donnée à toute personne susceptible d'acheter un vêtement pour enfant : le souci du respect de la liberté des mouvements de l'enfant doit l'emporter sur la mode enfantine (figure 10.3).

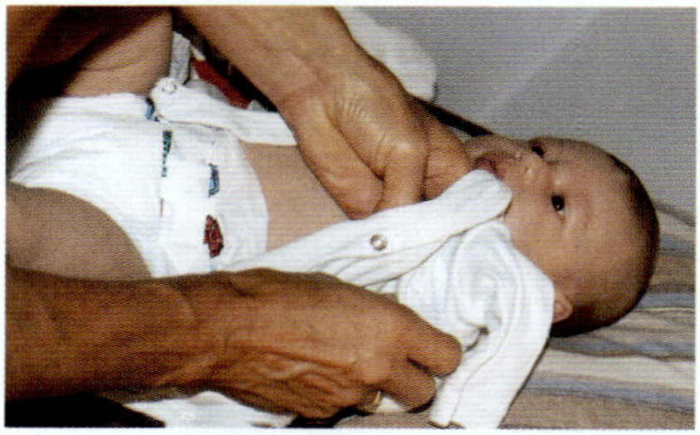

Figure 10.3. L'habillage du nourrisson doit être pratique et d'entretien facile.

Mots-clés

- *Le body* : signifie le corps en anglais; il a pour but de couvrir l'ensemble du corps.
- *La gigoteuse* : comme le dit son nom, elle permet de « gigoter », donc de faciliter les mouvements.
- *Les salopettes et la combinaison* ont les mêmes usages que la gigoteuse. (Certaines ont des manches, d'autres non.)
- *La turbulette* est un vêtement qui s'utilise la nuit pour éviter l'usage de la couverture. Elle est très utilisée.

Les critères de choix des vêtements

La mode actuelle offre une grande variété de vêtements mais il est important de les choisir en fonction de leur côté pratique plutôt que leur esthétique.

Les bodies

Il existe deux modèles de bodies :

- les bodies qui se croisent sur le devant;
- les bodies qui s'enfilent par la tête.

Ce vêtement à l'avantage d'être pratique à utiliser et confortable pour l'enfant, il remplace les petites chemises qui s'utilisaient il y a plusieurs années.

Les gigoteuses, les salopettes et les combinaisons

Solides, coloris « grand teint », douces au toucher, élastiques, elles peuvent subir de fréquents lavages et sont aujourd'hui les vêtements les plus utilisés par les mamans. Elles facilitent les mouvements de l'enfant et sont très pratiques à ouvrir au moment des changes.

Les turbulettes

Ce vêtement évite que l'enfant ait froid lorsqu'il se découvre la nuit. Il permet à l'enfant une liberté totale de mouvements et évite à ses parents de se relever plusieurs fois la nuit pour vérifier son état.
NB : cette solution est conforme aux *recommandations faites pour prévenir la prévention de la MIN* qui indiquent, entre autres, de ne pas utiliser de couverture ou couette et de limiter la température de la pièce où dort l'enfant autour de 19 °C.

Les chaussons et les chaussettes

Ils sont très prisés par les mamans qui craignent que l'enfant ait froid (leurs pieds étant généralement plus frais que le reste du corps). Les chaussettes (ou chaussons) peuvent présenter l'inconvénient d'être trop serrées et de gêner la circulation (pour le vérifier, il suffit de passer deux doigts entre la peau et le chausson). L'achat de chaussons ou chaussettes est à présent freiné par l'usage fréquent des collants, grenouillères, combinaisons, etc.

Les couches

Quel type de couches choisir ? Ce sont des questions que posent très souvent les mamans en maternité. À l'heure actuelle, les possibilités sont nombreuses. Le choix dépend de l'enfant, de sa tolérance cutanée, mais aussi des possibilités financières des parents, de leur mode de vie et du temps dont ils disposent :

- les *couches à jeter* : de nombreux modèles sur le marché. Très pratiques, très bien étudiées, elles ont deux inconvénients : le prix et le risque éventuel d'allergie ;
- les *couches lavables*, moins allergisantes, plus respectueuses de l'environnement et moins chères au final.

Mémo

Savoir habiller un enfant

Savoir habiller un jeune enfant relève uniquement du bon sens. Il suffit de tenir compte de l'âge de l'enfant, de la saison, de la température ambiante, des activités de l'enfant et du moment de la journée.

Le meilleur moyen de savoir si l'enfant est suffisamment habillé est de passer une main sous la chemise (sur le thorax ou l'abdomen de l'enfant, car le front et les mains n'étant pas couverts, ne donnent pas d'indication significative de la température de l'enfant) :

- *si l'enfant est trop couvert* : sa peau est chaude, et surtout moite ; il est souvent rouge et pleure anormalement, il s'agite ou il est somnolent ;
- *s'il est insuffisamment couvert* : l'enfant pleure, dort mal, présente une cyanose des extrémités.

Situation

Alicia (16 mois)

Le 15 décembre. Quand Rania (AM) annonce à Alicia qu'après la toilette elle va l'habiller, aussitôt Alicia dit : « Non, non ! » Rania comprend qu'il va falloir être diplomate et obtenir son adhésion en douceur.

Alors Rania donne à Alicia sa poupée (qu'elle appelle « bébé ») et lui dit : « tu vas t'habiller comme maman (*avec* le manteau) et nous allons te promener avec « bébé » dans la poussette ». Aussitôt Alicia a compris et se rue vers la poussette. Mais Rania lui dit : « non, tu dois d'abord t'habiller et peut-être on va aussi habiller « bébé » en vue de la promenade. » Le pari est gagné : Alicia est ravie et donne déjà son bras à Rania pour enfiler la première manche !

Compétences de l'AM

L'AM qui va habiller l'enfant, veillera à :

- *regrouper* les vêtements afin de commencer l'habillage ;
- avertir l'enfant afin d'accepter sa *coopération* ;
- superposer les vêtements dans l'*ordre logique* (du plus près du corps vers l'extérieur) ;
- pour un nourrisson, déposer les vêtements sur la *droite* de la table de change (car cela facilite la manipulation) ;
- commencer l'habillage par le *haut du corps* (afin d'éviter que l'enfant ne prenne froid) ;
- respecter le « *geste de sécurité* » : saisir la main de l'enfant au travers de la manche coulissée du vêtement ;
- pour les vêtements de l'extérieur, s'adapter à la *saison* et aux *circonstances*.

Fiche techniqe n°4
La technique de l'habillage de l'enfant

Comme pour les autres soins, il est recommandé de regrouper les vêtements pour gagner du temps et éviter de faire prendre froid à l'enfant. Généralement l'habillage est associé à la toilette matinale. On va procéder en plusieurs étapes.

■ **Objectif** : l'habillage consiste à renouveler les vêtements de l'enfant après la toilette chaque jour (ou plus si nécessaire) (tableau 10.4).

Tableau 10.4. L'habillage de l'enfant.

Moyens	Organisation	Compétences de l'AM
Préparation		
▪ SHA ▪ Savon liquide ▪ Table de change[1]	▪ Se laver les mains (ou SHA) ▪ Sortir le matériel ▪ Disposer tout le matériel sur la table (gain de temps et sécurité pour l'enfant)	▪ Annoncer le soin à l'enfant ▪ Préparer les brassières (si possible) enfilées d'avance l'une dans l'autre
Actions		
▪ Coussins de change[1] ▪ Panier à linge sale ▪ Brassières ▪ Couches à usage unique ▪ Vêtements	▪ Poser l'enfant sur le coussin de change ▪ Ôter les vêtements et la couche sale à l'enfant ▪ Lui mettre la couche propre après la toilette ▪ Lui mettre une brassière propre ▪ Lui mettre les vêtements (adaptés à l'âge, à la saison, à la température ambiante et à la situation)	▪ Parler à l'enfant au cours de l'habillage ▪ Mettre les brassières sur la couche (pour les maintenir au sec) ▪ *Saisir la main fermée du bébé au travers de la manche coulissée* ▪ Bien croiser la brassière dans le dos (pour éviter les plis) ou utiliser une brassière américaine[2]
Entretien/transmission		
▪ Nettoyant et lavette ▪ SHA	▪ Nettoyer le matériel et le ranger ▪ Transmettre les informations	▪ Se laver les mains ou utiliser une SHA

1. Ceci est valable pour le nourrisson ; généralement, l'habillage est associé à la toilette du matin.
2. Cette brassière a l'avantage de ne pas être croisée et d'éviter les plis.

Les soins des dents

Introduction

Tous les parents souhaitent vivement que leur enfant ait une belle dentition. Tout au long de la croissance de l'enfant, ils questionnent les professionnels : quel est le rythme du brossage des dents ? Qu'est-ce que la carie ? Touche-t-elle la dent de lait ? À quel âge faut-il utiliser du dentifrice ? Pourquoi les dentistes mettent en garde les parents contre un excès de sucre dans l'alimentation de l'enfant ? Quels sont les conséquences d'une chute sur les dents de lait ?

Autant de questions pertinentes et pour lesquelles nous présentons quelques éléments de réponse ci-après.

Mots-clés

- *La carie* : le mot vient du latin : *caries* qui signifie « pourriture ». On définit la carie comme une « maladie infectieuse d'origine diététicobactérienne ». Cela veut dire qu'une mauvaise alimentation favorise l'action destructrice de bactéries sur la dent. La carie s'attaque aux structures de la dent en y creusant une cavité. La carie évolue de la surface vers la pulpe. À son terme, le nerf dentaire se trouve atteint.
- *Le calcium et la vitamine D présents dans les laitages* associés au brossage régulier des dents préviennent la carie.

L'évolution de la carie sur une dent de lait

- La carie évolue plus rapidement sur une dent de lait que sur une dent définitive. Le mal progresse vers l'intérieur. La vigilance est donc nécessaire. La douleur se manifeste avec retard.

  Chez le jeune enfant, la douleur est souvent de courte durée et n'a pas l'intensité d'une crise touchant la dent définitive. Cependant, elle doit être rapidement traitée.
- L'AM doit observer les dents de lait de l'enfant. Si après le brossage, des tâches apparaissent au niveau des dents, il faut alerter les parents sur l'apparition d'éventuelles caries.

L'éventuelle extraction d'une dent de lait

Compte tenu de la structure de la dent de lait, l'extraction est en elle-même moins douloureuse que celle d'une dent définitive. L'obstacle majeur réside dans la crainte préalable que peut ressentir l'enfant. Avant la consultation, les parents doivent éviter de raconter à l'enfant que cela « ne fait pas mal » ! Il faut trouver les paroles et les gestes qui rassurent l'enfant en lui disant la vérité.

Les conséquences d'une chute sur les dents de lait

Selon les statistiques, les enfants entre 2 et 4 ans sont souvent victimes d'un traumatisme sur les dents de lait. Or, on ne réimplante jamais une dent de lait.

Même si les dégâts se limitent à un saignement, il faut consulter immédiatement le dentiste. Sous l'effet du choc, une dent peut être enfoncée dans son alvéole. Après quelques jours, elle prendra une coloration grisâtre (due à la coagulation du sang se trouvant à l'intérieur). Le dentiste établira (grâce à une radiographie) si ce déplacement a blessé le germe de la dent définitive et lui seul déterminera le plan de soin à adopter.

Mémo

« Le sucre », l'ami qui nous veut du mal !

Il faut savoir que dès son arrivée dans la bouche, le sucre (saccharose) se transforme en un acide corrosif qui va être dévoré par les bactéries. Dopées par ce carburant, elles vont assiéger les dents ! On retrouve le sucre dans la plupart des boissons sucrées et des confiseries. De plus, l'absorption de sucres, sous forme de *grignotage*, établit dans la bouche un bain acide quasi permanent. En conséquence, sachons qu'un brossage méticuleux élimine la plupart des particules indésirables. Sachons aussi que si tout glucide est, par définition, créateur de carie, les glucides contenus dans les *fruits* (fructose) ne sont que très faiblement cariogènes. Leur consommation offre donc plus d'avantages que d'inconvénients. Il faut les associer à tous les repas de l'enfant.

Situation

Manuel (4 ans) s'est « cassé les dents » !

Manuel (4 ans) est un petit garçon très turbulent. Après l'école, avec les copains, ils se regroupent dans la cour de l'immeuble. Ils crient, ils se poussent, ils courent, ils se disputent.

Manuel a été bousculé par l'un des « grands ». Il est tombé d'un banc et s'est heurté à une pierre. Il a crié !

Ses copains se sont agroupés autour de lui. Il saignait beaucoup. Ses parents ont été alertés et ont décidé de l'emmener aux urgences. Au final, Manuel a cassé deux de ses incisives supérieures.

Compétences de l'AM

L'AM veillera à :

- observer l'état des dents de l'enfant (aspect, couleur, propreté, etc.) ;
- signaler tout risque de carie aux parents ;
- apprendre à l'enfant la technique du brossage des dents ;
- apprendre à l'enfant à entretenir le matériel de lavage des dents ;
- renouveler les brosses à dent le plus souvent ;
- prévenir les caries en choisissant une alimentation équilibrée et riche en laitage (source de calcium et de vitamine D) ;
- éviter le « grignotage ».

Fiche techniqe n°5
La technique des soins des dents

■ **Objectif** : assurer l'hygiène, le confort buccal et la prévention des caries (tableau 10.5).

Tableau 10.5. Soins des dents.

Moyens	Organisation	Compétences de l'AM
Préparation		
▪ SHA ▪ Savon liquide ▪ Serviette ▪ Dentifrice (enfant) ▪ Brosse à dents (enfant) ▪ Verre d'eau tiède	▪ Se laver les mains (ou SHA) ▪ Sortir le matériel	▪ Pratiquer le soin après les repas
Actions		
	▪ Emmener l'enfant près du lavabo ▪ Protéger les vêtements ▪ Nettoyer les dents du *rouge* (gencives) vers le *blanc* (dents) ▪ Rincer la bouche	▪ Annoncer le soin à l'enfant ▪ Agir avec tact et douceur ▪ Expliquer l'intérêt du soin et la technique à l'enfant ▪ Bien lui faire rincer la bouche
Entretien/transmission		
▪ Nettoyant + lavette ▪ Savon liquide ▪ SHA	▪ Nettoyer le matériel ▪ Ranger le matériel ▪ Apprendre à l'enfant à entretenir et à ranger le matériel ▪ Faire les transmissions	▪ Faire sécher la brosse à dents tête en haut ▪ Changer régulièrement de brosse à dents ▪ Se laver les mains ou utiliser une SHA

La toilette du siège et change de couche

Introduction

Le change d'un enfant consiste à remplacer des couches sales par des couches propres, après lui avoir préalablement nettoyé les fesses.
Son but est d'assurer l'*hygiène* de la peau et de procurer *confort* et bien-être à l'enfant. Il s'agit aussi de prévenir les érythèmes fessiers.
Quelles précautions prendre ? Quels produits et accessoires utiliser ? Autant de questions auxquelles l'AM doit savoir répondre car les mamans se les posent souvent (figure 10.4).

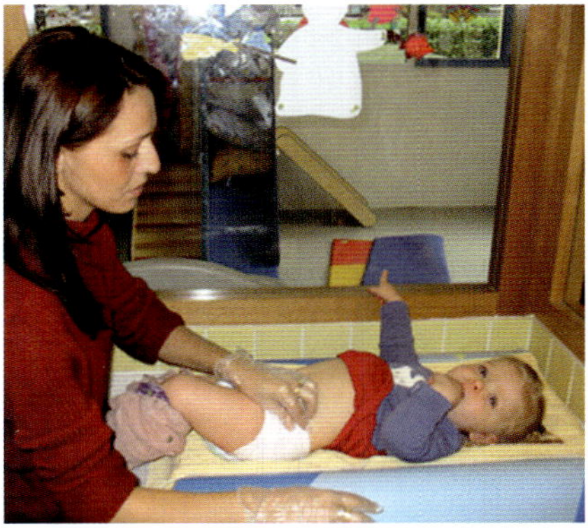

Figure 10.4. Le change de l'enfant est aussi un moment « d'échanges » !

Mots-clés

■ *L'érythème* : du mot *érytos*, signifie *rougeur* ; l'érythème fessier est une rougeur des fesses. Il y a plusieurs *types* d'érythèmes fessiers et différents stades d'évolution. Au début, il s'agit d'une rougeur locale de la peau, qui disparaît à la pression. Ensuite, la rougeur s'accentue et dans les cas les plus graves, on observe un suintement douloureux. Des soins d'*hygiène* et de *confort* réguliers préviennent l'érythème fessier.

Le rythme des changes

La peau du nourrisson est très fragile. Faute de soins vigilants, elle peut être le siège d'infections ou d'irritations. Une propreté très rigoureuse est donc conseillée.

■ Les changes s'effectuent à peu près *toutes les trois heures* : les premiers temps, ils suivent le même rythme que les tétées. On recommande aux mamans de toujours changer l'enfant avant la tétée afin d'éviter de le remuer après qu'il ait bu. C'est ainsi que l'on procède dans toutes les maternités.

■ Précisons que l'intervalle de trois heures entre les changes n'est donné qu'à titre indicatif. Si l'on constate que le bébé est souillé, il est souhaitable de le mettre au propre.

Les précautions générales pour le change

L'AM veillera à :

■ rappeler aux parents que changer un bébé ne consiste pas uniquement à remplacer des couches souillées par des couches propres. Les selles et l'urine contiennent des substances corrosives et des lavages du siège *à l'eau et au savon* sont nécessaires à chaque change. En effet, il s'agit de neutraliser l'action des souillures et de maintenir l'équilibre physiologique de la peau. C'est l'urine dont on l'a mal débarrassé qui est souvent cause de *rougeurs* ou d'*érythèmes* ;

■ *éviter de réveiller le bébé* pour le changer, si celui-ci dort profondément. En effet, lorsque l'on nettoie un nourrisson régulièrement et avec toutes les précautions d'usage, il est bien évident que les *risques d'érythème* sont minimes.

Le change lors d'un érythème fessier

■ En cas d'érythème fessier, les changes seront alors plus fréquents, car il faut éviter un contact trop prolongé des selles et des urines sur la peau irritée.

Les soins de propreté restent les mêmes : savonnage, rinçage, séchage minutieux, mais les gestes devront être particulièrement *lents* et *doux*.

■ Afin d'éviter la macération, et ce jusqu'à la guérison des lésions, il est préférable d'éviter les couches recouvertes de plastique (comme les changes complets) qui ne laissent pas passer l'air ; d'autres types de couches sont conseillés.

■ Le meilleur remède d'un érythème est l'*air*, qui permet une cicatrisation très rapide. Mais laisser le siège de l'enfant à l'air n'est réalisable que l'été ou si la température de la pièce est suffisante.

En cas d'érythème avancé, il faut suivre la prescription médicale.

Le change de l'enfant qui marche

Au moment de l'acquisition de la propreté, il est souhaitable de :

■ profiter du moment du change pour proposer à l'enfant d'aller sur le pot (voir chapitre « Propreté ») ;

■ lui demander de décider s'il désire avoir ou non une couche et respecter son souhait ;

■ le changer en position debout, afin de ne pas le replacer en position de « bébé » (figure 10.5).

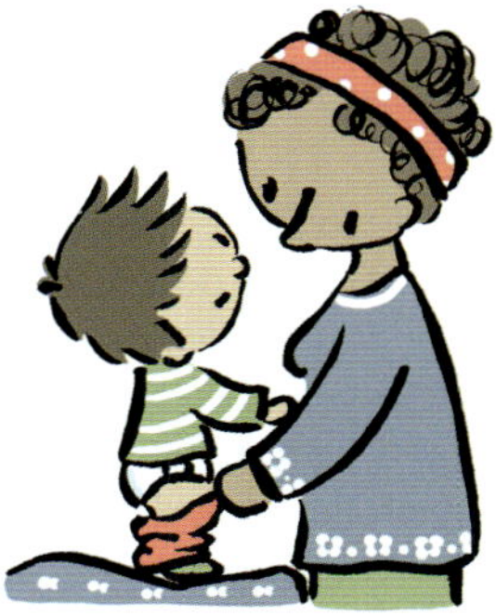

Figure 10.5. Le change de l'enfant en position debout est conseillé pour l'enfant qui marche.

Mémo

Le choix des « couches lavables »

Les couches lavables sont à nouveau très demandées par les parents et ce pour un motif bien simple : elles sont en coton, très naturelles et ne provoquent pas d'allergies (type érythème) chez le nourrisson. Toutefois, elles ne sont recommandées que pour les enfants ayant un *terrain allergique*. De plus, lors du choix de couches lavables, il est recommandé de prendre quelques précautions pour l'entretien. Il faut veiller à :

- laver les couches séparément en machine à laver ;
- utiliser une lessive à base de savon doux et neutre (type savon de Marseille) ;
- ne pas utiliser d'eau de Javel (irritant pour la peau).

Situation

Merlin (2 ans)

Héloïse (AM) s'occupe de Merlin depuis qu'il a 6 mois. Aujourd'hui, il est âgé de 2 ans mais n'a pas encore acquis la propreté.

Toutefois, dès qu'il sent que sa couche est souillée, il le signale à Héloïse pour qu'elle le change.

Aujourd'hui, lors du change, Merlin dit « bobo » et pleure. Héloïse constate qu'il a des selles liquides et que le siège est très rouge. Aussitôt, l'AM va prendre toutes les dispositions pour faire les soins d'hygiène adaptés et assurer son confort. Elle signale également le problème à ses parents.

Compétences de l'AM

L'AM veillera à :

- faire des changes réguliers;
- parler à l'enfant au moment du soin (le change est un « moment d'échanges »);
- adapter la technique de change à l'âge de l'enfant;
- observer attentivement l'état du siège de l'enfant;
- respecter la procédure du change en cas d'érythème fessier;
- choisir les produits adaptés en cas d'érythème fessier;
- respecter la prescription médicale en cas d'érythème fessier;
- faire les transmissions aux parents.

Fiche techniqe n°6
La technique du change

■ **Objectif** : assurer l'hygiène du siège et le bien-être de l'enfant chaque fois que nécessaire (tableau 10.6).

Tableau 10.6. Le change.

Moyens	Organisation	Compétences de l'AM
Préparation		
▪ SHA ▪ Table de change ▪ Coussin de change ▪ Sac à linge sale ▪ Gant de toilette	▪ Se laver les mains (ou SHA) ▪ Sortir le matériel nécessaire ▪ Mettre l'enfant sur le coussin de change	▪ Annoncer le soin à l'enfant ▪ Agir avec tact et douceur
Actions		
▪ Papier toilette ▪ Savon liquide (bébé) ▪ Poubelle	▪ Ôter les couches sales ▪ Ôter l'excédent de selles avec du papier toilette ▪ Savonner le gant de toilette ▪ Nettoyer le siège dans l'ordre suivant : – le bas du ventre – les plis des cu sses – les cuisses (dessus/dessous) – les organes génitaux – les fesses ▪ Bien le rincer (dans le même ordre) à deux reprises ▪ Essuyer en insistant dans les plis	▪ Replier délicatement la partie des couches qui contient les selles et ôter l'excédent des selles avec du papier toilette (sans frotter) ▪ Nettoyer le siège en allant *du plus propre au plus sale* ▪ Pour la fillette : écarter délicatement les organes génitaux externes et *nettoyer du méat à l'anus sans revenir en arrière* ▪ Rincer et essuyer minutieusement pour éviter toute trace de savon ou d'eau (facteurs d'irritations)
▪ Serviette de bain ▪ Couche propre	▪ Mettre la couche à l'enfant ▪ Recoucher l'enfant	▪ Essuyer en tapotant pour éviter l'irritation de la peau ▪ Ne jamais laisser le bébé seul sur la table de change
Entretien/transmission		
▪ Nettoyant-désinfectant + lavette ▪ Savon liquide	▪ Nettoyer et désinfecter le matériel ▪ Ranger le matériel ▪ Faire les transmissions (selles, urines) (voir ci-dessous)	▪ Se laver les mains (ou SHA)

Annexe : lavage des mains et friction avec la SHA

Les soins induisent de nombreuses manipulations du bébé ou de l'enfant. Il faut le soulever hors de son lit, le porter vers la table de change, l'associer à certains de ses déplacements dans la maison, l'installer dans son lit ou sur la table de change, etc. Tout cela nécessite des gestes d'*asepsie*.

L'AM doit savoir se laver les mains et/ou les frictionner avec une SHA (voir tableaux ci-après).

Le lavage des mains (tableau 10.7)

Tableau 10.7. Le lavage des mains.

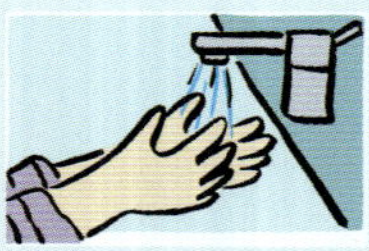	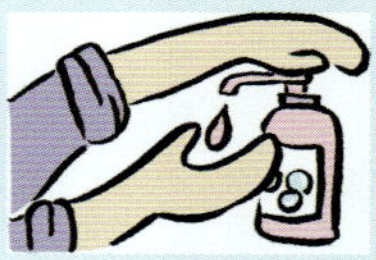	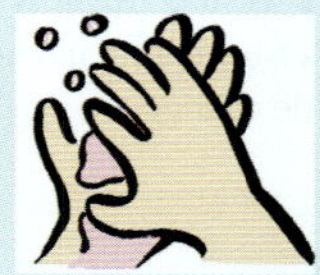	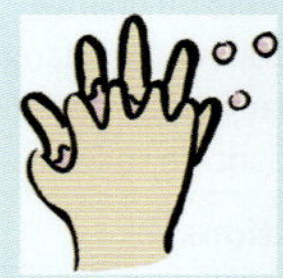
Phase 1	Phase 2	Phase 3	Phase 4
Mouiller les mains à l'eau courante	Verser le savon liquide au creux d'une main	Masser les mains quelques secondes *paume contre paume*	Insister en massant les espaces interdigitaux, le dos des mains et les poignets
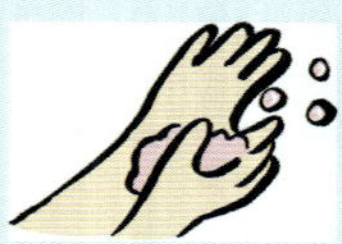	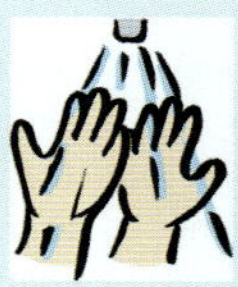	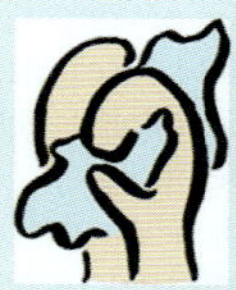	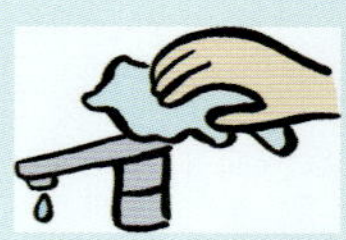
Phase 5	Phase 6	Phase 7	Phase 8
Masser aussi le bord cubital des mains puis faire une friction circulaire des pouces	Rincer abondamment à l'eau courante en gardant les mains vers le haut	Sécher par tamponnement *(avec un essuie-main à usage unique)* en gardant les mains vers le haut	Refermer le robinet[1] à l'aide du dernier essuie-mains utilisé

1. Aujourd'hui, certains dispositifs permettent de fermer l'eau par l'action du genou, ou par électronique, en milieu hospitaliier (d'où une hygiène accrue).

La friction avec une SHA (tableau 10.8)

Tableau 10.8. La friction avec une SHA (solution hydro-alcoolique).

Matériel	Procédure
Flacon de SHA (petite contenance) ou distributeur mural	La friction avec la SHA se fait sur des mains propres. Il faut : ▪ respecter la *dose* (3mL) et la *chronologie* de l'application de la SHA ▪ respecter la *durée d'application* de SHA (30 secondes) ▪ avoir les mains *sèches* après une application complète ▪ réaliser, au bout de *trois à cinq applications* pour un même patient, un lavage de mains simple puis réutiliser la SHA ▪ faire un lavage de mains si les mains sont exposées à des liquides biologiques (sang, urines, etc.) ou autres salissures

▪ Composition de la SHA :

Elle contient :

- un agent désinfectant (ex : *chlorhexidine*) ;
- un agent adoucissant (ex : *glycérine*).

▪ Intérêret : l'utilisation de la SHA permet de désinfecter les mains tout en les préservant du dessèchement dû à des lavages fréquents.

▪ Mise en garde : le lavage des mains est impératif lorsque les mains sont exposées à des liquides biologiques (sang, urines, selles, etc.).

CHAPITRE

11

L'organisation des espaces de vie

Les aménager, les sécuriser...

Introduction

L'aménagement des espaces de vie de l'enfant revêt une importance particulière.

Il s'agit de :

- l'espace de repos;
- l'espace de repas;
- l'espace sanitaire;
- l'espace de jeux et d'activités.

Ces espaces doivent respecter les *critères d'HSC* et le principe d'ergonomie (figure 11.1).

Nous donnons, à titre d'information, quelques notions d'aménagement des espaces de vie en milieu collectif (type crèche).

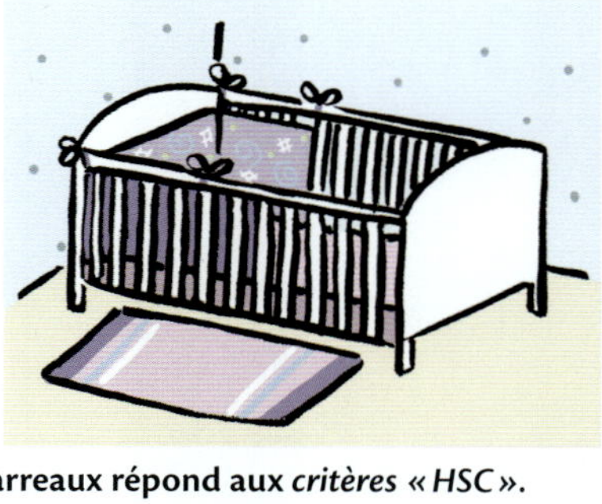

Figure 11.1. Le lit à barreaux répond aux *critères « HSC »*.

Mots-clés

- *L'espace de repos* : il s'agit de la chambre (en milieu familial) ou des dortoirs (en milieu collectif).
- *L'espace de repas* : il s'agit de l'endroit réservé aux repas. Ce peut être la salle à manger, ou la cuisine (en milieu familial) ou d'autres espaces selon l'âge des enfants (en milieu collectif).
- *L'espace sanitaire* : il s'agit de la salle de bains (en milieu familial) ou de la salle de change (en milieu collectif).
- *L'espace de jeux et d'activités* : il s'agit du « coin jeux » (en milieu familial) et des « coins jeux aménagés » ou ateliers (en milieu collectif).

Les critères d'aménagement de « l'espace repos »

L'orientation

La chambre ou le dortoir doit être situé du côté le plus calme du local et le moins ensoleillé (dans les régions de Sud).

La température

La température idéale de la chambre se situe aux alentours de 19 °C. Il faut savoir que le jeune enfant peut souffrir de la chaleur (déshydratation et risque de MIN). Le chauffage central est le mode de chauffage le plus *hygiénique* et de *sécurité*. Il doit être équipé d'un thermostat.

L'éclairage

Il doit être rationnel. De plus, il faut prévoir des stores pare-soleil, ou des volets pour faire la semi-pénombre lors de la sieste.

Le mobilier (ex. : le lit de l'enfant)

On peut trouver deux types de lits pour enfant, offrant chacun des avantages et des inconvénients.
Le lit à barreaux et le lit pliant sont des modèles très utilisés par les professionnels de la petite enfance (tableau 11.1).

Tableau 11.1. L'étude comparative de deux lits.

Lit à barreaux		Lit pliant ou matelas de sol	
Avantages	**Inconvénients**	**Avantages**	**Inconvénients**
▪ Mobile et lavable ▪ Stable ▪ Ergonomique[1] ▪ Surveillance aisée ▪ Parfois évolutif[2] ▪ Visibilité pour l'enfant	▪ L'enfant n'est pas autonome pour se lever ▪ Déconseillé pour les bébés[3]	▪ Mobile ▪ Rangement facile ▪ Bas (permet l'autonomie à l'enfant) ▪ Surveillance aisée	▪ Entretien difficile ▪ Salissant ▪ Maintien de l'enfant moins assuré

1. Ergonomique pour la personne qui manipule l'enfant à son niveau.
2. Évolutif : qui s'agrandit en fonction de l'âge de l'enfant.
3. Ils peuvent passer la tête hors des barreaux.

NB : la maison. L'AM, qui garde l'enfant à son domicile, peut conseiller aux parents un lit en tissu car il est :
• léger et pliable, donc gain de place et facilité de transport ;
• à claire-voie (la surveillance de l'enfant est facilitée).

Toutefois, il a un inconvénient : la *stabilité* est relative ; selon l'âge et le poids de l'enfant, il peut se renverser, d'où une vigilance accrue.

Les critères d'aménagement de « l'espace-repas »

L'installation de l'espace-repas varie en fonction de l'âge de l'enfant et doit répondre toujours à trois impératifs d'HSC.

À la crèche, il y a trois espaces-repas (figure 11.2).

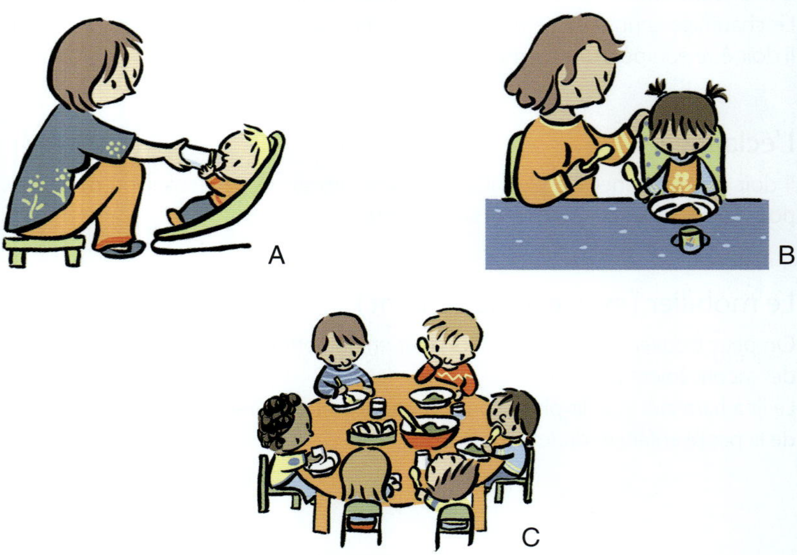

Figure 11.2. Trois exemples d'espaces-repas à la crèche.
A. Les bébés. B. Les moyens. C. Les grands.

Les facteurs d'ambiance

D'une façon générale, il faut choisir un espace :

- *calme* : éloigné de toute source de bruit (route, cour de récréation);
- *frais* : température autour de 19 °C et protégé du soleil (stores);
- *intimiste* : il faut éviter un espace trop vaste car insécurisant et un espace non meublé car il « résonne »;
- *fonctionnel* : il faut un espace suffisant entre les convives à table;
- *convivial* : il faut recréer une ambiance familiale qui sécurise l'enfant;
- *peu décoré* : il faut réduire la décoration au minimum par souci d'hygiène (prévoir des stores pour le soleil, des rideaux métalliques dits vénitiens, etc.).

Les sièges pour le repas des bébés

Ils doivent avant tout répondre aux normes de sécurité et être adaptés à l'âge de l'enfant. Nous vous proposons leurs caractéristiques (tableau 11.2).

Tableau 11.2. Caractéristiques des sièges pour le repas des bébés.

	Avantages	Inconvénients
Le *transat* ou le *baby-relax*	▪ Il permet de varier les positions de l'enfant ▪ Il facilite les contacts ▪ Il soutient bien le dos	▪ Sa manipulation n'est pas toujours facile ▪ Sa stabilité est relative *Précaution : bien fixer les attaches de sécurité*
La *chaise haute*	Elle permet à l'enfant de *participer au repas* des adultes	Manque de stabilité (surveiller les mouvements du bébé)

Les critères d'aménagement de « l'espace sanitaire »

L'espace sanitaire doit toujours répondre à des critères d'HSC et à des normes précises. Que ce soit dans la « salle de change » (en milieu collectif) ou de la « salle de bains » (à domicile).

Cet espace est utilisé pour effectuer la toilette des enfants à plusieurs moments de la journée (ex. : bain ou toilette du siège, des mains, du visage, etc.).

L'éclairage

Il doit être suffisant car l'AM doit observer l'aspect de la peau de l'enfant, lors du change. Toutefois, il ne doit pas être éblouissant pour l'enfant.

L'équipement

Il faut prévoir des cuves et des meubles de rangement très fonctionnels, solides et d'entretien facile.

Les critères d'aménagement de « l'espace jeux et activités »

Cet espace doit donc être adapté à l'âge de l'enfant.

L'aménagement pour les bébés

On utilise très souvent le matériel suivant : tapis de sol, tapis d'éveil et aire de jeux gonflable.

Le tapis de sol

Il doit être :

- de *grande dimension* (pour accueillir plusieurs enfants en même temps, faciliter leurs mouvements et leurs déplacements) ;
- en *caoutchouc* suffisamment épais (pour amortir les chocs), solide et d'entretien facile ;
- de *couleurs vives, attrayantes* (pour stimuler l'enfant).

Le tapis d'éveil

De dimension plus réduite, ce tapis est non seulement un support moelleux pour les activités de l'enfant, mais il propose des jeux d'éveil à caractère sensoriel (sonores, tactiles, visuels, etc.). Ex. : hochets, sonnettes, suspendus au portique, tapis d'eau, etc. Notons que le tapis d'éveil, fixé au parc par quatre liens d'attache, permet un espace de jeu individuel très douillet, mais il est d'entretien difficile.

L'aire de jeu gonflable

Elle peut avoir des formes diverses (fleur, bateau, arbre, etc.). Ses avantages sont les mêmes que ceux du tapis d'éveil et le même inconvénient que précédemment. De plus, l'aire doit être préalablement gonflée (ce qui présente une contrainte) et rend le matériel moins résistant à long terme.

L'aménagement pour les plus grands (dès 2 ans)

L'enfant apprécie particulièrement à cet âge d'imiter l'adulte ; les « coins jeux » favorisent les *jeux symboliques*. Ils seront équipés selon le thème choisi, par exemple :

- le coin poupées ;
- le coin docteur bobo ;
- le coin épicerie ;
- le coin école (l'enfant adore écrire ou dessiner sur un grand tableau !).

Les critères de sécurité pour les équipements (ex. : en collectivité)

Les qualités recherchées s'appuient toujours sur trois critères d'HSC. Pour l'aménagement de chaque espace, on s'attachera à sa fonction principale, ce qui déterminera le choix.

L'adaptation à l'âge et à la taille des utilisateurs

- les *équipements sanitaires* (tels que les lavabos, WC) : les dimensions (hauteur, profondeur) sont normalisées et doivent être accessibles;
- les *équipements mobiliers* (tels que chaises, tables, rangements) ont des hauteurs d'assise ou de plateau calculées selon la stature de l'enfant (tableau 11.3);

Tableau 11.3. Normalisation des tables et chaises selon la stature des utilisateurs (extrait de la norme européenne PR EN 1729).

Stature en cm	Chaise : hauteur d'assise	Table : hauteur de plateau
80/100	21 cm	40 cm
95/115	26 cm	47 cm
110/135	31 cm	54 cm
125/155	36 cm	61 cm
140/170	41 cm	68 cm
160/190	45 cm	75 cm

- les *matériaux* ne doivent présenter aucun danger; on utilise le bois raboté et peint avec des laques de polyuréthane ou du métal recouvert de résine époxy;
- les *couleurs* sont généralement vives, elles contribuent à créer une ambiance esthétique stimulante et chaleureuse.

La règlementation

La réglementation s'appuie sur les normes fixées par l'AFNOR (NF) et la Communauté européenne (CE) (figure 11.3).

Tout doit être mis en œuvre pour assurer le maximum de sécurité. On peut intervenir à deux niveaux : la prévention des accidents et les premiers dispositifs en cas d'accident.

Figure 11.3. Les exemples de marques NF pour les équipements.
a. NF-Éducation. C'est une marque de qualité garantie par les fabricants de mobilier scolaire.
b. NF-Collectivité. Cette marque concerne le mobilier collectif : accueil, réunions (hors bureau), restauration, hébergement, etc.

Mémo

La « sécurisation » des espaces de vie

Sécuriser les espaces de vie de l'enfant c'est viser un objectif majeur : prévenir les accidents.

La prévention peut se faire par :

- le *choix des matériaux* : le revêtement des sols et des murs, les rideaux, doivent résister au feu et aux fortes températures. On distingue les matériaux dits M0 (matériau incombustible) des matériaux dits M1 (matériau ignifugé, ininflammable) ;
- la *protection des angles saillants* : ceux-ci présentent un danger accru pour les jeunes enfants ;
- la *protection des portes* (doublées de caoutchouc mousse) ;
- la *présence de détecteur de fumées* ;
- le *choix du matériel* ; la marque NF garantit à la fois la qualité et la conformité aux normes (figure 11.3) ;
- la *protection des fenêtres, des escaliers* (barreaux) ;
- la *mise en hauteur (1 m) des prises électriques* ;
- la *vidéosurveillance*, etc.

NB : un certain nombre de *moyens* sont mis à disposition du personnel des collectivités pour alerter en cas d'accidents. Citons la présence :
- de *postes d'appel* (interphone, téléphone) ;
- d'*extincteurs contre le feu* (au fonctionnement régulièrement contrôlé) ;
- de consignes à suivre en cas d'incendie, etc.

Situation

Le plan de l'« espace sanitaire » de la crèche

Alix (auxiliaire de puériculture) montre à sa collègue Zoé (AM) les plans de la future crèche municipale, dont l'aménagement doit respecter toutes les normes et tous les critères d'HSC. Elle lui montre en particulier le *plan* de l'« espace sanitaire » de la crèche et la *maquette* qui a été associée.
Zoé trouve que l'idée du petit escalier est particulièrement intéressante. Permettant à l'enfant de monter lui-même sur la table de change, cet escalier assure l'*ergonomie* (donc la sécurité et le confort du personnel) et favorise l'*autonomie* et le *plaisir* de l'enfant (figures 11.4 et 11.5)!

Zoé réfléchit à l'organisation semblable qu'elle pourra concocter à domicile dans cet esprit-là!

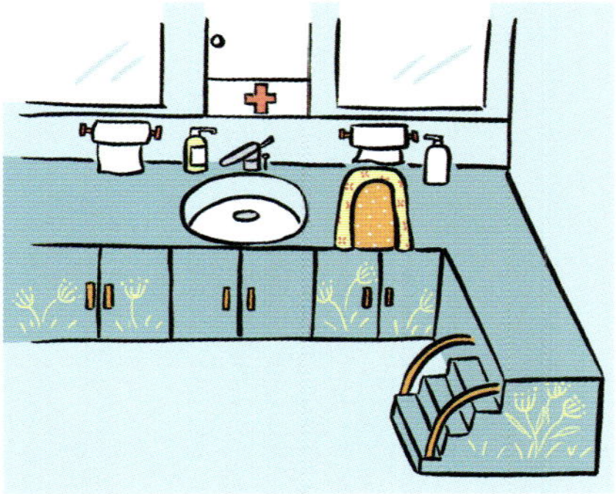

Figure 11.4. La salle de change (section des bébés) avec son équipement.
Ex : le papier toilette, l'armoire à pharmacie, le placard pour les couches, le linge de toilette, les crèmes, etc, le plan de travail avec les coussins de change, le mini-escalier pour l'enfant.

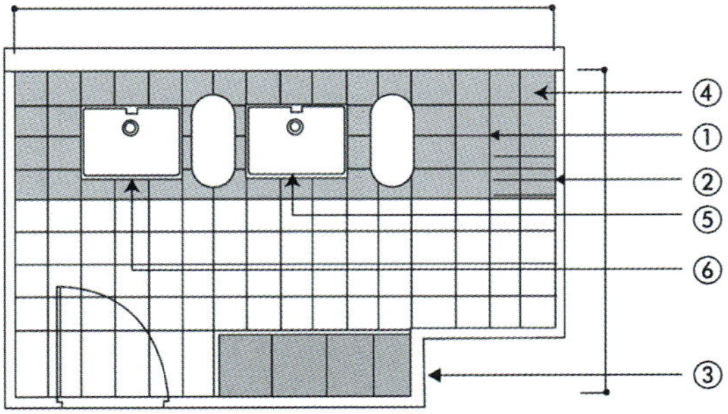

Figure 11.5. Le plan de l'espace sanitaire à la crèche.
1. Plan de travail (avec les lavabos et les coussins de change). 2. Escalier pour l'enfant. 3. Placards de rangements (pour les vêtements des enfants). 4. Étagères en hauteur pour les produits d'hygiène. 5. Placards pour les couches et le linge de toilette. 6. Carrelages au sol antidérapant, ou tapis de sécurité.

Compétences de l'AM

En milieu familial, l'AM a un rôle important dans l'aménagement des espaces de vie de l'enfant, dans le respect des critères d'HSC :

- pour l'*espace de repos* : l'AM doit s'assurer en particulier de sa *température* et de son *éclairage*. Pour le *lit*, il donnera des conseils à la famille dans l'intérêt de l'enfant ;
- pour l'*espace de repas* : l'AM utilise le matériel de la salle à manger ou de la cuisine en s'assurant que l'hygiène et la sécurité de l'enfant sont assurés ;
- pour l'*espace sanitaire* : l'AM veillera à ce que le point d'eau est à proximité de la table de change ;
- pour l'*espace de jeux et d'activités* : l'AM saura varier les « coins » de jeux car ils sont très prisés des enfants (avec un peu d'imagination, on peut facilement leur faire plaisir !).

CHAPITRE 12

L'organisation des activités et des jeux pour l'enfant

Classification des jouets et critères de choix

Introduction

Le jouet est un « objet d'expériences multiples » (Piaget[35]). Il influence le développement psychomoteur, le comportement et l'éveil de l'enfant.
L'AM veillera à conseiller utilement les parents afin qu'ils achètent des jouets correspondant bien aux besoins de l'enfant, à son âge, à ses capacités, à ses goûts et dans le respect des « normes » de sécurité.

Mots-clés

- *Le portique* : c'est l'un des jouets les plus vendus au monde. Il a été conçu sur le modèle d'une barre horizontale, soutenue par des poteaux à laquelle on accroche des agrès de gymnastique.
- *Le mobile* (étymologie : « qui bouge ») : c'est un jouet qui se met en mouvement. Il peut être activé par la main ou à l'aide d'une pile. Il s'accroche au plafond ou sur les barreaux du lit du nourrisson. Souvent, il est musical.
- *La « polyvalence » du jouet* : c'est le fait qu'un jouet peut cumuler plusieurs fonctions à la fois (ex. : le cube, cf. : *Remarque* en bas du (tableau 12.1).

Classification des jouets

La classification des jouets a été établie en fonction de l'âge et du développement psychomoteur de l'enfant (tableau 12.1). (Notons que ces « tranches d'âge » sont arbitraires et données à titre d'exemple.)

35. Piaget J. (1966) La psychologie de l'enfant. Paris : PUF, coll. « Que sais-je ? ».

Tableau 12.1. La classification.

Développement psychomoteur	Choix des jouets
Vers 3 mois à 6 mois	
L'enfant aime : ▪ voir (les couleurs) ▪ écouter ▪ toucher ▪ sucer	▪ Mobiles (au plafond, au berceau) ▪ Mobiles musicaux ▪ Bouliers ▪ Hochets, etc.
Vers 6 mois à 15 mois	
L'enfant maîtrise : ▪ la préhension volontaire ▪ le relâchement volontaire ▪ la position assise C'est l'âge : ▪ des dents ▪ de la crise d'angoisse (8e mois)	▪ Tableaux des découvertes ▪ Portiques, tableaux d'éveil, etc. ▪ Clés, anneaux en plastique, etc. ▪ Colliers à dentition ▪ Ours en peluche, poupées, etc.
Vers 1 an et demi–2 ans et demi	
▪ L'enfant aime *manipuler* : introduire, superposer, jeter, prendre	▪ Pyramides d'anneaux ▪ Gobelets et cubes gigognes, trieurs de forme, puzzles, etc.
▪ L'enfant aime *déplacer les objets* : lancer, pousser, tirer, traîner	▪ Ballons, petits trains, autos, camions (à chevaucher) ▪ Jeux à tirer ▪ Jouets porteurs, etc.
▪ L'enfant aime les *activités créatives* : peinture, modelage, musique, lecture	▪ Peinture, pâtes à modeler ▪ Disques et livres pour enfants
Vers 3–6 ans	
▪ L'enfant aime mimer des situations	*Jeux symboliques* : ▪ ours, poupées, dînettes ▪ marionnettes, panoplies, déguisements, etc.
▪ L'enfant aime se concentrer, réfléchir, inventer	*Jeux éducatifs* : ▪ jeux de construction (cubes, lego, etc.) ▪ lottino, perles à enfiler, etc.
▪ L'enfant a besoin de se dépenser physiquement	*Jeux moteurs* : ▪ échelles, balançoires ▪ toboggans, tourniquets, manèges, etc.
▪ L'enfant apprécie les activités de groupe	*Jeux collectifs* : ▪ danse, rondes, etc.
▪ L'enfant s'intéresse aux jeux virtuels	*Jeux vidéo* : ▪ consoles de jeux, jeux interactifs, etc.

Remarque

La « polyvalence » du jouet

De nombreux jouets peuvent cumuler plusieurs fonctions. On appelle cela la « polyvalence » des jouets. Prenons le cas du cube en plastique (mais beaucoup d'autres pourraient être cités) ; il regroupe toutes les fonctions. C'est un jouet qui *stimule tous les sens* (la vision, l'ouïe, le toucher), qui développe la *manipulation* : l'enfant peut le prendre, le jeter, ou le porter à sa bouche (il favorise aussi la *succion*).

Critères des jouets avant l'âge de la marche

On devrait appeler les jouets de cette période des « objets à jouer ». En effet, les jouets doivent plus particulièrement *stimuler les organes des sens* afin de développer l'éveil de l'enfant. Cette stimulation sera :

- *visuelle* : d'où le choix d'objets colorés, d'objets mobiles ;
- *auditive* : d'où le choix d'objets sonores ;
- *tactile* : d'où le choix d'objets aux contacts variés.

L'enfant porte tout à la bouche : le jouet doit répondre à ce besoin. (Il sera lavable, de forme simple et répondant aux normes de sécurité.)

Choix des jouets avant l'âge de la marche

Un choix s'impose parmi les nombreux jouets de cette période. Toutefois, cette liste n'a pas la prétention d'être exhaustive.

Les jouets à voir et à écouter

- Le *mobile* est le jouet classique du nourrisson : objet de grosse taille, souvent musical et très coloré, il stimule l'enfant et constitue un des premiers points de *repère* dans son environnement.
- Le *boulier* produit le même effet que le mobile musical ; le son du boulier est moins mélodieux mais il a l'avantage d'être provoqué par le geste du bébé qui le heurte, ce qui stimule l'*éveil* de l'enfant.

Les jouets à attraper et à toucher

- Le *portique* : c'est vers 5–6 mois, lorsque l'enfant a acquis la préhension volontaire, que le portique semble être particulièrement apprécié.

À savoir

- Le portique a été inventé dans les années 1950 par un médecin américain pour sa fille qui était handicapée motrice. Grâce au portique (dont le nom évoque l'appareil utilisé dans les gymnases), l'enfant développe sa motricité. Il est devenu le jouet le plus vendu au monde.
- Le *tableau d'éveil* développe en même temps de nombreuses *capacités sensorielles*. L'enfant peut pousser, tourner, tirer. C'est en fait la répétition des gestes qu'il essaie de maîtriser qui l'intéresse et qui l'éveille au monde.

Les jouets à sucer et à secouer

Citons les plus demandés :

- les *anneaux et clés plastifiés, les «grips»* sont des objets qui offrent des éléments de relief stimulants et s'attrapent bien ;
- les « colliers de dentition » sont particulièrement indiqués vers 6–8 mois lors de la sortie des premières dents ;
- les *animaux en plastique*. Parmi ces animaux, la girafe au long cou est celle que l'enfant maintient le mieux ;
- Les *hochets* sont les jouets par excellence du nourrisson, mais certains ne sont pas adaptés à ses besoins. Ils sont souvent trop lourds, leurs sons peu mélodieux.

Les objets à jeter

- Les *cubes* : ils seront choisis de préférence en plastique, légers et solides. Ainsi, ils pourront être sucés et jetés. C'est seulement dans un deuxième temps (vers 15–18 mois) que l'enfant leur donne leur fonction réelle : celle de l'empilement ;
- Les *boules* et les *balles* : elles incitent l'enfant à se déplacer pour les attraper, en rampant et en marchant à quatre pattes. Il en existe de nombreux modèles.

Activité ludique après la marche

Lors du choix des activités et jeux à proposer à l'enfant de l'âge de la marche (15–16 mois), l'AM doit prendre en compte différents facteurs. Citons :

La personnalité de l'enfant

L'enfant de cette tranche d'âge est souvent :

- *agressif* : dès qu'il voit un autre enfant jouer, il veut accaparer le jouet ! C'est en fait une façon de l'imiter (« d'être l'autre qui joue » disent les psychologues) ;
- *individualiste* et *possessif* : lorsqu'il a pris un jouet, l'enfant ne veut ni le rendre, ni le prêter (« c'est à moi, pas à toi ! » ce qui constitue une façon de définir son territoire) ;

- *négatif* : c'est la phase du « non », une façon d'affirmer son identité en s'opposant aux autres et à l'adulte ;
- *instable* : l'enfant change souvent d'activités et ne peut pas maintenir longtemps son attention, sollicitant sans cesse l'adulte.

Les difficultés engendrées

L'activité ludique des enfants de cet âge peut être source de :

- *frustration* : l'objet est pris par l'enfant le plus agile et l'enfant faible est bousculé par les autres ;
- *excitation* : les pleurs créent un fond sonore excitant pour le groupe et fatiguant pour le personnel ;
- *gêne* : l'attention est limitée ; si le jeu individuel est interrompu sans cesse, l'enfant ne peut s'engager dans une activité féconde.

Activité ludique pour un enfant de 2–3 ans

L'AM doit prendre en compte la personnalité de l'enfant. À cet âge, il fait preuve de :

- une *plus grande socialisation* : l'AM pourra donc proposer des activités motrices (pour jouer à plusieurs !) ;
- un *esprit de plus en plus curieux* : c'est l'âge où les jeux de réflexion (dits éducatifs) commencent à intéresser l'enfant ;
- l'*envie d'imiter l'adulte* : d'où l'intérêt de proposer aux enfants de 2 à 3 ans (et plus) des *jeux symboliques* (jeux d'imitation). C'est l'âge des poupées (ou poupons) pour jouer à la maman (ou au papa).

L'AM doit mettre à profit l'envie de l'enfant d'« imiter l'autre » pour lancer des « jeux moteurs » favorisant la socialisation et lui permettant de se « défouler », tout en évitant l'agressivité.

Normes de sécurité des jouets

Les jouets que les adultes achètent pour l'enfant doivent respecter les normes de sécurité (tableau 12.2).

Tableau 12.2. Jouets et normes de sécurité.

La marque NF	Le marquage
La *marque NF* (normes françaises) garantit que les exigences de qualité, sécurité, fiabilité décrites dans des normes et règlements de certification, ont été respectées. Elle vise à répondre à l'attente globale de qualité des prescripteurs de jouets	Le *marquage CE* (Communauté européenne) est un marquage européen obligatoire qui indique que les produits respectent les exigences essentielles de sécurité, de santé publique et de protection des consommateurs

Mémo

Respecter le rythme de l'enfant qui joue

La manipulation d'objets est d'autant plus facilitée que l'enfant se trouve dans une posture qu'il a prise lui-même et dans laquelle il n'a pas de problème d'équilibre. Un enfant placé assis pour « jouer » alors qu'il ne maîtrise pas cette position, aura toute son énergie concentrée sur l'effort à faire pour ajuster l'équilibre et ne manipulera pas (ou mal) les jouets. (Ces idées ont été largement développées dans les livres sur les expériences de Lóczy[36].)

Situation

Hanna (AM) privilégie le critère « sécurité »

Hanna (AM) garde à son domicile deux frères d'âge différent : Alban (18 mois) et Simon (4 ans). Hanna est vigilante. Elle veille à leur sécurité.

Aujourd'hui, elle évite de laisser le petit s'amuser avec les jouets de son frère aîné et apprend au grand à ne rien laisser traîner. Hanna a vu qu'Alban s'est emparé du sac de billes de Simon. Il a éparpillé les billes, puis les a portées à sa bouche.

Hanna a récupéré les billes tout en expliquant le risque à Alban.

Compétences de l'AM

L'AM veillera à :

- *observer les capacités de l'enfant* : prendre en compte ses possibilités motrices, intellectuelles et son tempérament ;
- *évaluer la quantité de jouets à offrir à l'enfant* : envahi de jouets, l'enfant ne saura pas où porter son attention et il ne sera plus motivé pour jouer. En revanche, peu de jouets (surtout chez les plus grands), risque de provoquer des conflits entre les enfants !
- *évaluer les critères de sécurité du jouet* : n'acheter que des jouets aux *normes françaises* (NF) qui puissent être portés à la bouche sans risque et qui se lavent facilement ;
- *organiser un espace de jeu adapté* : cet espace ne sera ni trop grand ni trop petit et il évoluera avec l'âge de l'enfant ;
- *créer un environnement sécurisant* : afin de persévérer dans ses expériences, l'enfant a besoin d'être sécurisé. Rencontrer le regard de l'adulte bienveillant quand on a réussi à empiler deux cubes, sentir sa compréhension quand on tâtonne pour ajuster deux Lego, sont autant d'encouragements pour l'enfant ;

36. Cf. ouvrages ou consulter Google sur Lóczy.

- *respecter le rythme de l'enfant* : un excès d'intervention de l'adulte est nuisible pour l'enfant. En effet, si l'adulte intervient trop fréquemment dans le jeu de l'enfant, celui-ci détournera son attention du jeu, et demandera une autre activité.

Projets et modes d'animation

Introduction

L'enfant apprend mille choses avec les jouets mis à sa disposition. Les « accessoires » des jeux répondent à des besoins précis et procurent à l'enfant éveil sensoriel et épanouissement. L'AM doit respecter ses goûts en le mettant dans une situation ludique adaptée à ses capacités motrices et cognitives.

Mots-clés[37]

- *Jouet* : c'est l'objet dont les enfants se servent pour s'amuser.
- *Activités* (vient d'action) : c'est la manifestation matérielle de la volonté dans un domaine déterminé.
- *Animation* (vient d'arriver) : c'est donner de la vie, du mouvement, de l'âme.
- *Animateur* : c'est la personne qui donne de l'entrain, du mouvement à un spectacle.
- *Stimulation* : c'est ce qui pousse quelqu'un à agir. C'est une émulation qui augmente l'activité.

Préparation d'un projet d'animation

Afin d'établir un projet d'animation, il faut prendre en compte certains critères et le *préparer en amont*. On utilise la méthode du QQQOCP. Il faut donc réfléchir aux points suivants :

- le *Qui ?* → Les enfants à qui le projet s'adresse ; ex. : leur âge et leur niveau de développement psychomoteur ;
- le *Quoi ?* → Le choix de l'activité ; ex. : collage, peinture, dessin, manipulation, jeux d'eau, etc. ;
- le *Quand ?* → C'est-à-dire l'heure de la journée où va se dérouler l'activité et sa durée (approximative) ;
- le *Où ?* → Le lieu (intérieur ou extérieur) ; il faudra s'assurer (en collectivité) de la disponibilité du lieu à l'heure fixée ;
- le *Comment ?* → Le matériel à préparer. La disponibilité du matériel et le mode d'animation prévu ;
- le *Pourquoi ?* → L'intérêt de l'activité pour ces enfants.

37. Définitions du dictionnaire Larousse.

Trois modes d'animation

Il existe trois grands modes d'animation : directif, semi-directif et non directif.

Le mode d'animation directif

C'est un mode d'animation où toutes les initiatives viennent de l'adulte. Dans ce cas, l'enfant doit se plier aux règles. S'il est mal utilisé, ce mode d'animation peut limiter la créativité de l'enfant et engendrer un sentiment de frustration. Il est de ce fait peu utilisé.

Le mode d'animation semi-directif

L'AM intervient pour proposer et non pour imposer. L'enfant doit pouvoir librement et réellement choisir. Il est particulièrement indiqué pour stimuler les enfants qui ont des difficultés à prendre des initiatives (notamment à leur arrivée).

Le mode d'animation non directif

C'est un mode d'animation où l'AM n'intervient pas. Il laisse dans ce cas s'exprimer la libre créativité de l'enfant; celui-ci peut jouer seul. Mais il est présent, attentif, disponible et prêt à répondre à ses demandes et afin de lui procurer un sentiment de sécurité.

Analyse des « méthodes de stimulation » de l'enfant par le jeu

Les stimulations se présentent sous différentes formes. Chacune possède des aspects positifs et négatifs.

Les stimulations directes

- Les stimulations mode « consignes » :
  - *aspect positif* : il s'agit d'ordres ou de conseils ou encore d'encouragements; ex. : « fais ceci », « vas-y ». Elles sont délivrées sur un mode positif, ce qui leur donne un côté constructif dans l'esprit de l'enfant;
  - *aspect négatif* : il s'agit essentiellement des interdits; ex : « ne fait pas ceci », « non, c'est défendu ! ». Les interdits sont indispensables pour protéger la sécurité de l'enfant mais induisent un état de dépendance à l'adulte.
- Les stimulations mode « affectives » :
  - *aspect positif* : ce sont toutes les interactions entre l'enfant et l'adulte sur le terrain de l'affectivité; par exemple, « c'est bien, tu es un amour », ou même le gros câlin qui vient récompenser une réussite. Ces stimulations sont fondées sur une relation de dépendance (affective cette fois). L'enfant fait volontiers l'amalgame : « ce que je fais est bien, on m'aime » (et réciproquement). Toutefois si ce type d'amalgame peut se comprendre au niveau de la vie familiale, il se conçoit mal dans le cadre professionnel;
  - *aspect négatif* : c'est tout le registre allant de la dépréciation de l'enfant au chantage affectif; par exemple, « tu es vilain », « je ne t'aime plus »... Ce type de stimulation engendre une mauvaise image de soi et une anxiété existentielle. Il faut proscrire ce type de stimulation.

Les stimulations semi-directes : « l'imitation »

L'imitation est l'un des plus puissants ressorts de l'activité entre 2 et 6 ans. Les jeunes enfants s'emploient à imiter les traits positifs (et aussi négatifs) du comportement des adultes qu'ils admirent, et des petits copains.

Les stimulations indirectes

Il s'agit de proposer à l'enfant un espace et un matériel adaptés à ses besoins, en veillant à enlever tout danger potentiel :

- *aspect positif* : l'enfant agit librement, il ne connaît pas les échecs répétitifs; l'adulte laisse l'enfant maître de ses choix, en favorisant son autonomie;
- *aspect négatif* : peut-on parler encore de stimulation ?

Mémo

Savoir utiliser les « stimulations » !

En matière de « stimulation » d'un enfant, l'AM doit réfléchir à la citation de Jean Piaget : « Un enfant a infiniment plus à gagner à faire pendant trois jours une expérience lui-même, plutôt que de passer un quart d'heure à voir un adulte lui montrer[38]. »

L'AM doit savoir que stimuler correctement un jeune enfant, c'est :

- préférer la stimulation par l'environnement, donc la *stimulation indirecte* à la stimulation directe, dans une perspective d'autonomie de l'enfant;
- lui proposer autant d'activités qu'il peut en effectuer et aussi difficiles qu'il peut les réussir, mais pas plus;
- intervenir auprès de l'enfant uniquement lorsque c'est nécessaire et sur un *mode positif*. (Réserver le négatif au minimum vital.)

Situation

La « stimulation indirecte »

Aujourd'hui, Justine (AM) a collé de grandes feuilles de papier sur une petite table et elle a disposé quatre gobelets contenant des feutres de différentes couleurs. Les enfants choisissent librement :

- Tony (2 ans) et Juliette (2 ans et demi) prennent des feutres, se placent devant les feuilles et font de grands mouvements amples en se déplaçant de droite à gauche;
- Lara (3 ans) préfère colorier un coin de la feuille, puis elle change d'endroit pour refaire un gribouillis. Ensuite, elle change de feutre, elle met sa main contre la feuille et en colorie le pourtour. Puis elle va le ranger. Lara a fini son travail !

38. Jean Piaget.

Compétences de l'AM

L'AM veillera à :

- *Respecter le tempérament de l'enfant* :
  - si l'enfant a une grande vitalité, il aura besoin de jouets mobiles (tricycle, camion-porteur);
  - si l'enfant aime jouer seul, il aura besoin de jeux calmes (dominos, puzzles, Lego);
  - si l'enfant s'ennuie seul, il faut l'aider à s'insérer dans un petit groupe d'enfants;
  - ne jamais forcer un enfant à participer à une activité.
- *Respecter le besoin de sécurité de l'enfant* :
  - créer une ambiance chaleureuse et affective qui sécurise l'enfant;
  - réexpliquer souvent l'activité, être présent;
  - être attentif à son comportement individuel et en groupes;
  - permettre à l'enfant « d'avoir confiance en soi ». (Pour réussir, l'enfant a besoin de se sentir soutenu.)
- *Respecter les rythmes de l'enfant* :
  - planifier les temps de repos et de jeux : l'enfant a besoin d'activités structurées, mais également de « temps libres » où il pourra donner libre cours à son imagination;
  - respecter le temps de jeu de l'enfant, c'est-à-dire ne pas interrompre brutalement le jeu de l'enfant (c'est une source de frustration);
  - savoir lui expliquer que la fin du jeu est proche, ce qui est mieux accepté par l'enfant.

Différentes activités et jeux proposés à l'enfant

Introduction

Dès son plus jeune âge, l'enfant « joue » à toute occasion. Il joue d'abord seul, (souvent avec ses petites mains !), ensuite il jouera avec ses copains.
Plus tard, l'enfant demande à l'adulte de devenir « son partenaire de jeu ».
L'AM aidera l'enfant à prendre conscience de ses actions et à lui donner envie d'en créer d'autres.

Mots-clés[39]

- *Jouer* : étymologiquement, jouer signifie se « recréer » (se distraire).
- *Manipuler* : c'est l'acte de « manœuvrer », d'agir avec la main.

39. Définitions du dictionnaire Larousse.

- *Situation ludique* : c'est une situation de jeu.
- *Imagier* : c'est le premier livre à proposer à un enfant (vers l'âge de 12–15 mois).

Il y a une seule image sur chaque page du livre.

La peinture

Les différentes activités

L'enfant aime la peinture qu'il peut exprimer de différentes façons.

Peinture « avec les mains »

On propose aux enfants de répandre de la couleur sur des supports en papier, directement avec les mains, préalablement trempées dans un pot de peinture.

Avantages

L'enfant, en général, apprécie le contact avec la matière molle. Il observe, après l'exercice, les traces de sa main et celles de ses camarades, il remarque les formes différentes (figure 12.1).

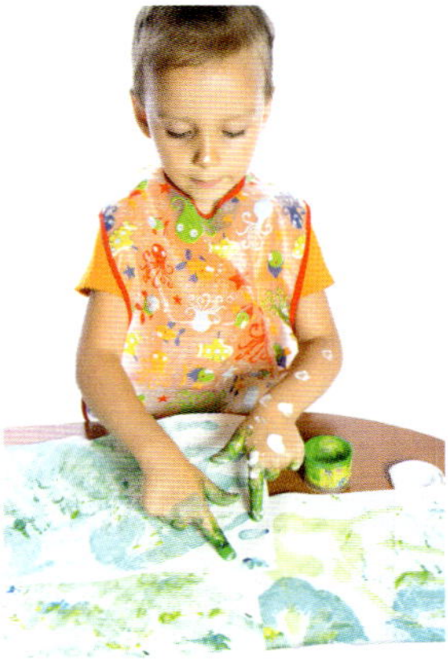

Figure 12.1. Peinture avec les mains : l'enfant observe les formes qu'il a crées.
© Dar1930 - Fotolia

Inconvénients

À cette période de la vie de l'enfant, la force des interdits parentaux (la propreté en particulier) pèse très lourd. Il ne faut donc rien imposer à l'enfant et comprendre ses refus.

Peinture « avec les pieds »

On propose aux enfants de répandre de la couleur sur des supports en papier (grandes feuilles fixées au sol) avec ses deux pieds, préalablement trempés dans une assiette de peinture.

Avantages

Ce jeu permet donc à l'enfant d'acquérir « l'image de son corps » (schéma corporel) (figure 12.2).

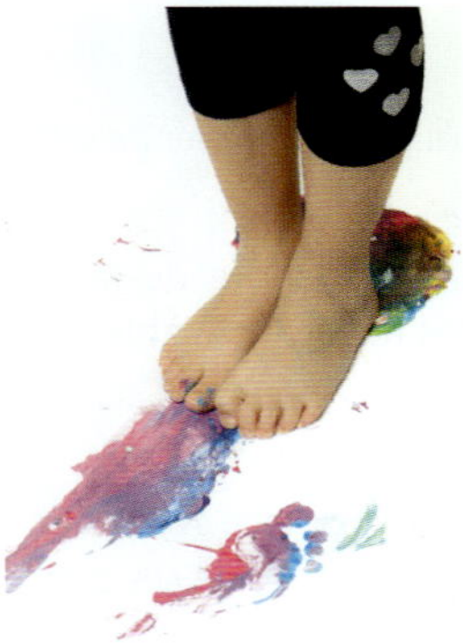

Figure 12.2. Les pieds dans la peinture est une activité parfois refusée par certains enfants.
© mickyso – Fotolia

Inconvénients

Cette activité est difficile. Elle nécessite l'acquisition de l'équilibre. L'enfant doit être aidé par l'adulte, afin d'éviter les chutes.

Peinture avec des « outils »

Les *pinceaux* vont inciter les enfants à peindre de façon plus fine ou éventuellement « avec des objets insolites »; il s'agit d'objets détournés de leur fonction première (à savoir : des cuillères, bouchons, éponges ou petites balles en caoutchouc, etc.) que l'on trempe dans la peinture et qui laissent des traces. Les enfants apprécient toujours ce type d'objets et les trouvent eux-mêmes (figure 12.3)!

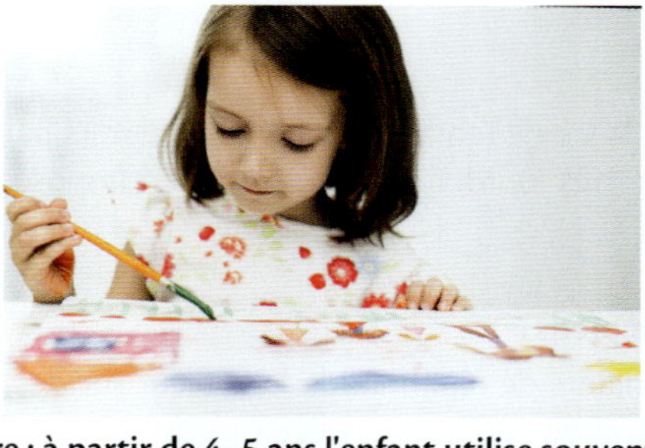

Figure 12.3. Peinture : à partir de 4–5 ans l'enfant utilise souvent le pinceau.
© kolinko_tanya - Fotolia

Situation

Ben découvre la peinture !

Ben (3 ans) depuis quelques semaines refuse de participer aux diverses activités de peinture proposées par Aliette (AM). Il a une certaine appréhension pour la peinture avec la main. Alors, Aliette lui propose de peindre à l'aide d'un « objet magique » qu'elle sort d'une petite boîte ! (C'est un bouchon de liège.)
Après une minute de réflexion, Ben le trempe dans la peinture et avec de grands gestes et de grands cris (« broum... broum... ») il lui fait faire un long trajet sur la feuille, semé de traces multicolores. On l'a compris c'est une auto et cette découverte a été le début de son intérêt pour la peinture !

Compétences de l'AM

L'AM veillera à faire parler l'enfant de « sa » peinture :

- le « dialogue » avec l'adulte permet à l'enfant de se renouveler dans l'action, de jouer avec les couleurs ;
- après l'action, l'adulte doit inciter l'enfant à « observer » ce qui a été peint ; ex. : remarquer que les couleurs ne sont pas mélangées (que les bleus sont restés bleus).

Intérêt : l'enfant se sent concerné parce que l'on parle de lui à travers sa production.

La musique

Les différentes activités

Participer à l'éveil musical de l'enfant, c'est l'aider à développer sa *sensibilité auditive* au même titre que sa *sensibilité visuelle ou tactile*. C'est l'aider à affiner son intérêt et son goût pour ce qui constitue l'un des grands plaisirs de la vie.
Les activités qui stimulent chez l'enfant l'éveil musical sont très nombreuses. Nous allons développer celles qui permettent au professionnel de l'enfance (PE) d'obtenir, non pas la pédagogie, mais l'attitude adéquate.

Oser jouer (ou chanter) spontanément

L'enfant donne à entendre un son pour partager un plaisir émotionnel. Si l'adulte sait le recevoir, alors naît un désir d'échange qui permet à l'enfant de communiquer, sur un registre de jeu. Il s'agit pour l'adulte de renvoyer à l'enfant un geste sonore, une vocalisation, afin de lui permettre une prise de conscience de ses actions sonores, une envie d'en inventer d'autres.

« Parler le son » avec l'enfant

Il est indispensable de nommer ce qui s'entend et de commenter en termes imagés l'enveloppe sonore qui accompagne l'enfant. Il est certain que de multiples facteurs influencent son comportement ; citons en particulier :

- son âge, sa sensibilité ;
- sa relation à l'adulte.

Les chansons

À certains moments, l'adulte ne doit pas hésiter à entonner un chant de son propre répertoire pour le simple plaisir de communiquer sa joie de chanter aux enfants.

Utiliser les instruments de musique

La notion d'instruments de musique pour enfants peut recouvrir une palette d'objets très diversifiés. Citons par exemples :

- les tambourins ;
- les maracas et grattoirs ;
- les harmonicas et les flûtes harmoniques.

Créer un coin musique

Le coin-musique trouve désormais sa place, au même titre que le coin poupée dans la maison de l'AM.

La seule présence d'un magnétophone peut faire de ce coin un lieu d'écoute musical.

> **Situation**
>
> **L'éveil musical chez l'AM**
>
> Katia (AM) organise une séquence musicale pour Paul (2 ans) et Léa (2 ans et demi). Les enfants s'approchent d'elle lorsqu'elle propose d'écouter la « musique ». Dès les premières secondes c'est la joie. Ils battent des mains, ils rient, mais Katia voit que les enfants replongent un à un dans leur jeu précédent. Alors Katia présente un *tambourin* à Paul ; celui-ci le saisit des deux mains, le met face à lui et, figurant un volant de voiture, le tourne dans tous les sens en accompagnant vocalement son jeu d'un grand vrombissement du moteur.

> *Remarque*
>
> Pour faire découvrir la musique à l'enfant, l'AM devra donc toujours l'associer au jeu.

Compétences de l'AM

- Se procurer des instruments adaptés à l'âge, à la maturité, à la sensibilité des enfants.
- S'assurer de la qualité du matériel musical proposé par les fournisseurs.
- Sensibiliser et impliquer les parents à l'éveil musical de l'enfant.
- Associer le « plaisir musical » à d'autres activités quotidiennes de l'enfant.

Les livres

Différents livres

L'imagier (vers 12–15 mois)

C'est le premier livre pour l'enfant. L'enfant de cet âge est très sensible aux *images*. Il reconnaît la représentation de quelque chose de connu (ex. : un chat, un chien, etc.).

Le livre d'images (vers 2 ans)

Il capte l'intérêt des enfants par la « situation » qu'il présente (le jeu, le repas, etc.). Ex. : le personnage connu (ou un petit animal humanisé) est peint dans « l'action » et permet à l'enfant de découvrir avec lui un monde qui ressemble au sien !

Les livres d'histoires (vers 3 ans)

- *Intérêts* : grâce aux histoires racontées par l'adulte, les enfants peuvent exprimer des sentiments gais ou tristes.
- *Inconvénients* : il semble utile de rappeler qu'il faut absolument éviter de raconter à l'enfant des contes effrayants, particulièrement en fin de journée !

> ## Situation
>
> ### Le chat d'Alix
>
> Alix (15 mois) montre du doigt le petit chat (bleu) illustré sur son imagier et dit « minou, minou » et pousse des cris de joie.
> Olivia (AM) observe le regard de l'enfant, qui cherche à présent le chat (réel !) qui est dans l'appartement. Celui-ci n'est pas bleu !
> Immédiatement, Olivia commence à la questionner : « tu as reconnu le chat ? », « notre chat s'appelle Titi ? », « comment est-il ? ».
> Le livre permet d'entretenir un dialogue plein de plaisir partagé.

Compétences de l'AM

L'AM veillera à :

- *créer une relation harmonieuse* : l'exploration du livre doit passer par une relation chaleureuse avec l'enfant. L'AM veillera à respecter le « dialogue » de l'enfant avec le livre. C'est un tête-à-tête dans lequel il s'investit totalement.
- *aménager un coin lecture* : un coin lecture bien aménagé favorise la découverte des livres et, autour d'eux, les échanges. Les critères de l'aménagement de l'espace sont le calme et le confort.

Le récit : « raconter une histoire ! »

Cette activité d'éveil peut se pratiquer aussi bien à domicile, qu'en structure d'accueil. Elle a pour objectif de développer la communication entre enfants et de favoriser leur imagination.

La préparation du « récit »

L'AM s'assoit à côté de l'enfant (s'il est seul) ou face à eux (s'ils sont plusieurs). Il dit, dès le début : « lisons ensemble l'histoire d'Émilie et de son frère Maxime. Ils vont à la plage, c'est l'été ! » (figure 12.4).

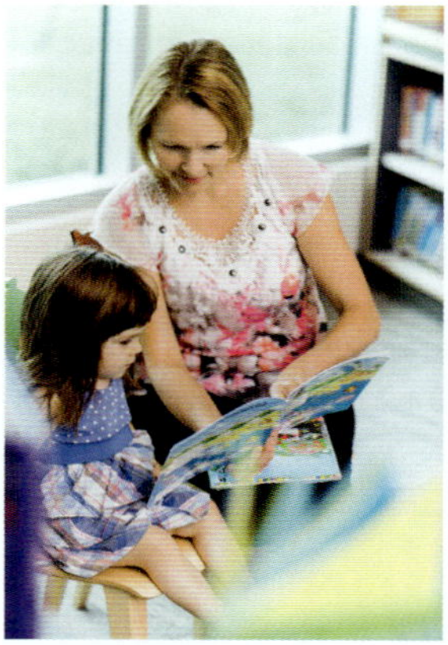

Figure 12.4. L'AM doit savoir « raconter une histoire » à l'enfant.
© Tyler Olson- Fotolia

L'action de « raconter[40] »

L'histoire commence :

1. *Émilie dit à son grand frère Maxime* : « oh ! Le château de sable que nous avons construit hier est tout mou. Il va s'écrouler ! »
2. *Maxime répond* : « elle exagère la mer ! Elle est très méchante... Elle a détruit le château, c'était notre maison ! Dis, Émilie, est-ce qu'on le reconstruit ? ». « Oh, oui ! » *dit Émilie*. « Moi je commence à construire le toit, toi les fenêtres... Il va être très beau. »
3. « Venez voir les copains. Il est encore plus gros qu'avant », *dit Émilie*.
4. « Attention, la mer monte. Il faut protéger le château ! » *disent les copains*. « On va construire un mur d'enceinte, un fossé pour arrêter l'eau. »

40. Histoire imaginée par Jacqueline Gassier.

5. « Il faut partir, maman nous appelle; on reviendra demain » *dit Maxime.* « On reviendra demain nous aussi » *répondent les copains.*
6. Le lendemain, les enfants reviennent à la plage, voir le château de sable; *les enfants disent* : « il était encore là… tout grand, tout beau… »
7. Les enfants décident d'emmener le château chez eux. Ils vont chercher une petite carriole et, morceau par morceau, le chargent très doucement sur celle-ci. Le château reste debout. On peut partir. Allons-y!
8. « En route pour la maison! On va conduire très lentement. Il ne faut pas l'abîmer! » *disent les enfants.*
9. « Chut! Ne faites pas de bruit… Maman dort, il ne faut pas qu'elle nous entende » *dit Maxime.*
10. « Mon Dieu! Qu'avez-vous fait ? » *dit maman* qui vient de se réveiller et voit le château de sable dans la maison! « Ça n'est pas possible, on ne peut pas mettre un château de sable dans une maison, ça n'est pas sa place! Vous allez le transporter dans le jardin… » *dit maman.*
11. Les enfants sont tristes mais préparent le projet… « On va creuser un trou, on va le remplir d'eau et ainsi, les petits oiseaux pourront venir boire dans notre belle maison! » *disent les enfants.* « L'été arrive, les oiseaux ont soif, il faut penser à eux! ». Et les enfants se mettent au travail.
12. Le lendemain matin, de très bonne heure… les enfants entendent des cris d'oiseaux. Ils se lèvent… et que voient-ils? Plus de cinquante oiseaux qui survolent le château, qui posent leurs petites pattes sur les fenêtres. Certains sont même rentrés dans le château pour s'y faire un petit nid, d'autres se prélassent sur les balcons. Les enfants sont fous de joie (figure 12.5).

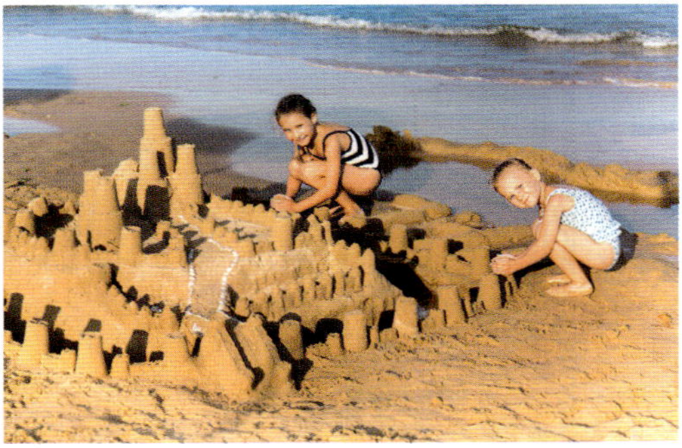

Figure 12.5. « Le château de sable » d'Émilie et de Maxime.

> **Mémo**
>
> **Quel est l'intérêt de cette histoire ?**
>
> Au fil de ce récit, analysons l'intérêt qu'il présente pour l'enfant :
>
> - l'enfant a réalisé un jour une œuvre éphémère qui a été détruite, dérobée. Cela lui apprend les « causes à effets », lui donne envie de la revoir, donc de la reconstruire ;
> - l'enfant a besoin de ses pairs pour le stimuler, l'aider, le féliciter, le critiquer éventuellement ;
> - ce récit permet également de voir l'obéissance à la mère et la notion du temps (il faut partir) ;
> - à la fin, les enfants sont tristes mais se consolent vite puisqu'un autre projet est en vue (le château va être une « construction utile ») ;
> - en conclusion : c'est une « leçon de vie ».

Les jeux de réflexion (encastrement, construction, etc.)

Les différentes activités

Bien choisis, les jeux de réflexion peuvent être très enrichissants pour l'enfant.

Les jeux d'emboîtement

Citons les jouets gigognes, la pyramide d'anneaux, etc. (Ce sont les premiers jeux de réflexion à proposer à l'enfant.)

Les jeux de construction

Citons les Lego. Ils sont très prisés des enfants ; on peut les démonter pour en créer d'autres ; tous les éléments s'interpénètrent entre eux et la manipulation est très facile.

Les jeux d'encastrement

Citons les trieurs de forme, puzzles, mosaïques, etc.

Les jeux de connaissance

- Citons les jeux de lotos, dominos. Ces jeux font appel à la logique, l'observation, la découverte du monde, l'expression orale. Ex. : le loto des animaux familiers, du jardin, des chiffres, des lettres, des heures, etc.
- Les dominos puzzles sont des jeux plus difficiles que les précédents et se donnent après l'âge de 3 ans.

Les jeux d'enfilage, de laçage, de collage

Ils développent la manipulation fine et la créativité de l'enfant. De plus, ils lui permettent de fabriquer un objet que l'on peut offrir à quelqu'un.

Mémo

Respectons l'imagination créatrice de l'enfant !

Les AM (ainsi que tous les PE) préfèrent donner à l'enfant du papier qu'il peut déchirer en petits morceaux et coller à son idée sur une feuille, plutôt que de faire coller des « gommettes » (*a fortiori* autour d'une forme dessinée à l'avance par l'adulte). Il faut bien savoir que l'imagination créatrice de l'enfant est souvent plus performante que celle de tous les concepteurs de jouets réunis !

Situation

Marcel apprécie le « loto du jardin »

Après l'école, Marie (AM) propose à Marcel (4 ans) de jouer au loto du jardin. Elle a observé l'intérêt de l'enfant pour tout ce qui concerne les fleurs, les légumes. Marcel lui raconte que son père fait « pousser les plantes ! ». Ainsi, il peut nommer facilement les différentes illustrations proposées.

Compétences de l'AM

Pour commencer à jouer, l'enfant a toujours besoin d'un minimum d'explications ou d'une démonstration de l'adulte. Il est vivement déconseillé de déposer ces jeux sur une table devant les enfants et de les laisser se débrouiller. L'AM est complice. Il constitue toujours l'atout indispensable à ce type de jeu !

Les jeux symboliques

Le jeu symbolique est un jeu de fiction où l'enfant laisse libre cours à son imagination. Il peut avoir pour supports différents jouets, tels que : la poupée, l'ours, la marionnette, etc.

Différents jeux et leur intérêt

Les jeux de socialisation

Au travers de ces jeux l'enfant se décentre de lui-même pour aller vers autrui. Il expérimente différents rôles de la vie sociale et accepte mieux les règlements et les frustrations imposés par l'adulte.

Les jeux de transfert

Lors du jeu, l'enfant fait un transfert : la poupée devient l'enfant, tandis que, face à elle, l'enfant endosse le personnage de ses parents, dont il adopte tous les traits de caractère (attitudes, voix, etc.).

Les coins jeux

Les coins jeux sont très prisés par les enfants. Citons :

- *le coin déguisement* : c'est un coin particulièrement apprécié des enfants dès l'âge de 2–3 ans. Ils adorent jouer à imiter les adultes et n'importe quels draps, chiffon de couleur, paire de chaussures, vont l'aider à faire le « carnaval » ;
- *le coin maquillage* : ce coin peut habilement compléter le coin déguisement. Des produits de maquillage inoffensifs sont vendus à cet effet, dont on trouvera la liste dans les catalogues de jouets.

NB : il existe bien d'autres coins jeux (ex. : le coin infirmerie, pharmacie, le coin-école, etc.). Nous ne pouvons pas tous les citer…

Situation

La poupée d'Alison (4 ans)

Alison dit : « mon bébé a mal dormi ; il a fait pipi dans la nuit et a pleuré. Je lui ai donné du lait chaud mais il a encore pleuré. En fait, il voulait venir dormir dans mon lit ; alors je l'ai pris dans mes bras, je l'ai consolé, il a souri. »

L'enfant transgresse les interdits. Alison ne dit pas qu'elle a puni le bébé, pourtant celui-ci a eu de grosses faiblesses (pipi au lit, pleurs, désirs de dormir dans le lit de maman). L'enfant se donne le beau rôle, celui de l'adulte fort et puissant qui pardonne.

Attention aux excès d'interprétation !

Si l'on observe que, lors des jeux, la poupée est plus souvent battue que câlinée, cela signifie qu'il existe, peut-être, chez l'enfant quelque problème à élucider. Les psychologues disent que, dans une telle situation, la poupée battue représente l'enfant lui-même. Ceci peut révéler un risque de maltraitance. Toutefois, il faut mettre le professionnel en garde *contre un excès d'interprétation* des conduites enfantines au travers de ces jeux…

Compétences de l'AM

L'*écoute* de l'enfant au travers de ce jeu est importante ; en effet, le dialogue entre l'enfant et son jouet laisse apparaître ses préoccupations.

L'AM doit y porter une oreille attentive et bienveillante.

Par ailleurs, l'AM devra s'interdire de s'immiscer dans les jeux de l'enfant et de dicter des comportements dans le but de lui faire passer des « leçons ».

Les jeux moteurs

Les objectifs des jeux

Les jeux (ou exercices moteurs) ont un triple objectif :

- *développer la personnalité* :
  - persévérance, courage,
  - adresse, habileté, agilité, imagination, langage, etc. ;
- *développer la socialisation* :
  - échanges, communication,
  - règles à respecter ;
- *développer le schéma corporel* :
  - orientation dans l'espace,
  - meilleure connaissance du corps. Ex. : Chloé (2 ans) veut passer sous un banc, mais elle ne plie pas assez les jambes, se heurte les fesses et pleure…

Les variétés des jeux

L'objet caché (ou déplacé)

L'adulte cache un jouet et stimule l'enfant à le rechercher. Par exemple, l'AM peut choisir un cube aux couleurs vives ou un ours (l'enfant y est très attaché à cet âge). Il veillera à cacher l'objet tout près de l'enfant afin de ne pas le décourager. L'objet doit être déplacé par l'adulte devant l'enfant, ce qui donne à ce dernier l'envie de l'attraper, de gagner !

Les jeux avec du petit mobilier (ex. : les chaises)

Ce jeu peut avoir diverses variantes. Ex. : les *chaises s'alignent en enfilade*, l'enfant peut y marcher (aidé par l'adulte), ce qui plaît à l'enfant, surtout s'il réalise ses performances sous le regard admiratif d'un petit copain !

Le jeu animé (ex. : « la course »)

Il existe de très nombreux jeux animés qui peuvent se pratiquer à domicile. Ex. : *courir*. Il s'agit d'un petit *footing* que l'AM peut proposer à l'enfant afin de l'aider à se défouler ! (Voir ci-dessous, « Situation ».)

Les jeux de « cachettes »

Vers 3 ans, l'enfant aime se cacher dans des *cartons d'emballage*. L'AM peut se procurer des cartons de type « supermarché »).

> **Mémo**
>
> **Observer les enfants**
>
> L'AM doit tenir compte du développement psychomoteur et des possibilités de l'enfant. Il doit tenir compte également de ses disposition : a-t-il envie ou non de commencer un exercice ? Est-ce le moment opportun ?

Situation

« La course »

Marie (AM) trottine dans les quatre coins de la pièce; elle signale à Maxime (2 ans) le but de la course : « je cours vers la porte bleue. » Ensuite, elle dit « vers la fenêtre », « viens m'attraper ! ». Marie court à un rythme très lent, que Maxime peut suivre facilement. Ce jeu favorise les contacts entre l'adulte et l'enfant (donc sa socialisation) et ne met pas l'enfant en échec.

Compétences de l'AM

L'AM veille à :

- *préparer l'enfant* : utiliser des vêtements *amples* et *légers* ;
- *expliquer les activités motrices* à l'enfant (utiliser des mots simples);
- *préparer le matériel de jeu* qui doit être adapté à l'âge et aux capacités de l'enfant ;
- *aménager l'espace* : enlever les meubles qui pourraient être gênants ;
- *valoriser l'enfant* : stimuler l'enfant sur le registre positif.

Les jeux de manipulation

Les intérêts de la manipulation (tableau 12.3)

La manipulation de l'eau revêt des intérêts multiples. Outre le plaisir ludique qu'elle apporte à l'enfant, cette activité favorise la connaissance à tous les niveaux et en particulier la connaissance de son corps.

Tableau 12.3. Les intérêts regroupés de la manipulation chez l'enfant.

La manipulation permet de :	
▪ Favoriser la connaissance :	▪ de l'élément naturel (plaisir sensuel); ex. : l'eau, le sable, etc. ▪ de soi (schéma corporel) ▪ des objets (rapports de cause à effet) ▪ d'autrui (socialisation)
▪ Favoriser l'expression :	▪ motrice → fine (par la main) ou globale (par le corps) ▪ orale → langage, communication ▪ créatrice, artistique, culturelle, etc.

Les variétés d'exercices

La manipulation de l'eau (dans l'évier)

L'évier rempli d'eau est une véritable joie pour les petites mains manipulatrices. Ce bac est pourvu de robinet que l'enfant adore ouvrir et fermer. L'évier peut être remplacé par une bassine en plastique.

L'AM peut procurer aussi à l'enfant des objets qui peuvent se transformer au contact de l'eau (comme l'éponge) ou fondre (comme le savon).

Précautions

L'enfant doit être non seulement surveillé, mais « accompagné ». L'évier n'est pas à la hauteur de l'enfant ; celui-ci doit être maintenu par l'adulte sur un tabouret. Par ailleurs, pour limiter les dégâts, il est prudent de protéger le sol ; outre le risque du préjudice matériel, le sol recouvert d'eau devient glissant donc *dangereux* pour l'enfant.

La manipulation du sable (le bac)

- Le plein air est l'endroit idéal pour faire jouer l'enfant car le bac est généralement au niveau du sol et l'enfant joue accroupi.
- Pour les jeux à l'intérieur, c'est plus difficile à organiser ; il faut se procurer des bacs et de la matiée fluide (type sciure).

La « pâte à modeler », la « pâte à sel »

La pâte à modeler est une activité très appréciée de l'enfant ; outre le plaisir de manipuler, il lui permet de créer. De plus, les composants sont naturels (donc aucun danger si l'enfant les porte à la bouche).

La pâte à tarte (le gâteau)

La technique de la pâte à tarte est facile et présente un grand intérêt : l'adulte peut associer l'enfant à sa confection.

Mémo

Observez l'enfant qui « manipule »

En observant l'enfant qui manipule, l'AM obtient des renseignements intéressants sur sa personnalité. Certains enfants coopèrent alors que d'autres restent très individualistes. Il voit aussi la persévérance et l'obstination de certains à poursuivre une même activité. Il découvre la mobilité d'un autre qui change sans cesse d'activité et ne peut pas s'immobiliser plus de quelques secondes !

Situation

Le gâteau d'anniversaire de Léa

Aujourd'hui, Pauline (AM) propose à Léa (4 ans) de l'aider à confectionner une tarte pour son anniversaire. Léa utilise toute la force de ses petites mains pour malaxer et pétrir la pâte. Ensuite, elle aide Pauline à l'étaler dans le moule avant de la faire cuire. Elle prépare déjà les quatre bougies pour la décorer.

Compétences de l'AM

L'AM saura stimuler et valoriser l'enfant, quels que soient son implication et le résultat obtenu dans cette activité. Il aura à l'esprit les trois grands intérêts que présente « l'activité manipulation » (dans sa globalité) afin de la proposer le plus souvent possible à l'enfant.

CHAPITRE 13

Les relations professionnelles

La nature des relations professionnelles

Introduction

Les relations professionnelles s'établissent sur la qualité des liens sociaux. Afin de vivre de façon harmonieuse avec notre groupe social, il faut créer des liens relationnels de qualité.

Mots-clés

- On appelle *lien* ce qui attache à l'autre.
- *Le quotient relationnel* (*QR*) est l'ensemble des moyens dont dispose une personne pour créer des liens sociaux et entretenir ces liens dans la durée.

Le quotient relationnel

Quand une personne a :

- un *QR élevé* : elle induit facilement des liens sociaux; ceux-ci sont durables, stimulants et enrichissants;
- un *QR moyen ou bas* : elle induit difficilement des liens sociaux; ces liens ne sont pas solides ou elle a tendance à susciter la polémique.

Les niveaux relationnels

Citons quatre niveaux :

- le *niveau 1* : c'est le *langage de couloir*. Ex. : « ça va ? », « très bien et toi ? »;
- le *niveau 2* : c'est le *langage du quotidien*. Ex. : « ta mère va mieux ? », « oui, l'opération s'est bien passée, merci »;

- le *niveau 3* : c'est le *langage intime*. Ex. : « tu m'as fait de la peine, car hier tu m'as dit que [...] » ;
- le *niveau 4* : c'est le *langage vrai*. Ex. : « lorsque tu m'as dit [...], j'ai cru comprendre que tu souhaitais que [...]. » C'est à ce niveau-là que la communication est vraie et que les personnes peuvent mieux se comprendre.

La méthode pour créer des liens

Pour développer son QR et réussir à *créer des liens*, on peut suivre la méthode mnémotechnique qui est basée sur la signification de chaque lettre du mot « créer ». Ex. :

- C : *se **c**onnaître* pour mieux connaître l'autre. Se connaître, c'est apprendre à connaître ses propres défauts et ainsi à mieux tolérer ceux d'autrui ;
- R : ***r**ejeter les mécanismes de défense*. L'être humain a tendance à vouloir se défendre, c'est-à-dire se protéger de l'autre, or il faut être ouvert à autrui, ne pas avoir peur d'autrui (faire confiance) ;
- É : ***é**couter* l'autre. L'écoute active est une écoute qui prend du temps pour l'autre. Elle est essentielle dans les rapports sociaux et capitale dans les rapports soignant-patient ;
- Ê : ***ê**tre disponible à l'autre*. C'est-à-dire se libérer de toute occupation pour ne s'adonner qu'à une tâche essentielle ;
- R : ***r**ejeter les masques protecteurs*, c'est être authentique, vrai. Se montrer tel que l'on est, ne pas jouer un rôle artificiel et faux.

La méthode pour gérer les conflits

Parmi les difficultés relationnelles, on retrouve la fatigue, le stress, etc. Pour gérer les conflits, l'AM veillera à gérer l'agressivité. Il doit :

- *verbaliser les sentiments* : c'est-à-dire mettre des mots sur le ressenti de chacun (cela apaise les tensions) ;
- *rester calme et ferme face à l'agresseur* : le calme désamorce le conflit, la fermeté entretient le respect et l'ordre ;
- *rester dans les limites de sa fonction et transmettre* : l'AM ne doit jamais entrer dans une situation de conflit, il doit immédiatement transmettre les éléments de la situation conflictuelle.

Mémo

L'AM a un « rôle éducatif »

L'AM a un *rôle éducatif* à jouer auprès des enfants et plus particulièrement de leurs parents. La démarche d'éducation entre dans ses missions. Ex. : pour les repas de l'enfant, le professionnel présente aux parents le *menu de midi* et leur demande si possible de prendre en compte sa composition pour établir le *menu du soir*, en expliquant l'intérêt d'une alimentation variée et équilibrée.

> **Situation**
>
> **Le quotient relationnel d'Arina**
>
> Arina (AM) est une personne ouverte, dynamique, liante. Elle associe souvent les gestes aux mots. Elle sait ouvrir ses bras pour faire un geste apaisant et donner un sourire à ceux qu'elle rencontre au détour d'un couloir. De plus, Arina développe ses connaissances par tous les moyens possibles (livres, revues, Internet…) et aime transmettre ses connaissances dans le cadre de son travail. Elle a un bon QR À l'inverse, Judith (AM) induit difficilement des *liens relationnels*. Alors elle se réfugie auprès des enfants, elle dit qu'au moins, avec eux, elle ne sera pas jugée…

Compétences de l'AM

Pour améliorer les liens sociaux, l'AM doit éviter trois attitudes : les préjugés, l'écoute subjective et l'écoute égocentrique.

Les préjugés (obstacle relationnel)

Les opinions ne sont pas immuables. Notre jugement doit toujours être réévalué : il est conseillé de soumettre sa critique à une évaluation : *est-ce utile ? Est-ce bon ? Est-ce vrai ?*

L'écoute subjective (obstacle affectif)

Notre écoute a tendance à être très vite *subjective* (c'est-à-dire « aux ordres de l'intérêt »). Prendre conscience de cette mauvaise tendance nous aide à devenir plus objectif, plus neutre, dans l'écoute de l'autre.

L'écoute égocentrique (obstacle individuel)

La personnalité égocentrique est centrée sur elle-même. Elle est incapable de se mettre à la place d'autrui. Or, le PE, plus que quiconque, doit pouvoir faire preuve d'*empathie*.

La réunion et l'animation

Introduction

La *communication professionnelle* en groupe consiste à transmettre des informations à plusieurs personnes. Il y a différents types de réunions; chacune vise un objectif précis.

Mots-clés

- *La réunion professionnelle* consiste à regrouper plusieurs personnes intéressées par le même sujet (professionnels d'une équipe).
- *L'animation* consiste à organiser et à diriger une activité pour un groupe de personnes.

La réunion

Il existe différents types de réunions. Citons :

- la réunion de *discussion*, pour échanger des points de vue ;
- la réunion d'*information*, pour transmettre des informations ;
- la réunion de *décision*, pour rechercher une solution.

Il est important pour l'orateur de :

- se présenter au groupe et d'annoncer l'objet de la réunion ;
- demander aux participants de se présenter (faire un tour de table).

Le comportement des personnes en réunion

L'AM doit comprendre tout l'intérêt pour lui de participer activement aux réunions ; il doit chercher à « se former tout en s'informant ». Toutefois, lorsque l'on participe à une réunion, il y a certaines attitudes plus professionnelles que d'autres. Ex. : les attitudes positives et les attitudes négatives.

Les attitudes positives

Il faut veiller à :

- être coopératif ;
- écouter ;
- ne pas couper la parole ;
- être concis, bref.

Les attitudes négatives

Certains participants ont des difficultés à prendre la parole dans un groupe :

- *ils n'ont rien à dire* parce qu'ils sont d'accord ou parce qu'ils ne sont pas concernés… ;
- *ils ne peuvent pas parler* parce qu'ils ne savent pas ou croient ne pas savoir.

Le *leader du groupe* peut les aider pour les mettre en confiance.

L'animation

L'AM participe souvent à des projets d'animation. Pour cela, il doit se questionner en utilisant la méthode du QQQOCP (voir ci-dessous, « Situation »).

Mémo

Les trois supports de communication

Il existe trois formes de supports de communication :

- le *support oral* : réunion ou entretien téléphonique ou entretien direct ;
- le *support écrit* : lettre, dépliant, tract, e-mail, SMS ;
- le *support visuel* : tableau, planning, graphique, affichette, vidéo, photographie.

Situation

Delphine (AM) prépare un « projet d'animation »

Pour préparer une « activité de peinture », Delphine va tout d'abord la rédiger par écrit, en utilisant la méthode du QQQOCP. Ex. :

- le *Quoi ? Qu'est-ce qu'une activité peinture ?* Laquelle a été déjà pratiquée ici ?
- le *Qui ? Qui sont les enfants participants ?* (Âge ? Capacités ?)
- le *Quand ? Quel jour a été fixé pour cette activité ?*
- le *Où ? Où l'organiser ? Quel est l'endroit qui convient le mieux ?* (Salle chauffée ? Aérée ? Propre ?)
- le *Comment ? Comment organiser l'activité ?* (Avec quoi ?)
- le *Pourquoi ? Quels sont les intérêts et les objectifs de l'activité proposée ?* (Ex. : stimuler la préhension fine, la communication, la vie en groupe, etc.)

Compétences de l'AM

L'AM veillera à :

- être à l'écoute des besoins de l'enfant et le faire participer à l'activité en fonction de son âge et de ses capacités ;
- le valoriser dans ses choix ;
- stimuler son autonomie ;
- informer les parents de l'activité proposée et des réactions de l'enfant après l'activité ;
- lors d'une réunion, intervenir de temps en temps pour une remarque appropriée et savoir « écouter » les autres participants.

L'esprit d'équipe et le secret professionnel

Introduction

L'*équipe* est l'ensemble des personnes ayant des *compétences complémentaires* pour collaborer à une activité (ou soins). C'est donc une équipe pluridisciplinaire. Cela sous-entend d'avoir un esprit de *concertation* et de respecter la déontologie professionnelle.

Mots-clés

- *L'équipe* est définie comme étant « un groupe de personnes unies dans une tâche commune ».
- *La compétence professionnelle* est garantie par un diplôme d'État. La personne a l'obligation d'améliorer et de maintenir ses compétences tout au long de son exercice professionnel.

Les règles de fonctionnement d'une équipe

Le fonctionnement d'une équipe exige :

- l'adhésion à un projet commun;
- les compétences des membres;
- le respect de chacun (collègues et hiérarchie);
- les valeurs partagées par tous (ex. : respect de la discrétion professionnelle et du secret professionnel).

La collaboration et la responsabilité des acteurs

La collaboration

C'est la *volonté de travailler ensemble*. Ex. : la collaboration de l'AM et de la puéricultrice afin de mettre en œuvre des activités pour répondre aux besoins de l'enfant et de sa famille. La collaboration nécessite donc que chaque professionnel connaisse :

- le champ de ses compétences;
- l'utilité des missions de chacun d'eux.

La responsabilité

La puéricultrice ne pourra confier à l'AM que les activités pour lesquelles il aura reçu une formation. La puéricultrice doit s'assurer de leur exécution et veiller à leur évaluation (en regard des normes de qualité attendue). Mais cette responsabilité de la puéricultrice ne retire en rien la responsabilité de l'AM dans la façon dont il doit réaliser l'activité qui lui a été confiée.

L'obligation de secret professionnel

Selon la loi, le secret professionnel est de règle « pour tous les faits et documents dont les salariés ont connaissance dans le cadre de leur fonction. Il englobe les informations données par un employé sur l'établissement (ou l'institution) qui l'emploie et sur ses collègues de travail[41] ».

Toute violation du secret professionnel est une faute grave. Lors d'une violation du secret professionnel, chacun doit répondre de sa faute individuellement face à la justice. Lorsque ce dernier invoque « l'ignorance de la gravité de la faute » pour atténuer sa faute professionnelle, le tribunal prend très rarement en compte cet argument, en fonction d'un grand principe : « nul n'est censé ignorer la loi. »

---

41. Code pénal (art. 226-13).

Mémo

Qui est dispensé du secret professionnel et pourquoi ?

Certaines dérogations au secret professionnel sont prévues par le Code pénal. Il s'agit des déclarations de sévices et de violences sur *mineur de moins de 15 ans* et sur *personnes fragilisées* (personnes âgées, handicapées, malades ou affaiblies). Concrètement, tout professionnel doit signaler à son responsable. Ex. : à la puéricultrice ou au médecin, les sévices ou privations qu'il constate (c'est une obligation).

Situations

La « violation » du secret professionnel

- *Mathilde* (AM) a été convoquée par la puéricultrice (Mme D.) pour avoir divulgué des informations erronées sur sa responsable (Mme G.) et son milieu de travail (collègues, opinions politiques, organisation, etc.). Elle doit répondre à cette accusation.
- *Alice* (AM) a été accusée de « violation du secret professionnel » pour avoir transmis par téléphone des informations au père de l'enfant (M. R.). Celui-ci est séparé de la maman et il en a fait un mauvais usage en période de divorce…

Compétences de l'AM

L'AM veillera à :

- *faire preuve « d'esprit d'équipe »* ;
- *respecter le secret professionnel*, c'est-à-dire ne donner aucun renseignement par téléphone et *ne donner aucune information orale ou écrite sur l'enfant dont il s'occupe ou sur son environnement familial* (nom, situation familiale, santé, maladies, soins, examens, diagnostics, vie professionnelle, sociale, chômage, budget, confidences, religion, goûts, opinions, visites, rapports de voisinage, résultats scolaires, etc.) ;
- faire preuve de *discrétion* et de *réserve professionnelle* en respectant ses collègues et son milieu de travail.

CHAPITRE

14

L'organisation générale du corps humain

Les grandes fonctions du corps humain

Introduction

Le corps humain est organisé de façon *décroissante*, allant du plus grand au plus petit. Il est constitué de plusieurs *appareils*, de plusieurs *organes*, qui assurent chacun des fonctions bien spécifiques.

Mots-clés

- *L'appareil* : il est constitué de plusieurs *organes*.
- *L'organe* : il est constitué de plusieurs *tissus*.
- *Le tissu* : il est constitué de plusieurs *cellules*.
- *La cellule* : elle est le plus petit élément vivant.

Les appareils et les organes

Les appareils sont constitués de plusieurs organes qui accomplissent tous des fonctions similaires (tableau 14.1).

Tableau 14.1. Les appareils et leurs fonctions.

Appareils	Organes (3 exemples)	Rôle (essentiel)
Appareil respiratoire	Pharynx, trachée, poumons, etc.	Permet l'apport d'O_2 et l'élimination du CO_2
Appareil digestif	Œsophage, estomac, intestin, etc.	Permet de digérer les aliments et d'assurer le transfert des nutriments dans le sang
Appareil excréteur	Reins, uretères, vessie, etc.	Permet d'éliminer les déchets de l'organisme

(*Suite*)

Tableau 14.1. Suite.

Appareils	Organes (3 exemples)	Rôle (essentiel)
Appareil circulatoire	Cœur, vaisseaux sanguins, etc.	Permet de distribuer à l'organisme l'oxygène et les nutriments et d'évacuer les déchets
Système nerveux	Nerfs, cerveau, moelle épinière, etc.	Permet de commander et de coordonner les activités de l'organisme
Appareil locomoteur	Os, muscles, articulations, etc.	Permet d'agir sur le monde extérieur et de se déplacer (marcher)
Appareil génital	• Femme : ovaires, utérus, etc. • Homme : testicules, etc.	Permet la procréation

Les tissus et les cellules

- Les *tissus* sont composés d'un assemblage de cellules spécialisées. Ils accomplissent une même fonction. Ex. : le *tissu épithélial* est un tissu dit de « revêtement » qui est constitué de cellules *jointives* (très serrées) qui a une fonction de protection. Le *tissu musculaire* est un tissu qui est constitué de cellules douées de contractilité.
- Les *cellules* contiennent 46 chromosomes (excepté les cellules sexuelles).

Situation

Le tissu et ses cellules

Le tissu qui constitue la surface de la peau est le tissu épithélia, lui-même constitué de cellules épithéliales (figure 14.1). Ces cellules sont pourvues d'un noyau central rond; elles sont très serrées (on les dit ***jointives***); elles assurent une fonction de protection contre l'extérieur. Elles font barrière aux agressions diverses de la peau (chocs, coups, pénétration de corps étrangers, de micro-organismes, etc.).

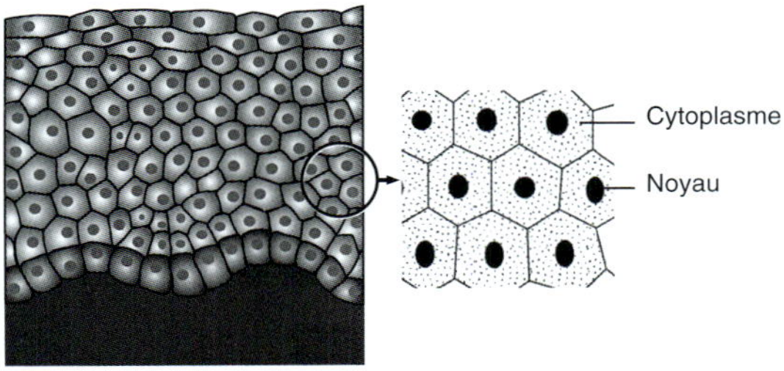

Figure 14.1. Le tissu épithélial (l'épiderme) et les cellules épithéliales.

Mémo

Les trois fonctions du corps humain

Le corps humain assure trois fonctions essentielles :

- la *fonction de relation* : elle nous met en relation avec le milieu extérieur grâce aux organes des sens (la vue, l'ouïe, le toucher, l'odorat et le goût);
- la *fonction de nutrition* : elle assure l'entretien de l'organisme grâce aux systèmes digestif, respiratoire et circulatoire;
- la *fonction de reproduction* : elle permet de transmettre la vie grâce à l'appareil reproducteur (organes génitaux mâles ou femelles).

La peau

Introduction

La peau est constituée de *différents tissus* qui ont chacun des *fonctions* spécifiques à remplir. Son épaisseur est variable selon les endroits du corps.

Mots-clés

- *Couche cornée (dure)* : elle est constituée de cellules *mortes*.
- *Couche basse (hypoderme)* : elle est constituée de cellules *graisseuses*.
- *Glandes sudoripares* : elles sécrètent la *sueur*.

La structure de la peau (figure 14.2)

La peau est composée de trois parties :

- l'épiderme;
- le derme;
- l'hypoderme.

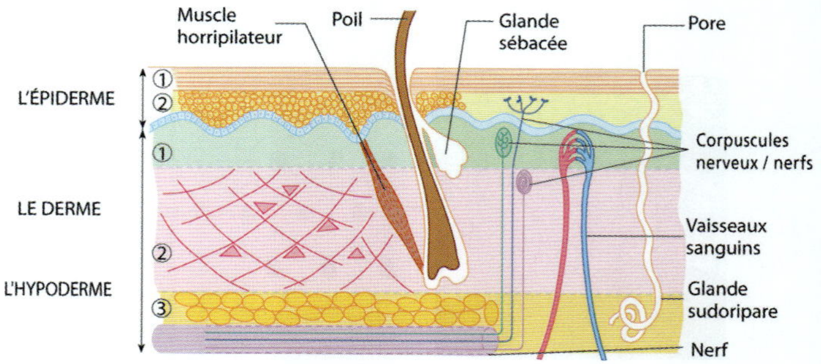

Figure 14.2. La peau et ses annexes.

Les quatre fonctions de la peau

Tableau 14.2. Les quatre fonctions de la peau.

Toucher	Protection	Excrétion	Production vitamine D
▪ *tactile* (tact) ▪ *thermique* (chaleur-froid) ▪ douloureuse	▪ *extérieure* (chocs, frottements) ▪ microbienne ▪ solaire[1] ▪ *thermique* (contre le froid et le chaud)	▪ la peau évacue la sueur (déchet)	▪ la peau fabrique de la vitamine D[2]

1. Grâce aux cellules qui provoquent la pigmentation (ou hâle).
2. La vitamine D a un rôle antirachitique appréciable chez l'enfant.

Hygiène

Les pratiques d'hygiène corporelle visent à assurer le bien-être et le confort. De plus, elles apportent de bonnes habitudes éducatives dès le plus jeune âge. Citons : le bain, la douche, le lavage des mains, etc.

Situation

La sensation tactile de Marcos (6 mois)

Nous constatons que Marcos (6 mois) a une sensation tactile très développée. C'est la raison pour laquelle il suce souvent son doigt ou sa main et il apprécie particulièrement les caresses et le contact doux de la personne qui s'occupe de lui.
La main a une perception tactile très fine. Nous pouvons observer trois zones de perception tactile de la main.
Sur la figure 14.3, elles sont d'autant plus foncées que la perception tactile est plus sensible.

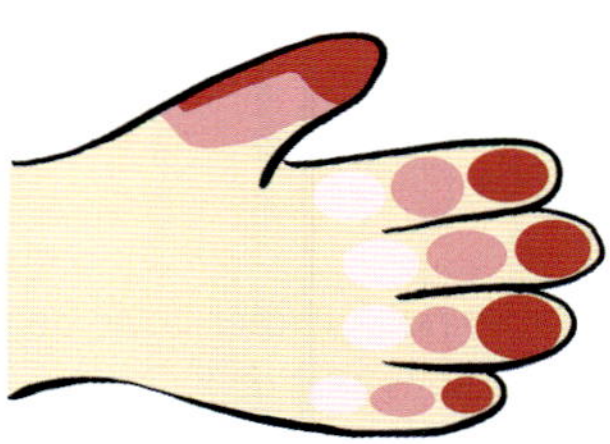

Figure 14.3. La sensation tactile de la main.

- zone 1 = sensation +
- zone 2 = sensation ++
- zone 3 = sensation +++ (le bout des doigts est donc plus particulièrement sensible).

Mémo

Le « tact » est délicat

Le tact est un sens très délicat. Il est développé dans certaines parties de notre corps, en particulier aux *extrémités* (mains, pieds, lèvres, etc.). En s'éloignant de la surface de la peau, le tact est moins sensible.

Le système nerveux

Introduction

Il y a deux systèmes nerveux (SN) :

- le *SN cérébrospinal* ;
- le *SN végétatif*.

Chacun accomplit des fonctions spécifiques (figure 14.4).

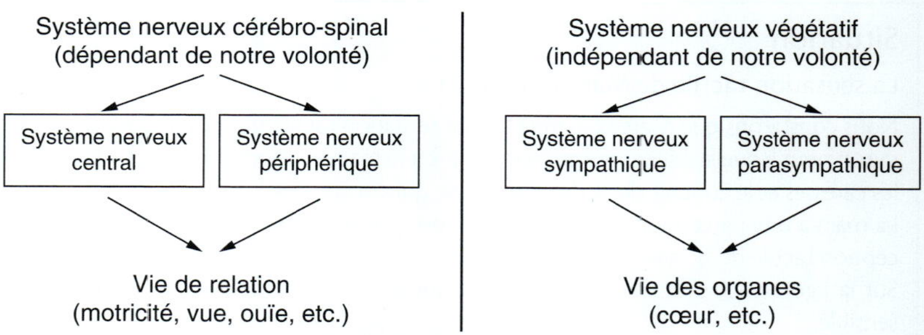

Figure 14.4. Organisation générale des deux systèmes nerveux.

Mots-clés

- Le *système nerveux cérébrospinal* : permet la vie de relation. Il est dit « volontaire » (c'est celui que nous étudions ci-après).
- Le *système nerveux végétatif* : contrôle le fonctionnement de nos organes. Il est autonome.

Anatomie du système nerveux

Le système nerveux central

- Il est composé de l'*encéphale* et de la *moelle épinière*.
- Il est protégé par un système de membranes, les *méninges*.

Le système nerveux périphérique : les nerfs

Il existe deux grands types de nerfs : les nerfs crâniens et les nerfs rachidiens.

Le tissu nerveux et les neurones

Le tissu nerveux présente deux substances : la *substance grise* et la *substance blanche*. Le tissu nerveux est constitué de milliers de cellules appelées *neurones*.

Physiologie du système nerveux

Le rôle des nerfs

- Plusieurs excitants agissent sur les nerfs. Ils sont :
  - *mécaniques* (piqûres, pincements, bruits);
  - *chimiques* (acides);
  - *électriques* (lumière vive);
  - *thermiques* (chaleur, froid).
- Lorsqu'un excitant agit sur un nerf, il provoque un *influx nerveux*. Ex. : l'influx visuel, auditif, etc.). L'influx nerveux peut provoquer des mouvements involontaires (dits « réflexes »).
- L'influx nerveux va circuler dans les nerfs. Ex. : de la peau vers la moelle (trajet sensitif), de la moelle vers les muscles (trajet moteur).
- L'influx nerveux semble ainsi revenir sur lui-même, d'où le nom de « réflexe » donné au phénomène (voir ci-dessous, « Situation »).

Le rôle du cerveau

Le cerveau (ou encéphale) est le centre de la *sensibilité consciente*, de la *motricité volontaire* et de *l'intelligence*.

Hygiène

Le bon fonctionnement de notre système nerveux dépend d'une *bonne hygiène de vie*. Pour maintenir l'appareil nerveux en bon état, il faut avoir un *sommeil réparateur*. Il est indispensable à l'équilibre humain.

Situation

Le « réflexe » de Ben (3 ans)

Ben voit un vase sur la table. Il veut le prendre pour y mettre des fleurs (des roses). En prenant la rose, il se pique…

La piqûre produit une excitation des terminaisons nerveuses de la peau. L'influx nerveux (créé par l'excitation) suit le nerf sensitif; il arrive à la moelle épinière qui envoie alors un influx par les fibres motrices (c'est un réflexe).

L'influx moteur suit le nerf moteur et provoque une contraction des muscles (la main se retire) (figure 14.5).

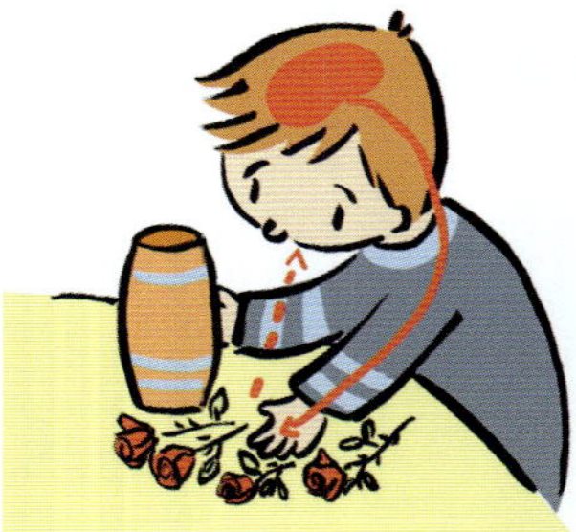

Figure 14.5. Le « réflexe » de Ben.

Mémo

Le « réflexe », un acte involontaire et très utile!

Un *réflexe est une action motrice indépendante de notre volonté*. La commande de réaction réflexe intervient spontanément, sans que l'on puisse la contrôler. C'est un acte *involontaire* et parfois *inconscient*. L'acte réflexe (figure 14.6) a plusieurs intérêts : ici il permet de soustraire d'un danger ou d'un risque!

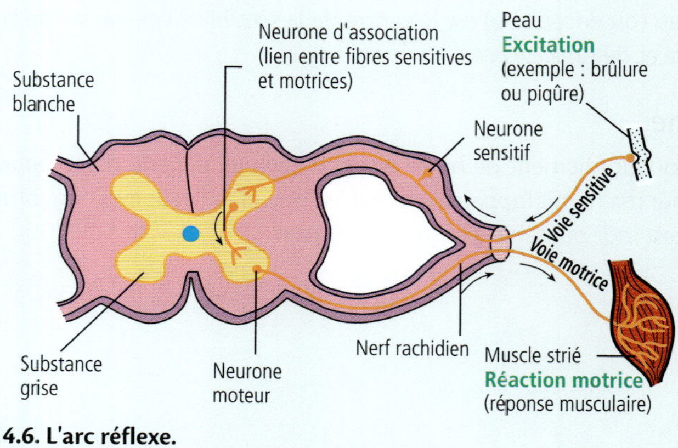

Figure 14.6. L'arc réflexe.

Les organes des sens

Introduction

L'activité sensorielle est l'activité des organes des cinq sens : vision, ouïe, odorat, toucher, goût.

Mots-clés

Citons trois anomalies de l'œil :

- la *myopie* : c'est un défaut de la vision de loin ;
- l'*hypermétropie* : c'est un défaut de la vision de près ;
- l'*astigmatisme* : c'est un défaut de la courbure du globe oculaire.

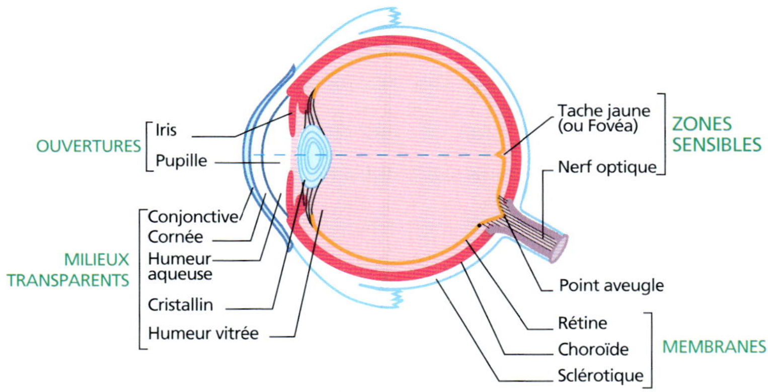

Figure 14.7. La coupe de l'œil.
* Droits réservés, J. Gassier.

L'œil

L'œil comporte deux parties : le *globe oculaire* et les *annexes*, dont les fonctions sont très différentes (figure 14.7).

- L'œil procure des *sensations visuelles*. Grâce à cet organe, nous avons la notion de lumière, forme, distance et couleurs des objets. C'est à la fois un appareil sensible et un appareil photographique producteur d'images.
- Les *annexes de l'œil* sont :
  - protectrices grâce aux paupières ;
  - motrices grâce aux muscles oculaires ;
  - sécrétrices grâce aux glandes lacrymales.

Hygiène (prévention de la fatigue oculaire)

La fatigue oculaire est décelée par des picotements, des sensations de poids dans les paupières et des difficultés pour la lecture. Pour la prévenir, il faut adopter :

- de bonnes conditions de lecture (éclairer suffisamment);
- une lumière reposante pour les yeux dans les pièces à vivre;
- une bonne orientation de la table de travail (la lumière doit arriver par la gauche);
- une bonne hygiène alimentaire (la vitamine A est excellente pour la rétine).

Pour prévenir la fatigue oculaire chez les jeunes, il faut limiter le temps passé devant l'ordinateur (les jeux en particulier!).

L'oreille

- L'oreille comporte trois parties : l'oreille externe, l'oreille moyenne et l'oreille interne.
- L'oreille assure deux fonctions importantes. Elle est à la fois le centre de l'*audition* et celui de l'*équilibre* :
  - l'*audition* : elle nous permet de percevoir les *sons*. Chaque fois qu'il y a du bruit, l'air transmet des séries de vibrations (que l'on compare à des ondes concentriques à la surface de l'eau : ces ondes s'élargissent de plus en plus du point qui a reçu le choc initial). Elles vont se propager de trois manières au sein de l'oreille (figure 14.8);
  - l'*équilibre* : l'oreille contient des fibres nerveuses qui informent à chaque instant le cervelet (centre nerveux de l'équilibration) des positions du corps[42].

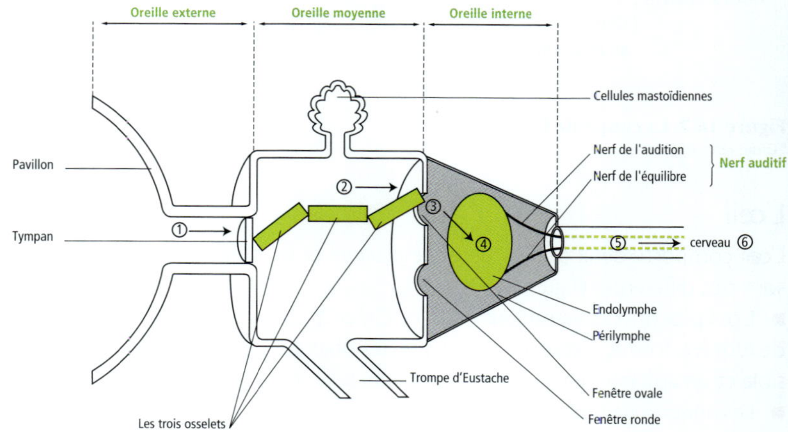

1. Arrivée des ondes sonores dans l'oreille externe, au niveau du tympan. **2.** Transmission des ondes sonores dans l'oreille moyenne (osselets). **3.** Mouvement de la fenêtre ovale. **4.** Passage des ondes dans le milieu liquide (création de l'influx nerveux). **5.** Conduction de l'influx nerveux par le nerf de l'audition. **6.** Vers le cerveau (aire auditive du cortex cérébral).

Figure 14.8. Explication de la transmission des sons dans l'oreille schématisée.

42. Ces informations sont transmises par le nerf vestibulaire ou nerf de l'équilibre.

Hygiène

Afin d'éviter la formation d'un bouchon de cérumen, utiliser des cotons-tiges secs et les passer légèrement sur la partie externe du conduit auditif.

Situation

Eli a « l'eau à la bouche ! »

Lorsque Mme D. (AM) fait la cuisine, Eli (3 ans) court à sa rencontre. (Aujourd'hui, elle fait du poulet.) Eli *voit* le plat préparé, il *sent l'odeur*… il salive (il en a « l'eau à la bouche » !). Puis arrive l'heure du repas. Eli goûte le plat, il dit à Mme D. : « c'est trop bon ! Encore ! » Parfois, il *touche* les aliments avec ses mains ! « Ce n'est pas bien ! » lui dit Mme D., « as-tu entendu ce que je t'ai dit ? ». Eli *entend*, mais il est très gourmand !

! *Les cinq sens !*

La situation illustre l'activité des *cinq sens* à l'occasion d'un repas. Cette activité sensorielle est soumise à des *stimuli*. Chaque organe des sens a le sien !

Le système locomoteur

Introduction

L'appareil locomoteur est formé du squelette et des muscles :

- le *squelette osseux* : il assure la rigidité des membres et soutient les parties molles ;
- l'*appareil musculaire* : il est formé par l'ensemble des muscles (et des articulations).

Mots-clés

- *Le périoste* : permet la croissance en largeur de l'os.
- *Le cartilage de liaison* : permet la croissance en longueur de l'os.

Le squelette

- L'organisation du squelette comprend trois parties :
  - le *squelette du tronc* ;
  - le *squelette des membres* ;
  - le *squelette de la tête*.
- L'os long comporte deux parties : un corps ou diaphyse et deux extrémités ou épiphyse.
- L'os est un tissu vivant (présence de vaisseaux sanguins et de nerfs). Il croît en longueur et en épaisseur (voir ci-dessous, « Mots-clés »).

- On distingue trois sortes d'articulations (figure 14.9) :
  - les *articulations mobiles* qui permettent les mouvements des os (ex. : jambes) ;
  - les *articulations semi-mobiles* qui ne permettent que des mouvements limités (ex. : vertèbres) ;
  - les *articulations immobiles* (ex. : le crâne).

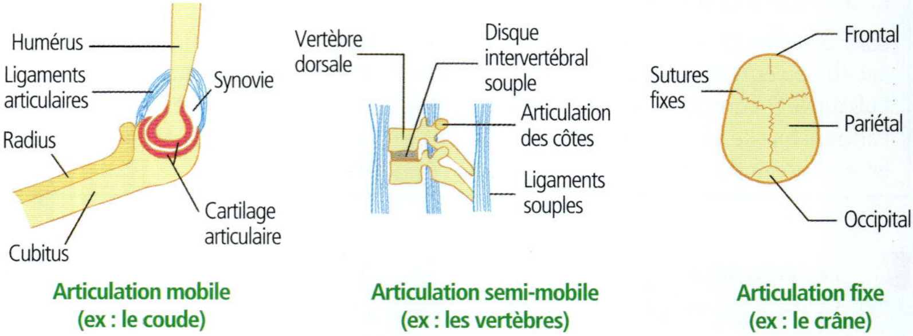

Figure 14.9. Les trois types d'articulations.

Les muscles

- Les muscles striés étant les plus nombreux, nous allons étudier leurs caractères. Observons : leur *couleur (rouge)*, leur *forme*, leur *volume* (certains sont simples, d'autres sont composés), leur *fixation* (certains sont fixés aux os par de longs tendons) (figure 14.10).
- Le tissu musculaire est constitué de milliers de fibres musculaires, très longues et d'aspect strié (d'où le nom).
- Les muscles ont besoin de *sucre*, de *graisses et de* dioxygène.

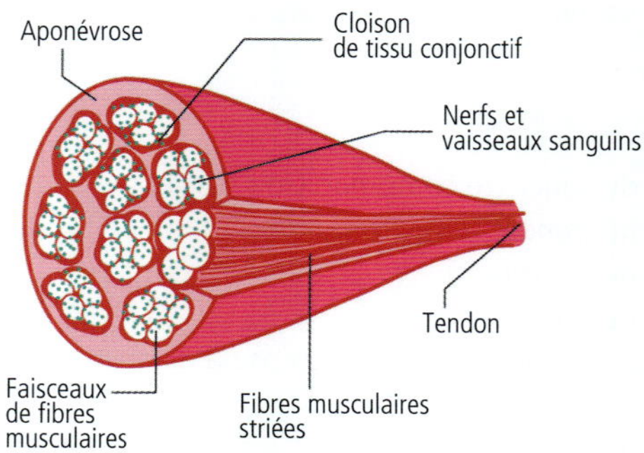

Figure 14.10. Structure d'un muscle strié.

Hygiène

Il est conseillé de :

- choisir une alimentation riche en calcium et vitamines D (utiles à la croissance osseuse). La source essentielle est constituée par les laitages ;
- contracter de bonnes habitudes statiques ;
- faire de l'exercice physique qui retentit sur le squelette et tous les autres appareils du corps.

Situation

La croissance d'Eva (4 ans)

Mme D. (AM) accompagne Eva à la consultation de PMI. Le médecin va vérifier l'évolution de la courbe staturopondérale de l'enfant.

Mme D. lui demande de la déshabiller en vue de la pesée. Eva pèse 17,100 kg. Il le note puis il emmène Eva vers la toise murale pour la mesurer. L'enfant doit se tenir debout, bien droite (« comme une grande », lui dit Mme D.). Sa taille est également notée sur le dossier de santé (1 m).

Mme D. informe la maman que la croissance de sa fille correspond aux normes de son âge, sachant qu'elle pesait 3,500 kg à sa naissance, on peut dire qu'aujourd'hui elle a quasiment *quintuplé* son poids de naissance et doublé sa taille. Notons que la croissance est à la fois osseuse et musculaire.

Mémo

Les grandes propriétés du muscle

Les propriétés du muscle sont :

- l'*excitabilité* : le muscle réagit à une simulation en se contractant ;
- la *contractilité* : le muscle se raccourcit en s'épaississant ;
- l'*élasticité* : à la fin de l'excitation, il reprend sa forme initiale ;
- la *tonicité* : lorsque nous sommes éveillés, nos muscles sont constamment en état de contraction très légère dite tonique ; c'est le *tonus musculaire*.

L'appareil circulatoire

Introduction

L'appareil circulatoire sanguin comprend un moteur, le *cœur* qui propulse le sang et qui est au centre du système, et des vaisseaux sanguins qui véhiculent le sang propulsé.

Mots-clés

- *La grande circulation* véhicule le sang oxygéné du *cœur aux organes*.
- *La petite circulation* véhicule le sang chargé de déchets des *organes au cœur*.

Le cœur

- Il est logé dans le thorax entre les deux poumons. Il est constitué, de l'extérieur vers l'intérieur : du *péricarde*, du *myocarde*, de l'*endocarde*.
- Il comprend quatre cavités : deux *oreillettes* et deux *ventricules* (figure 14.11).
- La révolution cardiaque se déroule en deux phases : la *systole ventriculaire* (contraction des ventricules) et la *diastole* (phase de remplissage du cœur).
- Les vaisseaux sanguins sont des conduits qui acheminent le sang dans tout l'organisme :
  - les *artères* véhiculent le sang du cœur vers les organes ;
  - les *veines* véhiculent le sang des organes vers le cœur ;
  - les *capillaires* réunissent les artérioles et les veinules.

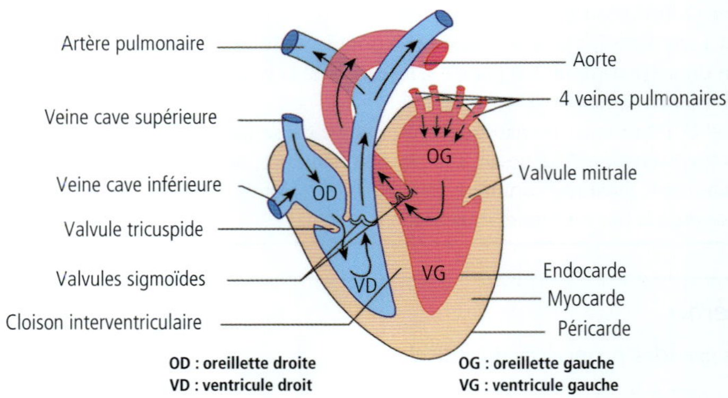

Figure 14.11. Le cœur.
° Droits réservés, J. Gassier.

Le sang

Le sang est un liquide de couleur rouge, qui circule dans les vaisseaux. Il est composé de deux parties :

- le *plasma* : liquide qui transporte les éléments figurés, les nutriments, les déchets, le fibrinogène[43] ;
- les *éléments figurés* :
  - globules blancs (ou leucocytes) : défense de l'organisme ;
  - globules rouges (ou hématies) : transport des gaz respiratoires (O_2 et CO_2) ;
  - plaquettes : cellules qui permettent la coagulation.

---

43. Le processus de coagulation se déroule lorsqu'il y a contact entre le sang et l'air (ex. : lors d'une plaie) (voir « Situation »).

Hygiène de l'appareil circulatoire

Pour maintenir l'appareil circulatoire en bon état, il faut adopter une bonne hygiène de vie. Ex. :

- une *alimentation équilibrée* : il est recommandé de consommer des légumes et fruits à tous les repas (riches en fibres et vitamines) et des produits laitiers (riches en calcium). Il faut boire de l'eau abondamment pour faciliter l'élimination des déchets ;
- des *exercices physiques réguliers* (ex. : marche, course, tennis, natation ; etc.).

Situation

Noémie s'est égratignée (elle saigne !)

Noémie (3 ans) s'est égratignée la main en jouant dans le jardin de Delphine (AM). Quelques gouttes de sang s'écoulent. Delphine lui lave la main blessée à l'eau très froide et au savon. Elle vérifie sa blessure (il n'y a pas d'écharde, ni d'épine) et constate que le saignement s'est arrêté. Cependant, Delphine avertit immédiatement sa maman de l'incident.

Mémo

La cicatrisation de la plaie

Nous avons lu la situation de Noémie. Il s'agit ici d'une petite hémorragie. Le phénomène de la *cicatrisation* s'est produit très rapidement. Comment expliquer ce phénomène ? Le processus de coagulation se déroule lorsqu'il y a altération ou rupture de la paroi d'un vaisseau. Dans un premier temps, un amas de *plaquettes* se forme au niveau de la lésion, ce qui constitue un *bouchon*. Ensuite, le *fibrinogène* du plasma permet de créer un caillot solide qui bouche la plaie.

L'appareil respiratoire

Introduction

L'appareil respiratoire a une fonction vitale, celle d'introduire dans notre corps le *dioxygène* (indispensable à la vie des cellules) et de rejeter les déchets vers l'extérieur (sous forme de *dioxyde de carbone*).

Mots-clés

- *Les fosses nasales* : elles ont pour rôle de réchauffer l'air inhalé et de retenir les poussières.
- *Le pharynx* : c'est un carrefour aérodigestif.
- *Le larynx* : c'est un organe renfermant les cordes vocales.
- *La trachée-artère* : c'est un *tube* maintenu béant par des anneaux cartilagineux.
- *Les bronches* : elles sont tapissées par un épithélium couvert de cils vibratiles qui arrêtent les poussières inhalées.

Les voies respiratoires

- Les voies respiratoires sont composées de différents organes (figure 14.12).
- Les *caractères communs aux voies respiratoires* :
  - elles sont tapissées de *cils vibratiles* qui arrêtent les poussières, les repoussent vers l'extérieur ;
  - elles possèdent des *glandes sécrétant un mucus* qui humidifie l'air et englobe les poussières.

Les poumons

Les poumons sont deux organes logés dans le thorax et protégés par les côtes. Ils sont enveloppés de la *plèvre* (figure 14.12).

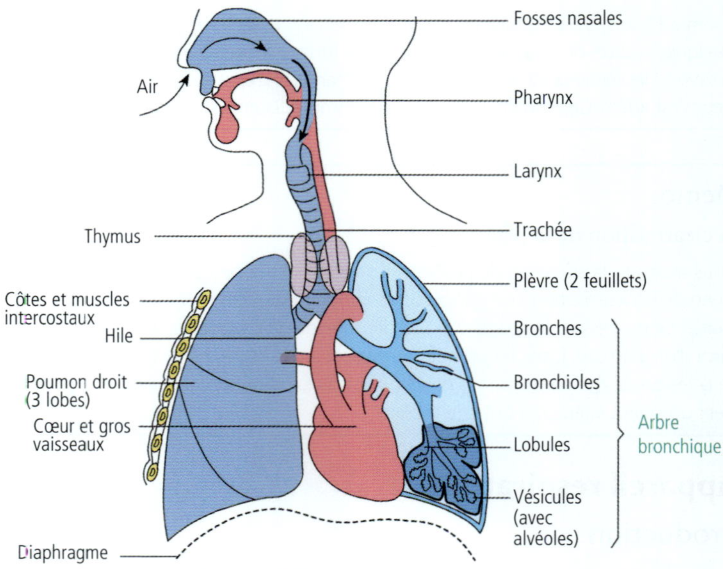

Figure 14.12. L'appareil respiratoire.

Le mécanisme de la respiration

- La respiration est réglée par le système nerveux central.
- Lors d'une inspiration et d'une expiration normales, c'est l'*air courant* qui pénètre dans les poumons.

Hygiène de l'appareil respiratoire

L'hygiène de l'appareil respiratoire est basée sur des conseils simples d'hygiène de vie. Ex. :

- *respirer toujours par le nez ;*
- *faire des exercices physiques ;*
- *assurer la qualité de l'air et une bonne hygiène de l'habitat.*

NB : pour maintenir la qualité de l'air ambiant, il est conseillé de pratiquer un *ménage écologique*. Pour cela, il faut : *aérer* pendant le ménage, dépoussiérer avec un *torchon humide* (pour éviter de déplacer la poussière), préférer l'*aspirateur* au balai et pratiquer le *nettoyage humide*.

Situation

Merlin (12 ans) apprécie le sport !

Merlin (12 ans) fait souvent la démonstration de ses compétences physiques. Il aime courir, sauter et il accompagne même son grand frère au stade pour jouer au football.

Tout le monde connaît bien la répercussion du sport sur la santé. Lors de l'exercice sportif, le cœur bat plus vite, les mouvements respiratoires s'amplifient et le volume des poumons augmente.

Mémo

Les échanges gazeux

Au cours de la respiration il y a :

- absorption de *dioxygène* (O_2) ;
- rejet de *dioxyde de carbone* (CO_2) et de vapeur d'eau.

Le dioxygène de l'air passe dans le sang et le dioxyde de carbone est rejeté dans l'air extérieur. C'est l'*hémoglobine du sang* qui a la propriété de fixer le dioxygène ou le dioxyde de carbone. Nous obtenons ainsi :

- hémoglobine + O_2 = *oxyhémoglobine* ;
- hémoglobine + CO_2 = *carbhémoglobine*.

L'appareil digestif

Introduction

L'appareil digestif assure le transport et la digestion des aliments. Il est composé de différents organes ayant chacun un rôle bien spécifique à jouer.

Mots-clés

- *La bouche* : elle comprend la langue, le voile du palais, les dents.
- *Le pharynx* : c'est le carrefour aérodigestif.
- *L'œsophage* : c'est un long tube qui débouche dans l'estomac.
- *L'estomac* : c'est une poche située sous le diaphragme.
- *L'intestin* : c'est un organe très long qui comprend deux parties distinctes.
- *Les glandes digestives* : elles déversent leurs sécrétions dans le tube digestif. Ex. : glandes salivaires, pancréas, foie, glandes intestinales.

La digestion

Les phénomènes mécaniques de la digestion

Au niveau de la bouche : la mastication

Les aliments sont coupés par les dents et sont imprégnés de salive.

Au niveau du pharynx : la déglutition

Le bol alimentaire est avalé. Ce phénomène met en jeu la fermeture des voies respiratoires.

Au niveau de l'œsophage : la progression du bol alimentaire

Les *mouvements péristaltiques* se font dans un seul sens (ce qui explique que l'on puisse avaler la tête en bas !).

Au niveau de l'estomac : le brassage des aliments

Les trois groupes musculaires de l'estomac brassent puissamment le bol alimentaire et l'imprègnent de suc gastrique.

Au niveau de l'intestin grêle : la progression du contenu intestinal

Les aliments en cours de digestion sont imprégnés de suc intestinal.

Au niveau du gros intestin : le ralentissement des matières et fermentation

Les résidus de la digestion subissent des fermentations et une déshydratation. Les déchets seront évacués par l'anus, sous forme de *selles*.

Les phénomènes chimiques de la digestion

Sous l'action des sucs digestifs, nos aliments vont être progressivement simplifiés jusqu'au stade de nutriments. Ils sont ensuite capables de traverser la barrière intestinale (c'est le phénomène de l'absorption) pour aller dans le sang avant d'être assimilés par les cellules.

Hygiène de la digestion

Afin de faciliter la digestion, il faut veiller à :

- prendre les repas à heures régulières ;
- se brosser les dents (matin et soir) afin de prévenir la carie dentaire ;
- limiter la consommation de sucreries ;
- consulter une fois par an un dentiste pour des visites de routine indispensables à la prévention.

Situation

« Le long trajet de la tarte dans l'organisme »

Zoé (6 ans) apprécie tout particulièrement la tarte aux pommes que prépare Inès (AM) pour son goûter.

Inès a beaucoup d'imagination. Aujourd'hui, elle lui raconte : le « long trajet de la tarte dans son organisme ! » (figure 14.13). Elle lui dit :

1. La *tarte doit être mastiquée longtemps dans ta bouche* : la bouche est une petite usine où des machines crantées broient la tarte et l'imprègne de salive.
2. La *tarte est ensuite brassée longuement dans l'estomac* : l'estomac est une petite usine où de grands fouets brassent les morceaux de tarte et l'imprègnent de suc gastrique.
3. La *tarte réduite en bouillie, passe le clapet de l'intestin* : là, elle est imprégnée de trois sucs (la bile, le suc pancréatique, le suc intestinal).

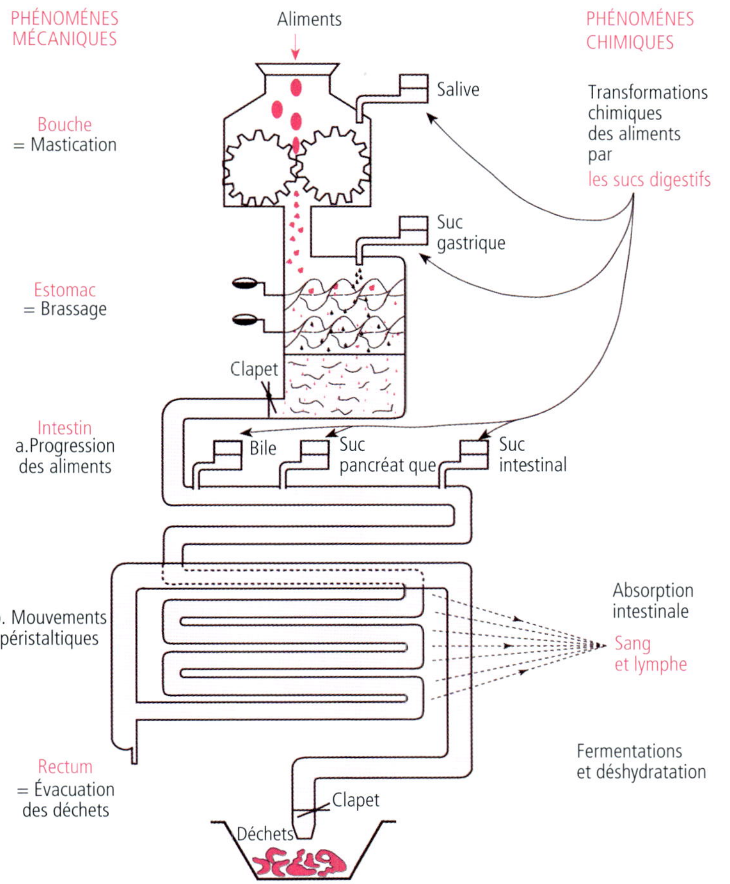

Figure 14.13. L'usine de la digestion.

4. Le *bol alimentaire poursuit sa route (grâce aux mouvements péristaltiques, dans l'intestin grêle, puis dans le gros intestin).* Il perd de l'eau (déshydratation) avant d'être évacué par l'anus (sous forme de selles).
Cette situation illustre le cheminement des aliments dans l'appareil digestif (figure 14.14) et le phénomène de la digestion sous ses deux aspects : mécanique et chimique.

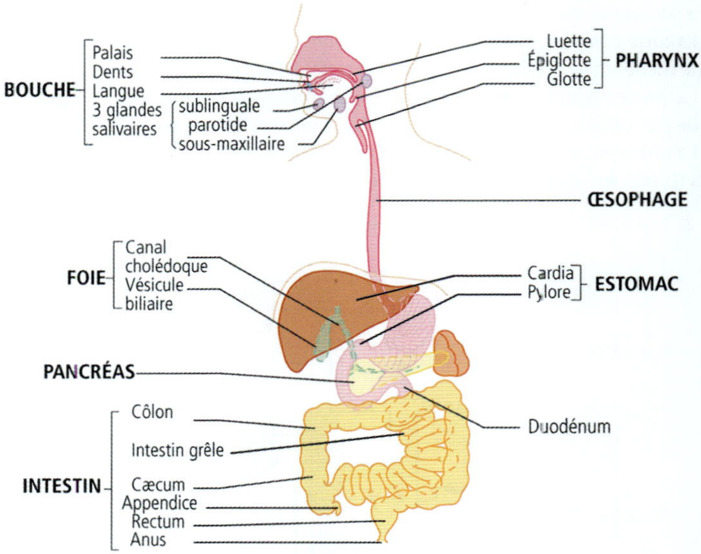

Figure 14.14. Les organes de l'appareil digestif.
* Droits réservés, J. Gassier.

Mémo

À chacun son trajet !

Il faut savoir que :

- l'eau, les sels minéraux, les glucides, les acides aminés, le glycérol suivent la voie sanguine ;
- les acides gras et les graisses émulsionnées suivent la voie lymphatique.

Les aliments sont ainsi distribués à tout l'organisme.

L'appareil excréteur

Introduction

■ L'appareil excréteur est l'*appareil urinaire*. Il comprend les reins et les voies urinaires. Le produit excrété par les reins est l'*urine*.

■ L'appareil urinaire a pour rôle de débarrasser l'organisme des déchets de la vie cellulaire. Il partage cette fonction avec les poumons et les glandes sudoripares.

Mots-clés

Les voies urinaires sont composées de différents organes reliés aux reins. Citons :

- *le bassinet* : c'est un réservoir collecteur d'urines ;
- *les deux uretères* : ce sont des conduits à paroi élastique ;
- *la vessie* : c'est une poche élastique qui reçoit l'urine ;
- *l'urètre* : c'est le conduit qui évacue l'urine.

Les reins

Anatomie du rein

Les reins sont des organes rougeâtres ayant la forme d'un haricot ; ils sont très richement irrigués en sang (figure 14.15). Les capillaires sanguins se plaquent contre les nombreux tubules urinifères, permettant ainsi les échanges entre le sang et l'urine.

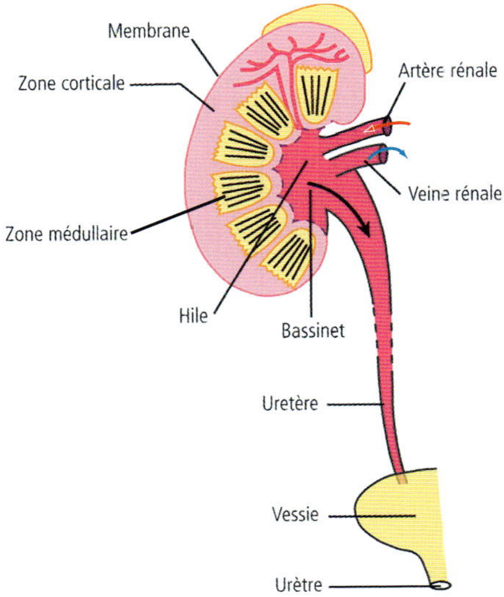

Figure 14.15. Les reins.

Rôle des reins

- Ils filtrent l'eau et les sels minéraux en excès dans le sang.
- Ils maintiennent dans le sang les substances nutritives (protides, glucides, lipides).

Composition de l'urine

- Liquide jaune clair, l'urine a pour rôle d'évacuer les déchets de l'organisme. Sa définition (*solution salée d'urée*) résume assez bien sa composition :
  - *solution* : l'urine contient beaucoup d'eau ;
  - *salée* : l'urine contient du chlorure de sodium en excès dans le sang ;
  - *d'urée* : c'est un déchet provenant de la dégradation des protides.
- En conclusion, les reins permettent de maintenir au sang une composition constante.

Hygiène

Il faut veiller à :

- boire beaucoup d'eau pour éviter la stase urinaire ;
- faire des exercices physiques ;
- assurer des soins d'hygiène réguliers (ex. : faire des changes réguliers pour le nourrisson).

Situation

Emma a une infection urinaire

Emma (6 ans) a été admise en pédiatrie pour *infection urinaire*. L'enfant urinait peu, se plaignait de brûlure à la miction et avait de la fièvre à son réveil.
Dès son admission à l'hôpital, un *ECBU* (examen cytobactériologique des urines) a été demandé. Une bactérie a été identifiée : *l'Escherichia coli*.
Un traitement antibiotique a été mis en œuvre.

! *Le rôle du néphron*

Le néphron est un très petit *tube urinifère* qui joue le rôle du filtre. Chaque rein contient plus d'un million de néphrons, qui collectent l'urine et la transportent vers le bassinet.

Les micro-organismes et défenses du corps humain

Introduction

Notre environnement contient une infinité de germes (dits microbes ou micro-organismes) ; certains (non nuisibles) vivent en harmonie avec nos cellules, d'autres peuvent devenir agressifs. L'organisme doit se défendre en mettant en œuvre le processus immunitaire.

Mots-clés

- *Le microbe* ou *micro-organisme* est le plus petit organisme vivant. Sa taille se mesure en microns.
- *Le virus* est le plus petit de tous[44].

Les micro-organismes

Les microbes sont unicellulaires. Ils sont classés en fonction de leur règne (ou origine) :

- dans le règne animal : les *protozoaires* ;
- dans le règne végétal : les *champignons* (dont les moisissures et les levures) et les *bactéries*.

Les protozoaires

Ils sont responsables d'affections diverses ou de maladies graves. (Ex. : le plasmodium est responsable du paludisme.)

Les champignons

Ils sont responsables d'infections. (Ex. : le « muguet » qui est une mycose buccale contagieuse ; elle est fréquente chez le nourrisson.)

Les bactéries

Elles sont responsables de nombreuses infections. Elles sécrètent des « toxines ». (Ex. : maladies de l'enfance, telles que la coqueluche, ou toxi-infections intestinales.)

Les virus

Les virus sont des agents infectieux. (Ex. : les virus du sida, de la grippe, de la rougeole, de la rubéole, etc.).

La pénétration des microbes dans le corps (la contagion)

La contagion des microbes peut être directe ou indirecte :

- dans la *contagion directe* : les microbes sont transmis directement d'un sujet malade ou porteur de germes à un sujet sain (ex. : les mains sales, les rapports sexuels) ;
- dans la *contagion indirecte* : les microbes sont transmis par l'intermédiaire de supports ou vecteurs (ex. : l'air et les poussières, les selles).

---

44. Pour voir le virus, il faut utiliser le microscope électronique (sa taille : le millième du micron).

Les étapes du processus immunitaire et la vaccination

L'organisme se défend de l'attaque des micro-organismes en mettant en œuvre le *processus immunitaire.*

Il y a deux types d'immunité : l'immunité *non spécifique* (dite naturelle) et l'immunité *spécifique.*

- *Les anticorps* apparaissent dans notre sang après un premier contact avec l'antigène. Ils sont capables de reconnaître et de neutraliser le microbe.
- *Une vaccination* consiste à exercer une *action préventive* contre certaines maladies. Elle est préparée à partir d'antigènes (bactéries, virus, toxines) rendus inoffensifs pour l'organisme.

Situation

La rencontre du microbe avec le corps humain de trois enfants

- *Carlos (7 ans)* rentre d'un long voyage avec ses parents. Il a été piqué par un moustique (anophèle). Il est atteint de *paludisme* (maladie tropicale qui se caractérise par des pics thermiques > 40 °C).
- *Zoé (5 ans)* a mangé un gâteau à la crème qui lui a occasionné une violente diarrhée et des vomissements. Elle est atteinte d'une salmonellose (*toxi-infection alimentaire*).
- *Jules (8 ans)* ne va pas à l'école; il a une forte fièvre. La directrice de l'école dit à sa mère qu'il y a une « épidémie » de grippe.

Mémo

À chaque microbe son type de prévention

Chaque individu a développé une pathologie infectieuse causée par un micro-organisme bien précis. Récapitulons leurs caractéristiques respectives (tableau 14.3).

Tableau 14.3. Caractéristiques des pathologies infectieuses causées par un micro-organisme.

Enfants	Pathologies	Micro-organismes	Pénétrations	Type de prévention
Carlos	Paludisme	Hématozoaire	Cutanée	Traitement[1]
Zoé	Salmonellose	Bactérie (salmonelle) (toxine)	Digestive	Hygiène alimentaire
Jules	Grippe	Virus	Oropharyngée	Vaccin

1. Il existe un traitement préventif adapté au pays visité lorsqu'on voyage dans des zones tropicales où sévit le paludisme.

CHAPITRE

15

Les troubles et les maladies courantes de l'enfant

Les affections respiratoires

Introduction

Les maladies respiratoires sont les maladies qui touchent la *sphère ORL* (*oto-rhino-laryngologique*).

Mots-clés

- La *rhinopharyngite* est une inflammation du nez et de la gorge. C'est une infection bénigne pouvant cependant se compliquer.
- La *laryngite aiguë* est une inflammation du larynx. Elle entraîne un rétrécissement du larynx et peut être grave.
- L'*angine* est une inflammation du pharynx et des amygdales. Son évolution est le plus souvent bénigne.
- La *bronchite* et la *bronchiolite* sont des inflammations des bronches.
- La *pneumonie* est une inflammation aiguë du poumon (elle atteint un lobe pulmonaire).
- L'*asthme* est une infection pulmonaire chronique (elle touche les bronches).

La sphère haute : rhinopharyngite, laryngite et angine

Voyons les caractéristiques de chacune de ces pathologies (tableau 15.1).

Guide de l'assistant maternel

Tableau 15.1. Rhinopharyngite, laryngite, angine : caractéristiques.

	Rhinopharyngite	Laryngite	Angine
Causes	Virus	Virus	Bactérie ou virus
Signes	▪ Écoulement nasal ▪ Toux (sèche puis grasse) ▪ Fièvre (parfois)	▪ Voix voilée ▪ Toux (aboyante) ▪ Fièvre +	▪ Dysphagie ▪ Douleur ++ ▪ Fièvre ++
Évolution	Favorable à court terme	Favorable à court terme	Favorable sous traitement
Complications	Otite	Otite	Articulaires (rares et si streptocoque A)

La sphère basse : bronchite, bronchiolite, pneumonie et asthme

Voyons les caractéristiques de chacune de ces pathologies (tableau 15.2).

Tableau 15.2. Bronchite, bronchiolite, pneumonie et asthme : caractéristiques.

	Bronchite-bronchiolite	Pneumonie	Asthme
Causes	Virus	Bactérie	Allergène, virus[1]
Signes	▪ Toux ▪ Dyspnée (sifflements) ▪ Tirage et fièvre ++	▪ Toux ▪ Dyspnée ▪ Tirage et fièvre ++	▪ Toux ▪ Dyspnée (sifflements), angoisse ▪ Pas de fièvre
Évolution	Favorable[2]	Favorable[2]	Favorable[2]

1. Origine allergique.
2. Avec un traitement.

Compétences de l'AM

L'AM veillera à :

- *Rassurer* l'enfant, le réconforter.
- *Respecter* les règles d'hygiène et de sécurité :
  - se laver les mains et les frictionner avec la SHA ;
  - décontaminer les objets, les jouets quotidiennement, etc.
- *Surveiller l'enfant* et informer la famille de l'état de santé.
- *Alerter* en cas d'aggravation de l'état de santé.
- *Prévenir les otites* : en cas d'affection respiratoire :
  - tenir le bébé bien droit en lui donnant le biberon ;
  - apprendre à l'enfant à se moucher une narine après l'autre et à utiliser des mouchoirs jetables.

Situation

Le rhume d'Alice (2 ans)

Aujourd'hui, en la déposant au domicile de Zohra (AM), la maman d'Alice (2 ans) lui signale qu'elle est enrhumée, mais qu'elle n'a pas de fièvre. Au cours de la journée, Zohra la surveille attentivement. Son nez coule, à plusieurs reprises Zohra la mouche. Pendant la sieste, la fillette se met à tousser (une toux sèche); en début d'après-midi, elle a les yeux brillants, les joues rouges, Zohra contrôle sa température : Alice a 38,6 °C. Zohra prévient aussitôt la maman qui lui demande de lui donner un médicament antipyrétique (qui a été prescrit pour l'enfant).

Traiter la fièvre!

Cette situation décrit une maladie bénigne, la rhinopharyngite, qui généralement se déroule sur un temps très court et dont l'évolution est favorable. Cependant, la *fièvre* (*signe majeur de l'infection*) doit être traitée le plus rapidement pour prévenir des complications (du type *convulsions*).

Les affections digestives

Introduction

Les affections digestives touchent l'appareil digestif. Nous en présentons trois parmi les plus fréquentes (tableau 15.3).

Tableau 15.3. Affections digestives : trois exemples d'affections, symptômes.

	Vomissements	RGO	Diarrhée
Causes	▪ Infectieuses (ORL) ▪ Diététiques (intoxication) ▪ Neurologiques (méningite)	▪ Anomalie : trop grande ouverture du « cardia »[1]	▪ Infectieuses[2] ▪ Erreurs diététiques[3]
Signes	▪ Rejet actif ou passif alimentaire ▪ Fièvre[4]	▪ Reflux après la tétée ▪ Pleurs	▪ Fièvre ▪ Maux de ventre ▪ Perte de poids
Évolution	Favorable[5]	Favorable[5]	Favorable[5]
Complications	Déshydratation aiguë (voir ci-dessous, « Mémo »)	Aucune	Déshydratation aiguë (voir ci-dessous, « Mémo »)

1. Sphincter (muscle rond) de l'estomac.
2. Virale à 80 %.
3. Quantité trop importante de lait proposée à l'enfant.
4. Si origine infectieuse.
5. Sous traitement.

Mots-clés

- *Le vomissement* est le rejet (total ou partiel) par la bouche, du contenu de l'estomac. Il se différencie des régurgitations (rejets alimentaires passifs).
- *Le reflux gastro-œsophagien (RGO)* est un vomissement qui peut aller de la régurgitation simple au vomissement en jet.
- *La diarrhée aiguë* se traduit par l'émission de selles anormales, fréquentes et abondantes.
- *La déshydratation aiguë* est une perte brutale et importante d'eau et d'électrolytes. (Elle peut être la conséquence de diarrhée ou vomissements graves.)

Exemples d'affections et symptômes

Voyons trois exemples de symptômes (tableau 15.3).

Compétences de l'AM

L'AM peut être amené à participer à :

- au moment où le nourrisson vomit, le mettre sur le côté en position latérale de sécurité (PLS) ;
- pendant le vomissement, rester auprès de lui, lui maintenir la tête, le rassurer ;
- après le vomissement, le changer, lui rincer la bouche, le rassurer ;
- après le repas, veiller à :
  - garder l'enfant le plus droit possible pour le rot,
  - le recoucher en position orthostatique,
  - se laver les mains ou les frictionner avec la SHA ;
- changer l'enfant aussi souvent que nécessaire (prévention de l'érythème fessier) ;
- assurer la prévention des fausses routes (respecter les consignes) ;
- changer toujours l'enfant avant les repas ;
- prendre des précautions lors des repas.

Situation

La diarrhée de Kate (20 mois)

Quand Sonja (AM) change Kate (20 mois), elle observe des selles liquides verdâtres. C'est le deuxième épisode de diarrhée depuis ce matin. De plus, Kate est fébrile. Sonja prévient la mère de l'enfant et, en attendant son arrivée, elle rassure Kate, elle la fait boire et applique les mesures d'hygiène préventive appropriées à ce type de pathologie. Sonja sait que la diarrhée doit être traitée car elle présente un risque de *déshydratation* aiguë qu'il faut éviter.

> **Mémo**
>
> **Une complication à prévenir : la déshydratation aiguë**
>
> La déshydratation aiguë fait suite généralement à une diarrhée aiguë, à des vomissements abondants ou à un coup de chaleur…
>
> - Les *signes* à observer :
>   - perte de poids ;
>   - dépression de la *fontanelle* (chez le jeune enfant) ;
>   - persistance d'un *pli cutané*, soif et sécheresse de la bouche.
> - *L'évolution* : elle est favorable si la perte de poids n'est pas trop importante (< 8 %).

Les accidents locomoteurs

Introduction

Les accidents locomoteurs touchent l'appareil *locomoteur*. Nous voyons trois exemples : la *luxation*, l'*entorse* et la *fracture* (voir ci-dessous).

Mots-clés

- *La luxation* est un déboîtement de l'articulation avec déplacement des surfaces articulaires.
- *L'entorse* est la déchirure ou l'élongation d'un ligament, sans déplacement des surfaces articulaires. La plus fréquente est celle du cou-de-pied (ou cheville).
- *La fracture* est la cassure d'un os. Elle peut être fermée ou ouverte.

Exemples d'accidents et symptômes

Voyons les symptômes de trois accidents locomoteurs (tableau 15.4).

Tableau 15.4. Luxation, entorse, fracture : symptômes.

	Luxation	Entorse	Fracture
Causes	Torsion violente	Faux mouvement	Coup ou chute
Signes	▪ Douleur ++ ▪ Gonflement ▪ Impotence ▪ Mobilité impossible	▪ Gonflement ++[1] ▪ Mobilité difficile ▪ Douleur +++	▪ Fracture fermée[2] ▪ Fracture ouverte : *plaie*[3] ▪ Douleur +++
Évolution	▪ Favorable[4] ▪ Réduction[5]	▪ Favorable[4] ▪ Immobilisation[5]	▪ Favorable[4] ▪ Réduction[5] ▪ Plâtrage[5] (figure 15.1)

1. Après 12 à 24 h.
2. Pas de lésion de la peau.
3. Souvent hémorragie associée.
4. Si pris en charge.
5. Par un spécialiste.

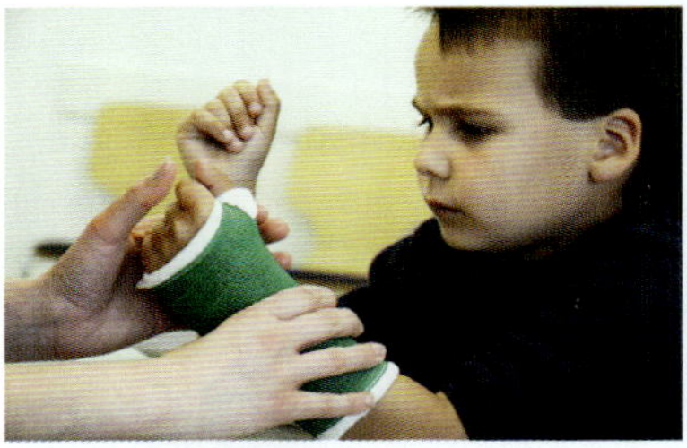

Figure 15.1. Enfant porteur d'un plâtre.

Compétences de l'AM

L'AM veillera à :

- rassurer l'enfant, lui parler et le réconforter;
- le surveiller en attendant l'arrivée des parents;
- avoir des gestes doux lors des soins ou des transferts.

Situation

Colin (2 ans) s'est cassé le bras

Colin (2 ans) fait du tricycle. Soudain, il est percuté par le tricycle d'un petit copain et tombe sur le côté. Il se met à pousser un cri, il pleure et se plaint de son bras gauche. Charlène (AM) s'approche immédiatement, elle rassure l'enfant qui a très mal. Elle constate que son bras est gonflé.

Elle alerte aussitôt les parents qui lui conseillent d'appeler le médecin. L'enfant a été hospitalisé. Il présente une fracture du radius (os du bras).

! ***Le « relationnel » est capital***

Nous voyons que, lors de la prise en charge de l'enfant, l'AM a un rôle relationnel primordial. Il veille à calmer l'enfant, le rassurer, informer les parents et le médecin, ensuite à l'accompagner et à préparer ses objets personnels s'il doit être hospitalisé.

Les affections neurologiques

Introduction

Les affections neurologiques sont d'origine cérébrale. Nous donnons deux exemples : la *convulsion* et la *méningite* (voir ci-dessous).

Mots-clés

- *La convulsion* est une crise paroxystique d'origine cérébrale se traduisant par des contractions musculaires involontaires.
- *La méningite* est une infection des méninges. Elle est grave et contagieuse.

Exemples d'affections et symptômes

Voyons les symptômes de ces deux pathologies (tableau 15.5).

Tableau 15.5. Convulsion, méningite : symptômes.

	Convulsion	Méningite
Causes	▪ Hyperthermie (> 38 °C) ▪ Infection ▪ « Génétique » = épilepsie	▪ Bactérie[1] ▪ Virus
Signes	La « crise convulsive » se déroule en 3 phases : ▪ phase *tonique* : raideur, perte de connaissance ▪ phase *clonique* : mouvements ++ ▪ phase *hypotonique* : relâchement ++	Les signes méningés sont : ▪ céphalées (maux de tête) ▪ vomissements ▪ raideur du rachis ▪ attitude en « chien de fusil »[2] ▪ fièvre +++
Évolution	Favorable[3]	Favorable[3]

1. *Hæmophilus influenzæ*, méningocoque ou pneumocoque.
2. Position sur le côté, jambes repliées vers le corps (pour limiter la douleur).
3. Spontanément ou sous traitement.

Compétences de l'AM

Avant tout l'AM informe les parents et le médecin.

Pour la convulsion

Veiller à :

- mettre l'enfant en position de sécurité (PLS);
- écarter les objets susceptibles de blesser l'enfant et desserrer ses vêtements;
- le sécuriser, le surveiller. (Signaler l'heure de début de la « crise ».)

Situation

La crise convulsive d'Eva (1 an)

Lorsque Daphné (AM) accueille Eva à son domicile, la maman lui signale qu'elle est enrhumée et fiévreuse. En fin de matinée, Eva fait une *crise de convulsion*. Elle se raidit et a des secousses dans tout le corps. Daphné observe l'enfant, la rassure, lui parle, mais elle est *inconsciente*. Elle alerte la maman et fait le 15. Lorsque le médecin arrive à son chevet, il voit que la crise se termine. Eva devient *molle* (comme une « poupée de chiffon ») et perd de l'urine. Elle reprend connaissance. Sa crise aura duré 6 minutes. La prise de température révèle 39,4 °C. Un antipyrétique est immédiatement administré par le médecin.

Pour la méningite

Veiller à :

- se laver les mains +++ (prévenir la contagion);
- rassurer l'enfant en attendant la prise en charge médicale.

> **Mémo**
>
> **Prévenir la « crise convulsive »**
>
> L'AM peut être confronté dans sa vie professionnelle à une crise convulsive. Comme on le sait, il est recommandé de surveiller de très près la *température* des enfants lorsqu'ils sont atteints de maladies infectieuses et cela afin de leur éviter (autant que possible) d'être victimes de telles crises. Notons que chez le nourrisson, la crise convulsive peut être réduite à l'une des trois phases : fixité du regard, révulsion oculaire et brusque hypotonie, avec pâleur et mâchonnements.

Les affections de la peau et des muqueuses

Introduction

Les maladies de la peau et des muqueuses sont nombreuses. Voyons trois exemples de chaque catégorie (voir ci-dessous).

Mots-clés

- *L'érythème fessier* (érytos : rouge) est une affection cutanée, fréquente chez le nourrisson, touchant le siège.
- *L'eczéma* est une dermatose érythémateuse qui s'accompagne de prurit.
- *L'impétigo* est une dermatose infectieuse, contagieuse.
- *La conjonctivite* est une infection de la conjonctive. Elle est contagieuse.
- *La stomatite* est une inflammation de la muqueuse buccale. Elle peut être infectieuse ou ulcéreuse.
- *Le muguet* est une infection touchant la muqueuse buccale. Fréquente chez le nourrisson, elle est contagieuse.

Exemples d'affections de la peau

Voyons les symptômes de trois pathologies (tableau 15.6).

Tableau 15.6. Érythème fessier, eczéma, impétigo : symptômes.

	Érythème fessier	Eczéma	Impétigo
Causes	Défaut d'hygiène[1]	Allergique	Bactérienne[2]
Signes	▪ *Début* : irritation locale ▪ *État* : lésion rouge suintante ▪ *Fin* : assèchement et cicatrisation	▪ *Début* : placards rouges irréguliers ▪ *État* : vésicules suintantes ▪ *Fin* : desquamation (croûtes)	▪ *Début* : petite bulle claire avec liquide trouble ▪ *État* : la bulle se rompt ▪ *Fin* : croûte suintante et assèchement
Localisation	*Lésion au niveau* : ▪ des plis des fesses en culotte	*Lésion au niveau* : ▪ du visage puis des plis (aine, aisselles), prurit ++	▪ Lésions d'abord au visage ▪ Ensuite généralisation à tout le corps
Évolution	Toujours favorable à court terme (sous réserve d'hygiène)	▪ Irrégulière à court terme ▪ Favorable à long terme (quelques années)	Favorable à court terme (avec traitement[3])

1. Macération ou diarrhée.
2. Streptocoque ou staphylocoque.
3. Antibiotique par voie locale voire par voie générale si lésions disséminées.

Exemples d'affections des muqueuses

Voyons les symptômes de trois pathologies (tableau 15.7).

Tableau 15.7. Conjonctivite, stomatite, muguet : symptômes.

	Conjonctivite	Stomatite	Muguet
Causes	Bactérie ou virus ou allergie	Bactérie ou virus (herpès)	Champignon
Signes	▪ Yeux rouges ▪ Larmoiement ▪ Photophobie ▪ Écoulement purulent	▪ Infectieuse (inflammation de la bouche) ▪ Ulcéreuse (aphtes et fièvre)	▪ Inflammation buccale avec points blancs ▪ Succion douloureuse, pleurs
Évolution	Favorable[1]	Favorable[2]	Favorable[1]

1. Sous traitement.
2. Récidives possibles.

Compétences de l'AM

Pour les affections de la peau

L'AM veillera à :

- observer l'enfant, le rassurer, le réconforter ;
- effectuer des changes réguliers (en respectant le protocole de soins), avoir des gestes doux, éviter de frotter ;
- se laver les mains ou utiliser la SHA ;
- utiliser sur l'enfant les produits prescrits par le médecin.

Pour les affections des muqueuses

L'AM veillera à :

- se laver les mains ++ et utiliser la SHA, désinfecter tout le matériel;
- effectuer les soins d'hygiène de l'œil avec douceur et régularité;
- respecter les consignes, utiliser les produits selon son domaine de compétence.

NB : lorsque l'enfant est atteint d'une conjonctivite infectieuse, il n'est gardé avec d'autres enfants que s'il reçoit un traitement.

> **Situation**
>
> **L'érythème de Léo (10 mois)**
>
> Léo revient chez l'AM après un épisode de diarrhée infectieuse (qui a duré 3 jours). Sa maman signale que ses selles sont à nouveau normales mais qu'il présente un *érythème fessier*. C'est Astrid qui réalise les soins d'hygiène de Léo. Elle le change régulièrement, observe l'état de son siège. Sa peau est rouge, irritée; elle applique la crème (prescrite par le pédiatre, que la maman a emmenée avec une ordonnance). Elle est attentive au comportement de Léo (qui pleure quand elle le change). Elle lui parle beaucoup pour l'apaiser et ensuite transmet l'ensemble de ces informations à la maman.

! *Attention à la « contagion » !*

Parmi les affections de la peau et des muqueuses, certaines sont infectieuses et *contagieuses*. L'AM devra impérativement respecter les « règles de l'hygiène » afin de préserver les autres enfants de la contagion.

Les parasitoses

Introduction

Les parasitoses sont des affections causées par des parasites. Nous en voyons deux : la *pédiculose* et l'*oxyurose*, très courantes (voir ci-dessous).

Mots-clés

- *La pédiculose* (ou présence de poux) est une parasitose contagieuse très fréquente dans les collectivités d'enfants.
- *L'oxyurose* (ou présence de vers) est une parasitose digestive bénigne.

Exemples de parasitoses

Voyons les symptômes de deux parasitoses (tableau 15.8).

Tableau 15.8. Pédiculose, oxyurose : symptômes.

	Pédiculose	Oxyurose
Causes	Parasites (les poux)	Oxyure (petit ver)
Localisation	Cuir chevelu	Anus
Signes	Démangeaisons (prurit au cuir chevelu)	Démangeaisons (prurit à l'anus)
Évolution	Favorable[1]	Favorable[1]

1. Sous traitement.

Compétences de l'AM

- Lors d'une *pédiculose*, l'AM veillera à :
  - informer immédiatement les parents;
  - participer au traitement local de l'enfant (selon les directives des parents et du médecin[45]);
  - participer à la prévention en surveillant les cheveux des petits camarades;
  - se laver les mains +++; désinfecter +++ les peignes, nettoyer les bonnets, etc.;
  - rassurer l'enfant (éviter les jugements de valeur).
- Lors d'une *oxyurose*, l'AM veillera à :
  - à participer à l'éducation de l'hygiène de l'enfant (lui laver les mains après les selles);
  - participer à la prévention;
  - rassurer l'enfant +++.

Situation

La pédiculose de Manon (2 ans)

Claire (AM) accueille ce matin quatre enfants dont Manon (2 ans). Cette fillette, depuis son arrivée, se gratte à plusieurs reprises la tête. En observant de près les cheveux de l'enfant, Claire aperçoit des petits points grisâtres qui paraissent mobiles. (Manon a peut-être des *poux*.) Claire le signale à la maman discrètement et lui conseille de consulter le médecin. Après son départ, Claire respecte les mesures d'hygiène auprès des autres enfants.

Mémo

Veiller à la « discrétion professionnelle »

Cette *situation* illustre les effets de l'observation attentive de l'AM qui sait détecter la présence de *lentes* (*ou poux*) dans les cheveux de l'enfant et adopter les mesures préventives qui conviennent. Soulignons aussi l'aspect *relationnel* du rôle de l'AM. (Parler avec *tact* à la maman, *rassurer* l'enfant et savoir *informer* les autres mamans en respectant la « discrétion professionnelle ».)

45. Il existe de très nombreux produits efficaces contre les poux.

Les maladies infectieuses de la petite enfance

Introduction

Les maladies infectieuses de la petite enfance regroupent plusieurs pathologies, certaines sont éruptives, d'autres non éruptives. Nous en étudions cinq au total (voir ci-dessous).

Mots-clés

- *Les maladies infectieuses* sont des maladies dues à des micro-organismes (virus ou bactéries). Elles sont *contagieuses*.
- Certaines maladies donnent lieu à des éruptions (boutons). (Elles sont appelées *maladies éruptives*.)

Exemples des maladies infectieuses

Les maladies éruptives (figure 15.2)

Citons la rubéole, la rougeole, la varicelle. La transmission se fait par contact direct (salive, vésicule) ou indirect (postillons, objet contaminé) (tableau 15.9).

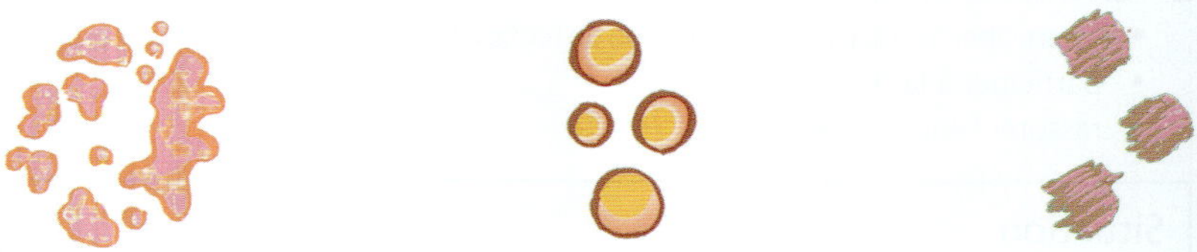

Macules
Taches rosées avec intervalles de peau saine s'effaçant à la pression.

Vésicules
Petits sacs remplis d'un liquide clair.

Croûtes
Cicatrisation d'une vésicule ou d'une pustule

Figure 15.2. Les caractéristiques des éruptions.

Tableau 15.9. Trois maladies éruptives : rubéole, rougeole, varicelle.

Maladies	Invasion	État
Rubéole	▪ Fièvre à 38 °C ▪ Rhume	Éruption : *macules rouges* sur tout le corps
Rougeole	▪ Fièvre à 39 °C ▪ Rhume ▪ Yeux larmoyants	▪ Éruption : macules rouges[1] ▪ Fièvre modérée ▪ Toux
Varicelle	Silencieuse	Éruption en 3 phases sur tout le corps : ▪ macules ▪ vésicules ▪ croûtes + prurit

1. Débute au visage.

Les maladies non éruptives

Citons les oreillons et la coqueluche. La transmission se fait par contact direct ou indirect (tableau 15.10).

Tableau 15.10. Deux maladies non éruptives : oreillons et coqueluche.

Maladies	Invasion	État
Oreillons	▪ Fièvre 38 °C à 39 °C ▪ Rhume	▪ Gonflement derrière l'oreille ▪ Gorge rouge ▪ Douleur
Coqueluche	▪ Toux sèche ▪ Pas de fièvre	▪ Quintes : 5 secousses expiratoires suivies d'une inspiration sifflante[1] ▪ Vomissements (souvent)

1. Appelé « chant du coq » d'où le terme : coqueluche.

Compétences de l'AM

L'AM veillera à :

- informer immédiatement les parents dès les premiers signes de la maladie;
- rassurer l'enfant;
- lutter contre l'*hyperthermie* (respecter les prescriptions du médecin);
- appliquer les soins locaux éventuels;
- réaliser les soins d'hygiène et de confort;
- faire les transmissions aux parents quotidiennement.

Situation

Mathilde a des boutons!

Mathilde (2 ans et demi) a de la fièvre (38,2 °C) et elle tousse. L'AM (Mme B.) croit qu'elle a une rhinopharyngite. Mais ce matin, voyant le visage de Mathilde avec des boutons et les yeux larmoyants, elle appelle la maman qui la conduit chez le médecin. Ce dernier, en regardant l'éruption cutanée de l'enfant, pose immédiatement le diagnostic de *rougeole*. Il s'informe sur la validité de la vaccination de l'enfant (la mère l'informe qu'elle n'est pas vaccinée!) et lui signale qu'il y a en ce moment une *épidémie*.

! *Attention à la prévention!*

Il faut souligner le rôle particulièrement important de l'AM dans le domaine *préventif*. Toutes ces maladies peuvent être évitées par la *vaccination*. La professionnelle devra informer les parents sur l'utilité de celle-ci, leur rappeler le *calendrier vaccinal* et l'importance des *rappels* dans les délais requis.

Les troubles du comportement alimentaire de l'enfant

Introduction

On appelle *troubles du comportement alimentaire* la restriction ou l'excès alimentaire, en particulier l'*anorexie* et la *boulimie* dont nous présentons les *principaux symptômes* (voir ci-dessous).

Mots-clés

■ *L'anorexie* se définit par une perte de l'appétit, entraînant un refus de s'alimenter.
■ *La boulimie* est un trouble de la conduite alimentaire, se manifestant par des ingestions excessives et fréquentes d'aliments.

Exemples de symptômes

L'anorexie

■ Lors d'une anorexie, le jeune enfant refuse son biberon ou le repas, il refuse de manger, il pleure (ou ne parle pas), parfois il s'enfonce dans une « grève de la faim » qui doit être traitée rapidement.
■ L'anorexie peut être d'origine :
- *physique* : elle fait suite à une maladie grave qui a affecté l'état de santé ;
- *psychologique* : elle fait suite à un trouble relationnel de la vie de l'enfant, qu'il faut déterminer afin de pouvoir le prendre en charge.

La boulimie

■ Lors d'une boulimie, l'enfant mange souvent en cachette et entre les repas. Ce trouble (et l'obésité qui en découle) est difficile à traiter. Il faut distinguer :
- les *boulimies familiales* liées à de mauvaises habitudes de vie ;
- les *boulimies psychogènes* liées à des problèmes relationnels.

■ L'enfant boulimique recherche souvent une compensation à un *manque affectif*, à la solitude. Parfois, on retrouve des événements familiaux perturbateurs (ex. : deuil, divorce...).

Compétences de l'AM

■ Face à l'anorexie, l'AM veillera à :
- *respecter l'enfant* : ses refus, ses goûts, ses dégoûts, son rythme, lui parler souvent au cours du repas, le stimuler par de petites quantités d'aliments ;
- *faire les transmissions aux parents* : indiquer la quantité d'aliments refusés et le comportement de l'enfant.

- Face à la boulimie, l'AM veillera à :
  - respecter l'enfant, bannir tout jugement de valeur, le stimuler gentiment ;
  - faire du repas un moment *chaleureux* et agréable, dédramatiser la situation ;
  - faire les transmissions quotidiennement aux parents.

Situation

Lola n'a pas faim !

La maman de Lola (2 ans) dit à Mme R. (AM) que son enfant mange très peu en ce moment. Elle s'inquiète. Elle mangeait très bien avant ses angines à répétition.
Mme R. rassure la maman (Lola n'a pas maigri, dit-elle), c'est sûrement passager et lié aux infections de la gorge. Elle donne à la maman quelques « petits trucs » pour agrémenter le repas (présentation, petites quantités, couleurs variées, ambiance calme), insiste sur l'importance de respecter l'enfant (ses refus, ses goûts, ses rythmes, son appétit), d'éviter le chantage et ne pas la culpabiliser.

Mémo

Comment redonner l'appétit ?

La *situation* illustre une anorexie d'origine *physiologique*. Cette fillette a perdu l'appétit à la suite d'angines à répétition (qui l'ont affaiblie et lui occasionnaient de la douleur au moment des repas). L'AM devrait rassurer la maman et trouver tous les moyens pour que l'enfant retrouve l'appétit.

La douleur de l'enfant

Introduction

Les réactions de l'enfant à la douleur dépendent de son âge et de la pathologie dont il est atteint. Voyons les principaux symptômes qui révèlent la douleur (voir ci-dessous).

Mots-clés

- *La douleur* est une *expérience sensorielle désagréable* souvent associée à un dommage tissulaire.
- La douleur engendre plusieurs *modifications physiologiques* (organiques, musculaires et émotionnelles).

Modifications physiologiques liées à la douleur

Il y a trois types de modifications (tableau 15.11).

Tableau 15.11. Modifications physiologiques liées à la douleur.

Modifications organiques	Modifications musculaires	Modifications émotionnelles
▪ Variation du pouls ▪ Variation du RR[1] ▪ Rougeur, pâleur, etc.	▪ Agitation ▪ Tremblements ▪ Crispation	▪ Anxiété ▪ Appréhension ▪ Irritabilité, agressivité, etc.

1. RR : rythme respiratoire.

Manifestations de la douleur aux différents âges de l'enfant

Les réactions du nourrisson à la douleur

Observer les expressions corporelles suivantes :

- les *mimiques douloureuses* et le *cri* ;
- la *crispation des doigts* (des mains, des pieds), des lèvres, les tremblements du menton ;
- le *regard du bébé* (absent et fuyant quand il souffre).

Les réactions à la douleur de l'enfant de 1 an à 3 ans

L'enfant de 1 an à 3 ans montre parfois du doigt ou touche la partie du corps qui est sensible.

Les réactions à la douleur de l'enfant de 3 ans à 6 ans

Entre 3 ans et 6 ans, l'enfant se plaint spontanément lorsqu'il a mal. Son vocabulaire est plus riche, mais il a besoin d'aide pour décrire sa douleur.

Les réactions à la douleur du grand enfant (après 6 ans)

- L'enfant peut dire qu'il a mal, faire le lien entre la douleur et sa maladie. Il peut aussi :
  - *se culpabiliser* (penser qu'il a été méchant), se sentir *différent*, dévalorisé, diminué, etc. ;
  - *être en colère et agressif* envers l'adulte ou nier la douleur, etc.
- Face à la douleur, l'enfant peut :
  - adopter une *attitude dite antalgique* (par une économie de mouvements) ;
  - régresser en tendant à adopter des façons d'agir de bébé (comme sucer son pouce).

Notions sur les méthodes d'évaluation de la douleur[46]

- L'évaluation de la douleur chez le nourrisson demande un œil averti et attentif. Certaines grilles (avec scores) aident l'observation du soignant (souvent l'infirmier),
- Les méthodes d'auto-évaluation sont utilisées dans le cas où l'enfant peut s'exprimer oralement. Il existe plusieurs méthodes pour quantifier la douleur. Citons les plus utilisées :
  - l'*échelle visuelle analogique* (EVA) : on utilise une réglette mobile ;
  - les *planches de visages* : l'enfant doit choisir, au milieu d'une série de visages exprimant joie ou tristesse, ceux qui correspondent le mieux à ce qu'il ressent.

Compétences de l'AM

L'AM veillera à :

- informer les parents au quotidien des signes observés ;
- observer l'enfant lors des soins, en particulier la position du corps (comme le repli sur soi), l'aspect, contracté ou non ;
- rassurer en permanence l'enfant et également rassurer avec tact les parents.

Situation

Aider Ben à « lutter contre la douleur »

Ce matin, quand Josée (AM) entre dans la chambre de Ben (6 ans) pour la réfection de son lit, l'enfant l'interpelle et se plaint. Il a une fracture et il souffre.
Josée s'approche de Ben, elle lui prend délicatement la main, le laisse parler et elle observe : Ben est crispé ; ses traits sont tirés, les extrémités de ses doigts sont gonflées.
Josée tente de l'apaiser, lui parle doucement : « je vais avertir ta maman, on va calmer la douleur comme hier, avec ton médicament. Tu t'en souviens ? Hier, nous avons combattu cette douleur et elle a disparu ! Aujourd'hui, ça va être la même chose. Courage ! »

Mémo

Savoir en « parler » et « soulager »

L'AM peut utiliser un langage imagé, qui plaît généralement aux garçons : « combattre la douleur. » Il s'agit effectivement de vaincre ce qui fait mal et d'impliquer l'enfant dans cette lutte. Ainsi, l'enfant sait qu'il doit supporter encore quelques minutes cette douleur (le cas échéant), et qu'ensuite on va en venir à bout grâce au médicament (c'est réconfortant pour lui !).

46. Ceci n'entre pas dans les compétences de l'AM qui, cependant, doit connaître les méthodes utilisées à ce jour.

CHAPITRE
16

Le cadre juridique et institutionnel de l'enfant et de la famille

Le statut juridique de l'enfant

Introduction

Le professionnel de l'enfance (l'AM tout particulièrement) s'assurera que l'enfant est protégé contre toute forme de discrimination, de négligence ou de maltraitance. Il a donc un rôle important à jouer en matière de prévention.

Mots-clés

- *La capacité juridique* : l'ensemble des droits et devoirs.
- *Le cadre institutionnel* : le dispositif juridique organisé par les institutions.
- *L'ONU* : l'Organisation des Nations unies.

La convention des droits de l'enfant (extraits)

L'enfant n'a pas de capacité juridique. Ce sont ses parents et la société qui doivent défendre ses droits et donc son *statut juridique*. Afin de protéger les droits de l'enfant, l'ONU a signé la Convention internationale des droits de l'enfant.

Citons *quatre articles de la Convention des droits de l'enfant* :

1. L'enfant doit jouir de tous les droits énoncés dans la présente déclaration, *sans discrimination* fondée sur la race, la couleur, le sexe, la langue, la religion, ou toute autre discrimination.

Guide de l'assistant maternel

2. L'enfant doit se développer d'une façon *saine* et *normale*.
3. L'enfant a droit, dès sa naissance, à un *nom* et à une *nationalité*.
4. L'enfant doit bénéficier de la *Sécurité sociale*, d'une alimentation, d'un logement, de loisirs et de soins médicaux adéquats.

Situation

Elie (AM) signale une « information préoccupante »

Sonia, Julie et Elie (AM) travaillent ensemble dans une MAM. Ils sont amenés à rencontrer beaucoup de parents.

La plupart d'entre eux sont très soucieux du bien-être de l'enfant ; ils sont mêmes avides de conseils pour s'occuper de leurs enfants. Mais, malheureusement, toutes les familles n'ont pas les mêmes attentions envers leurs enfants.

Elie, aujourd'hui, est préoccupé. Il est très attentif aux attitudes révélant des négligences, voire des mauvais traitements à l'encontre de l'enfant Nohé par sa mère. Il le signale à Mme D. (puéricultrice, responsable de la MAM). Parmi les *signaux observés* par Elie, non seulement le langage non verbal est significatif (c'est-à-dire les regards, les gestes du parent envers l'enfant), mais également les paroles prononcées par la mère…

! Respecter les « grands préceptes » de la déclaration

L'AM veillera à préserver les droits de l'enfant dans toutes ses dimensions. Il veillera à la mise en œuvre des *grands préceptes* de la *Déclaration des droits de l'enfant*.

Compétences de l'AM

L'AM doit s'assurer que l'enfant bénéficie de conditions favorables, à :

- sa *croissance*, son développement psychomoteur et sa sécurité ;
- ses *activités* (en rapport avec son âge) ;
- sa *santé* (alimentation et mode de vie équilibrées, soins, affection, etc.).

L'AM signalera toute « *information préoccupante* » éventuelle au responsable de la structure d'accueil.

Le statut juridique de la famille

Introduction

Le professionnel de l'enfance (dont l'AM) doit connaître le statut juridique de la famille. Il doit la soutenir, l'aider et protéger l'enfant dans sa *sécurité*, sa *santé* et sa *moralité*.

Mots-clés

- *Le statut juridique de la famille* : c'est l'ensemble des dispositions légales applicables à la famille.
- *La famille* : ce sont les personnes « liées par le sang ou par l'alliance ».

Les éléments du statut juridique

Les modèles familiaux

- La *famille nucléaire* est composée des parents (père et mère) et des enfants non mariés ou non indépendants économiquement.
- La *famille monoparentale* est formée d'un adulte avec un (ou des) enfant(s).
- La *famille recomposée* regroupe l'un des parents, son nouveau conjoint et les enfants nés d'un premier lit qui vivent alors avec un beau-parent.
- La *famille homoparentale* est formée de deux adultes de même sexe et ayant des enfants. (L'un des deux seulement est officiellement le père ou la mère de(s) enfant(s).

Le mariage et le PACS

- Le *mariage* est un acte juridique qui officialise l'*union* d'un homme et d'une femme âgés de 18 ans révolus tous les deux[47]. Il oblige les époux à la cohabitation, la fidélité, l'assistance et le secours.
- Le PACS : c'est un contrat qui a pour objectif de doter le concubinage d'un *statut juridique*; il est conclu entre deux personnes majeures, de *sexe différent* ou de *même sexe* et crée des *obligations* entre les partenaires (qui doivent s'aider mutuellement et matériellement).

Le divorce

La loi du 12 mai 2004 a prévu quatre cas de divorce :

- *le divorce par requête conjointe*;
- *le divorce par acceptation du principe de la rupture du mariage*; il repose sur un simple accord des parties;
- *le divorce pour altération définitive du lien conjugal*; il peut être engagé par la volonté d'un seul conjoint après deux ans de suspension de vie commune;
- *le divorce pour faute*, en cas de violation grave des obligations du mariage.

La filiation

« La filiation est un lien juridique qui unit l'enfant à ses père et mère. » Elle peut être *légitime* ou *adoptive*.

L'autorité parentale

L'autorité parentale recouvre l'ensemble des *droits* et des *devoirs* des père et mère à l'égard de leur enfant, c'est-à-dire :

- le *droit de garde* en fixant la résidence de l'enfant (l'enfant mineur ne peut, sans permission de ses parents, quitter le domicile familial);
- le *droit de surveillance* en contrôlant le comportement et les relations de leur enfant, afin de le protéger;
- le *droit d'éducation* en dirigeant la formation de l'enfant dans tous les domaines (moral, scolaire, professionnel).

47. Loi du 6 avril 2006.

Situation

Zoé (5 ans) souffre de la séparation de ses parents

Jeanne est mère de deux enfants : Zoé (5 ans), née d'une première union et Justine (née il y a deux mois) qu'elle a eue de son dernier compagnon.
Zoé a été très perturbée à la suite du divorce de ses parents, qui a été très conflictuel. Sa mère a finalement obtenu sa garde ; elle voit son père un week-end sur deux. De plus, Zoé souffre depuis la naissance de Justine, car elle a l'impression que sa petite sœur monopolise l'affection de ses parents. Depuis un mois, elle « se souille » chaque nuit au cours de son sommeil et pleure à son réveil.
Lucia (AM) déplore le « mal-être » de cette enfant de 5 ans qui a mal vécu la séparation de ses parents. Le *divorce*, c'est une « cassure » de la famille. Ici, Lucia aura un rôle de « sanction psychologique » auprès de la famille et aura un rôle « éducatif » ; elle pourra proposer des conseils utiles à la maman (voir ci-dessous).

! *La mission de l'AM : un « devoir humain ! »*

L'AM, ainsi que tout le personnel qui travaille en structure d'accueil, doit mettre en œuvre la *protection* de l'enfant et de la famille de la façon la plus large possible. C'est sa *mission* et c'est de plus un *devoir humain*.

Compétences de l'AM

L'AM doit signaler :

- tous les éléments d'information sur les manquements des parents dans l'exercice de l'*autorité parentale* ;
- tout de qui pourrait être une *entrave de la famille aux droits de l'enfant*, tels qu'ils sont énoncés dans la Convention des droits de l'enfant ;
- les familles qui ont des difficultés personnelles afin de les conseiller. Par exemple, proposer des « prestations » adaptées à leurs besoins et dans le cas de la situation, proposer un soutien psychologique pour l'enfant.

NB : l'AM veillera à faire les *transmissions* à son responsable.

La protection de la mère et de l'enfant (PMI)

Introduction

La PMI assure plusieurs missions, dont l'objectif majeur est la « prévention » dans le domaine sanitaire et social.

Mots-clés

- *La protection maternelle et infantile (PMI)* : c'est l'ensemble des mesures visant à protéger et à promouvoir la santé de la mère et de l'enfant de 0 à 6 ans.
- *L'Aide sociale à l'enfance (ASE)* : c'est un organisme qui permet de préserver l'enfant au sein de la famille.

Les missions et les moyens de la PMI

La PMI a pour mission :

- l'éducation à la santé des parents;
- la prévention et la protection des jeunes enfants;
- le contrôle des structures d'accueil de la petite enfance (crèches, etc.);
- l'agrément et le suivi des AM.

La PMI met en place des consultations pour la maman et des examens médicaux pour l'enfant.

Les examens médicaux

- L'*objectif* : dépister précocement d'éventuels handicaps.
- Le *nombre* : 1re année, 9 examens (1er et 2e certificats de santé[48]).
- *2e année* : 3 examens (3e certificat de santé).
- *3e à 6e année* : 2 examens par an.

Le carnet de santé

Le carnet de santé permet le suivi médical de l'enfant. Il indique l'état de santé de la famille (antécédents, frères), les courbes de poids, de taille, la dentition, les vaccinations, etc.

Le calendrier des vaccinations (tableau 16.1)

Tableau 16.1. Calendrier des vaccinations.

Vaccins[1]	Recommandations
Diphtérie (D) Tétanos (T) Poliomyélite (Polio)	} Obligatoire (avant 18 mois)
Coqueluche (Coq)	Conseillée
Méningite à Hib	Conseillée
Hépatite B	Conseillée
Pneumocoque	Conseillée
Tuberculose (BCG)	Conseillée
Rougeole, oreillons, rubéole (ROR)[2]	Conseillée

1. Sept vaccins (DTCP + Hib + hépatite B + pneumococcique) peuvent être associés pour augmenter leur efficacité (c'est le vaccin heptavalent).
2. C'est un vaccin trivalent (ROR) très recommandé avant l'entrée en collectivité.

48. Les certificats de santé permettent d'établir des statistiques.

L'organisation de l'ASE

Lorsque la famille est défaillante, l'ASE a pour mission de *protéger l'enfant*. Plusieurs situations d'enfants sont possibles (nous les résumons par un exemple) (tableau 16.2).

Tableau 16.2. Organisation de l'ASE.

	Situations	Missions de l'ASE
Enfant accueilli provisoirement	Enfant dont la famille est déficiente sur le plan éducatif ou moral	Les parents conservent l'*autorité parentale*. L'ASE assure l'entretien de l'enfant et un *mode d'accueil* est choisi pour l'enfant (ex. : famille d'accueil)
Enfant pupille de l'État	Enfant reconnu abandonné par ses parents	L'ASE exerce la *tutelle* de l'enfant qui est confié à un foyer ou à une famille d'accueil

Situation

Rania (PE) rencontre Mme X. au service de la PMI. Elle amène pour la première fois sa fille Arminda (6 mois) à la consultation d'enfants. Celle-ci a les yeux rouges et paraît agitée. Rania la rassure, lui propose un jouet, puis elle explique le déroulement de l'examen à la maman.

Rania lui propose de s'asseoir et lui pose quelques questions. Voyant son inquiétude, elle lui pose des questions plus précises. À ses réponses, Rania constate que la situation de Mme X. est très « préoccupante ».... elle lui explique l'intérêt d'en parler à la puéricultrice responsable afin de l'aider efficacement.

Rania lui promet de rester très discrète.

Mémo

« Savoir être discret et efficace... »

La situation souligne le rôle du professionnel dans une consultation de PMI. Ici, Rania est certainement détentrice d'informations *confidentielles*. Elle doit les garder secrètes vis-à-vis de l'extérieur (*secret professionnel*) et elle doit les transmettre à la puéricultrice (afin d'apporter une *aide efficace* à la maman).

La PMI a donc un rôle de *prévention* aux multiples facettes auquel le personnel de la petite enfance participe activement.

Compétences de l'AM

L'AM saura :

- accueillir les parents avec respect, les écouter et les rassurer ;
- leur expliquer le rôle du *carnet de santé* et des *vaccinations* ;

- clarifier les conseils d'hygiène alimentaire et d'hygiène de vie, avec un langage clair ;
- faire des transmissions au responsable de la structure.

La protection sociale de la famille et de l'enfant

Introduction

La protection sociale de la famille et de l'enfant se concrétise par diverses mesures. Citons en particulier la *Sécurité sociale* et les *prestations familiales*.

Mots-clés

- *La Sécurité sociale* est un service public de l'État qui assure l'ensemble des risques sociaux.
- *Les prestations familiales* consistent en des versements réguliers attribués aux familles afin de les aider à entretenir les enfants dont elles ont la charge.

La Sécurité sociale

- Sont dites *bénéficiaires* les personnes qui peuvent percevoir les prestations de la Sécurité sociale. Il s'agit de l'assuré et de ses ayants droits, c'est-à-dire les personnes à la charge de l'assuré.
- Le régime général de la Sécurité sociale se compose de plusieurs branches :
  - la *branche maladie* (et maternité) ;
  - la *branche famille* et la *branche vieillesse*.

Les prestations sociales

- Les *prestations en nature* représentent le remboursement total ou partiel des dépenses de soins.
- Les *prestations en espèces* représentent un revenu de remplacements en cas d'arrêt de travail de l'assuré et sont versées sous la forme d'indemnités journalières.
- Les *prestations familiales* sont attribuées (sous condition de ressources) à toute personne résidant en France (tableau 16.3).

Autres aides

L'aide à la garde d'enfants pour parents isolés (AGEPI)[49]

Elle est attribuée aux parents isolés qui ont un problème de garde et à ceux qui ont un ou plusieurs enfants < 10 ans lorsqu'ils reprennent un emploi.
Cette aide est versée par *Pôle emploi*.

49. Loi du 1er janvier 2014.

Tableau 16.3. Les prestations sociales.

Les prestations sociales	Conditions d'attribution
Les *allocations familiales (AF)* : aident les familles pour l'entretien de l'enfant	Avoir au moins deux enfants à charge
Le *complément familial (CF)* : aide les familles à revenus modestes	Avoir au moins trois enfants à charge
L'*allocation d'éducation à l'enfant handicapé (AEEH)* : compense les frais qu'entraîne un enfant handicapé	▪ Avoir un enfant handicapé < 20 ans ▪ Pas de possibilité d'internat
L'*aide de rentrée scolaire (ARS)* : allège les frais de rentrée scolaire de l'enfant	Avoir un enfant d'âge scolaire
Les *aides au logement*[1] : allègent les frais de location ou rembourse un prêt	
La *prestation d'accueil du jeune enfant (PAJE)* :	
1. Allège les frais liés à la naissance	1. La prime de naissance
2. Allège les frais de garde de l'enfant	2. L'allocation de base
3. Facilite une cessation d'activité pour le parent qui souhaite garder son enfant	3. Le complément libre-choix d'activité

1. Il y a trois formes d'aide : APL, ALF, ALS.

Le centre maternel

Cet établissement répond aux différents besoins des femmes enceintes ou isolées ou des femmes assurant seules la charge d'un jeune enfant.

Situation

Jodie (PE) conseille une allocation à Mme A. (la PAJE)

Jodie (PE) travaille en PMI et rencontre aujourd'hui Mme A. (24 ans) qui amène pour la première fois son fils Mario (4 mois) à la consultation d'enfants de son quartier.
Jodie demande à Mme A. le *carnet de santé* de Mario afin de le remettre au pédiatre.
Après la consultation, Mme A. demande à Jodie la forme d'aide apportée aux mamans qui souhaitent ne pas reprendre leur travail pour s'occuper de leur enfant. Jodie lui remet un fascicule sur les prestations familiales et lui présente une allocation : la PAJE.
Une disposition propose un « complément libre choix d'activité » qui est susceptible de l'intéresser.

Mémo

Savoir associer « l'oral à l'écrit »

Cette situation souligne l'un des aspects du rôle du PE auprès des familles en service de PMI. Il doit non seulement avoir des connaissances en matière de prestations familiales mais il doit aussi savoir les expliquer aux parents, voire trouver des *supports écrits* pour mieux expliquer leur intérêts.

Compétences de l'AM

L'AM veillera à :

- informer les jeunes mères de famille des prestations auxquelles elles ont droit ;
- s'informer régulièrement sur les nouvelles dispositions envers les familles ;
- indiquer aux mères l'intérêt et le rôle du *carnet de santé* ;
- *faire les transmissions* aux responsables des structures dans lesquelles il est amené à travailler.

CHAPITRE

17

La communication professionnelle

Les formes de la communication et l'écoute

Introduction

Une communication efficace exige certaines compétences. L'AM veillera tout particulièrement à la qualité de la *communication verbale*. Elle porte sur la voix et sur le langage utilisé; elle est étroitement liée au *langage non verbal* et à la qualité de l'*écoute*.

Mots-clés

- *Communiquer*, c'est entretenir des *relations* avec autrui; c'est lui transmettre des informations, des sentiments, des impressions.
- *La communication* peut être *verbale* ou *non verbale* (elle peut être aussi *écrite*).

La communication verbale et non verbale

- Lors de la communication verbale, l'AM veillera à :
  - limiter la *puissance* de sa voix, ne pas parler trop fort (donc à apaiser le dialogue);
  - limiter le *débit* de paroles et la *tonalité* (donc moduler sa voix);
  - respecter les *pauses* : il saura accepter les silences (parfois utiles au dialogue).
- La communication non verbale donne beaucoup d'informations. Elle s'exprime par :
  - les *postures*;
  - les *expressions du visage*;
  - les *gestes*;
  - le *regard*.

L'écoute

Citons six attitudes d'écoute[50] :

- *L'attitude d'aide* : cette attitude fait appel aux sentiments et vise à encourager l'autre. Par exemple, l'AM peut dire à l'enfant : « Zoé n'aie pas peur, je te tiens la main ! »
- *L'attitude de décision* : cette attitude est basée sur les ordres et les conseils. Par exemple, l'AM peut dire : « non Zoé ! Tu dois aller à l'activité piscine avec les autres ! Cela te fera du bien… »
- *L'attitude d'évaluation* : cette attitude tend à prononcer un jugement (c'est bien ou c'est mal). Par exemple, l'AM peut dire : « Zoé, il faut manger, sinon tu ne grandiras pas !… »
- *L'attitude d'enquête* : cette attitude tend à poser des questions et à faire des investigations. Par exemple, l'AM peut dire à Mme A. (maman d'une fillette) : « vous avez eu un problème pour prendre une telle décision ! Je vais m'occuper de cela, votre décision est peut être due au comportement de Mme X… »
- *L'attitude de fuite* : cette attitude vise à s'abriter, à se protéger derrière des considérations générales pour mettre fin à l'écoute. Par exemple, l'AM peut dire à Mme B. (mère d'un enfant) : « vous n'avez pas le moral, on a tous connu cela, ça passera ! »
- *L'attitude « d'écoute active » :* l'écoute active est recommandée à l'AM car elle permet un véritable échange ; on lui donne le droit de penser différemment et on lui reconnaît la possibilité de changer, d'évoluer.

Situation

Les difficultés de la communication

Cette situation présente un exemple d'entretien entre deux personnes : Charlotte (responsable du relais des AM) avec Mme D. (maman d'une fillette de 3 ans) qui refuse de participer à la fête de Noël[51].

Charlotte accueille Mme D. (maman de Zoé) pour lui annoncer qu'elle organise la fête de Noël dans l'établissement le 20 décembre (à 19 h) et qu'elle l'invite à y participer avec les autres parents et les AM.

Mme D. lui répond en *pointant du doigt* : « je ne veux pas venir à cette fête, je n'ai pas la tête à ça ! »

Charlotte est déconcertée. Elle *fronce les sourcils* et dit : « nous souhaitons que tout le monde participe à cette fête »

Mme D. la *regarde fixement* et dit : « votre demande de participation financière est trop élevée, j'ai des problèmes avec X. (mon mari). »

Charlotte *se lève lentement, la regarde* gentiment et lui dit : « je vous comprends, vous avez certainement des difficultés personnelles, mais j'aimerais que vous veniez, car Zoé risquerait de se sentir exclue. Vous ne voulez pas ça, n'est-ce pas ? »

50. Selon le psychologue Elias Porter.
51. Les « signaux » non verbaux sont écrits en *italique*.

Mme D. dit : « non, mais SVP diminuez le montant de la participation ! »
Charlotte réfléchit puis elle passe un coup de fil. En raccrochant, elle *se rapproche* de Mme D., *la prend par les épaules* et lui dit : « c'est possible ! »
Mme D. est *ravie, son œil pétille*, elle viendra avec Zoé à la fête.

Mémo

Les « signaux » non verbaux

La communication non verbale se manifeste par quelques « signaux » significatifs. Ex. (voir ci-dessus, « Situation ») :

- les *postures* : notons ici les positions du corps, la façon de se lever, de bouger la tête, etc. ;
- les *gestes* : notons ici les mouvements des bras, des doigts, du buste, des jambes, etc. ;
- le *regard* : émetteur d'encouragement, de désapprobation ou de satisfaction ;
- les *mimiques* : sourires, froncement des sourcils, etc. ;
- la *distance* entre les deux interlocuteurs (*proxémie*) ;
- le *changement de couleur de la peau* (elle *pâlit*…) ;
- le *toucher* (elle la prend par l'épaule…).

Compétences de l'AM

L'AM doit prévenir les obstacles à la communication. Ils sont de deux ordres :

- **d'ordre matériel** : espace limité (salles trop exiguës), bruits perturbateurs, etc. ;
- **d'ordre humain** : manque d'attention, différences des personnalités, des opinions, de la culture, du niveau de formation, etc.

La communication interpersonnelle

Introduction

Dans une situation de communication interpersonnelle, il y a au moins deux partenaires : l'*émetteur* du message et le *récepteur* du message, qui doivent respecter certaines règles afin que la communication passe et soit de qualité.

Mots-clés

- *La communication* consiste à mettre en commun une information. La communication est un *acte*, l'information est son *contenu*.
- *La communication interpersonnelle* est une communication entre deux personnes, à l'inverse de la communication de groupe (ou réunion) qui met en jeu plusieurs interlocuteurs.

Les règles de la communication interpersonnelle

Les règles sont celles-ci (figure 17.1) :

- l'*émetteur* (E) devra utiliser un langage clair, adapté à son (ou ses) interlocuteur(s);
- le *récepteur* (R) doit être prêt à recevoir le message en étant attentif;
- pour s'assurer de la bonne compréhension du message, on peut demander au récepteur de le reformuler, c'est la rétroaction.

Pour faciliter la communication, l'AM veillera à utiliser le *feedback*. C'est l'*information en retour*. Ex. : celui qui envoie le message doit s'assurer qu'il a été réceptionné et compris par le destinataire (si ce n'est pas le cas, l'information doit être renouvelée). *Intérêt* : c'est une façon de vérifier l'efficacité de l'information : « vous m'avez dit respecter l'heure d'arrivée le matin. C'est donc à 8 h 30 qu'arrivera votre fille. Sommes-nous bien d'accord ? »

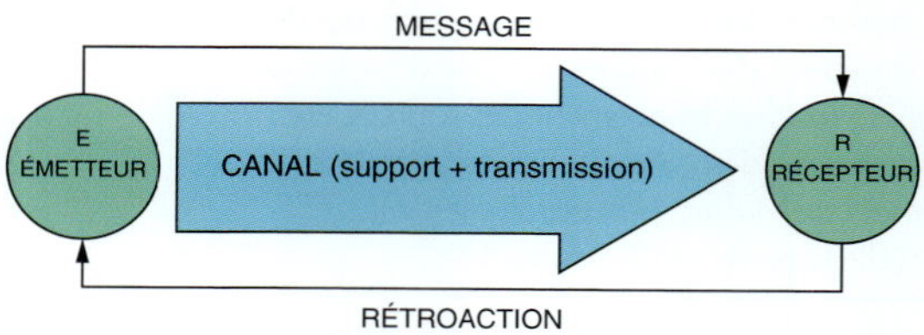

Figure 17.1. La situation de communication interpersonnelle.

Les différents types d'entretien

Citons trois types d'entretien :

- *l'entretien d'information* : cet entretien peut se réaliser lors du recueil de données à l'entrée de l'enfant dans la structure (c'est la directrice qui le réalise);
- *l'entretien de formation* : cet entretien permet à l'AM diplômé de transmettre des compétences à la personne qui est en formation (ex. : à une stagiaire);
- *l'entretien d'aide* : cet entretien permet à l'AM d'aider les parents de l'enfant (ou l'enfant selon son âge) à intégrer des conseils (ex. : à la sortie du service).

La méthode de préparation à un entretien

Utilisons la méthode du QQQOCP.

- *Qui* ? Pour quelle personne ? (La famille de quel enfant ? l'AM ?). Avec qui ? (La puéricultrice ? le directeur ?)
- *Quoi* ? Quel type d'entretien prévoir ?
- *Quand* ? (*...l'organiser* ?) Il faut rechercher le moment de disponibilité de chacun.
- *Où* ? (*...l'organiser* ?) Dans le bureau de la puéricultrice ? chez l'AM ?
- *Comment* ? (*...aborder le sujet* ?) Quels outils à utiliser ? (ex. : questionnaire ? grille ?).
- *Pourquoi* ? Quel est l'objectif de cet entretien ? Qu'attend mon interlocuteur de cet entretien ?

Mémo

Savoir « préparer » un entretien

Kate (AM) sait que l'entretien fixé par Mme R. (puéricultrice responsable) a de l'importance pour son avenir. Elle espère pouvoir répondre aux nombreuses questions et savoir démontrer sa motivation pour le métier. Elle sait qu'elle sera *observée* (attitudes, comportements, expressions, etc.) et qu'elle sera *évaluée* sur ce qu'elle dit.
Selon les commentaires de Mme R., quels autres arguments pourra trouver Kate pour démontrer sa motivation ? Elle sait que la réussite de son entretien dépendra du temps qu'elle aura passé pour le préparer.

Situation

Kate prépare l'entretien avec Mme R. (puéricultrice diplômée d'État - PDE)

Kate (36 ans) est convoquée lundi à un entretien fixé par Mme R. (puéricultrice). Elle l'a longuement préparé car elle aimerait devenir « assistante maternelle ». Voici les questions qu'elle se pose :

- *quel est l'objectif de cet entretien ?*
- *quand et où va se dérouler l'entretien ?*
- *quelle sera la forme de l'entretien ?* Quelles questions peuvent être posées par Mme R. ?

Me laissera-t-on diriger le débat ? Dois-je parler tout d'abord de mon vécu (personnel, professionnel ?), des expériences dans d'autres structures ? Parler ensuite de mes motivations ? De mes appréhensions ?

Compétences de l'AM

Lors de l'entretien, l'AM veillera à :

- *observer* la personne à qui il s'adresse. Ex. : ses gestes, son regard, son comportement, ses manifestations émotionnelles ;
- *l'écouter* avec bienveillance ;
- *transmettre* la nature de l'entretien au responsable ;
- *respecter* le secret professionnel et la réserve professionnelle.

Les aspects de l'information

Introduction

Lors de l'accueil d'un enfant et de ses parents, il y a un échange d'informations entre les personnes. L'AM qui accueille les parents sera bienveillante, courtoise et veillera à respecter les règles de « l'information ».

Mots-clés

- *Informer* quelqu'un, c'est lui *donner des renseignements*, c'est lui faire savoir certaines choses.
- *S'informer* auprès de quelqu'un, c'est *se renseigner* auprès de lui ou sur lui. C'est *recueillir des données*...

Informer l'enfant et ses parents (les présentations)

Il s'agit pour l'AM de :

- *se présenter* (indiquer son prénom pour l'enfant) puis indiquer son rôle ;
- présenter à l'enfant ses copains (enfants déjà accueillis par l'AM) ;
- faire visiter les locaux (cela donne des *repères sécurisants*).

S'informer auprès des parents

Il s'agit de s'informer sur les *habitudes de vie* de l'enfant, en particulier :

- ses heures de repas, de sommeil ;
- ses préférences (son « doudou » s'il en a un), ses jeux ou jouets préférés ;
- la personne qui viendra le chercher (père ? mère ? ou autre ?).

Informer les parents (l'organisation)

Il s'agit pour l'AM de :

- *présenter son planning* (heures des repas, de la sieste, des activités, etc.) ;
- *signaler le passage de certains professionnels* (ex. : puéricultrice ou autre) ;
- *signaler les moyens de distraction disponibles* (ex. : CD, radio et autres outils de communication).

Mémo

L'intérêt d'un « projet d'accueil » illustré

Un projet d'accueil est remis aux parents dans beaucoup de crèches. De ce fait, certains AM en ont réalisé un ; il s'agit d'un petit livret qui présente le lieu d'accueil de l'AM. Il est illustré. Ainsi, l'enfant comprend mieux où il est. Le projet présente quelques activités de jeux au moyen de *photos*. On peut ainsi dire à l'enfant : « regarde, ici John est avec Léa, ce sont tes petits copains. Que font-ils ? » et l'enfant peut répondre : « ils jouent au ballon ! », « veux-tu aussi jouer au ballon ? ». Cette présentation est très sécurisante pour l'enfant et suscite le *dialogue*.

Situation

Les « mots » de l'accueil !

Avant de rencontrer Julie (AM), la maman de la petite Léa (3 ans) dit qu'elle lui posait de nombreuses questions. À savoir : « la dame est-elle gentille ? », « resteras-tu avec moi chez elle ? », « tu viens me chercher vite ? ». Sa maman tentait de lui répondre le plus précisément possible, mais elle était inquiète !
Ce qui l'a mise tout de suite en confiance, *dès l'accueil*, c'est le *sourire* de Julie et les *mots* qu'elle a su mettre sur l'angoisse de la fillette : « tu as peur parce que tu ne me connais pas, mais tu vas voir, on va faire connaissance, je m'appelle Julie... », « il y aussi un jardin (avec un toboggan !). Nous irons ensemble ! ».

Compétences de l'AM

Établir une relation d'accueil avec l'enfant (et sa famille), c'est, de la part de l'AM, savoir :

- *être positif* : c'est une attitude tonique et dynamique ;
- *écouter* : c'est une attitude qui permet de créer un lien *réconfortant* ;
- *comprendre (avec empathie)* : c'est une capacité qui permet de ressentir ce qu'éprouve l'autre ;
- *être disponible* : c'est une attitude bienveillante qui se traduit par une présence et des paroles chaleureuses ;
- *respecter* : c'est une attitude qui consiste à traiter autrui avec *considération*.

La démarche éducative

Introduction

Lors d'une démarche éducative, l'AM (selon les directives de la puéricultrice) peut être amené à donner des informations spécifiques. Par exemple, des *règles d'hygiène de vie* pour un enfant ou des *conseils sur l'alimentation*, sur l'intérêt des *vaccinations*, etc.

Mots-clés[52]

- *La démarche* : c'est la manière de procéder, de progresser vers un but.
- *Éduquer* (quelqu'un) : c'est lui faire acquérir des habitudes, des principes, des connaissances.

52. Définitions du dictionnaire.

La méthodologie de la démarche éducative

Pour réaliser une démarche éducative, l'AM peut utiliser la méthode mnémotechnique du QQQOCP. À savoir :

- **Q :** *Qui ?* Quel est l'enfant concerné ? Quel parent ?
- **Q :** *Quoi ?* Quel est le contenu de l'éducation ?
- **Q :** *Quand ?* À quel moment engager l'éducation ?
- **O :** *Où ?* À quel endroit pratiquer l'éducation ?
- **C :** *Comment ?* Avec quels outils ou moyens la mettre en œuvre ?
- **P :** *Pourquoi ?* Quel est le motif de la démarche ?

Les étapes de la démarche éducative

Le mécanisme de l'apprentissage peut se décomposer en plusieurs étapes. Nous les résumons ici à titre d'exemple. Cette démarche éducative est en lien avec la situation présentée à la suite (tableau 17.1).

Tableau 17.1. La démarche éducative pour Mme D. (voir ci-dessous, « Situation »).

Étapes	Rôle de l'AM	Exemple
1re étape *Analyser*	Identifier et analyser les besoins de l'enfant	Nohé (3 ans) est asthmatique. Des mesures d'hygiène de vie sont indispensables
2e étape *Présenter*	Faire une présentation de la situation ou du comportement à acquérir	La fumée de tabac est préjudiciable à sa santé
3e étape *Motiver*	Stimuler l'attention et la motivation de la maman de Nohé	Mme D. (la mère) accepte les conseils d'hygiène de vie donnés (elle fume à l'extérieur)
4e étape *Evaluer et réajuster*	Évaluer et réajuster la démarche éducative en fonction des besoins	Mme D. fait le point (résultats positifs), elle envisage d'arrêter totalement de fumer

Mémo

Les facteurs favorisant l'apprentissage

Divers facteurs favorisent l'apprentissage, c'est :

- la *motivation* de l'enfant ou de ses parents ;
- le niveau du *développement cognitif* de l'enfant ;
- les qualités de *communiquant* de l'AM.

Situation

La « démarche éducative » pour Mme D. (maman de l'enfant Noé)

Noé (3 ans) a fait quelques crises d'asthme en présence de Myriam (AM) et, comme tout enfant atteint d'une telle pathologie, il est particulièrement sensible à la qualité atmosphérique de son environnement (fumée, acariens, pollens, poussières, etc.). Sachant que Mme D. (maman de Noé) est une grande fumeuse, Myriam lui a expliqué (dans les limites de ses compétences) les *méfaits du tabac* et cela très progressivement, lors des rencontres quotidiennes (à l'arrivée et au départ de l'enfant). Aujourd'hui, Mme D. est heureuse. Elle a dit à Myriam que si Noé va mieux c'est grâce à elle, et elle a ajouté : « moi aussi je vais mieux ! »

NB : une telle démarche éducative exige beaucoup de qualités relationnelles pour être efficace. Elle ne doit jamais être associée à de la directivité, mais se faire naturellement, au cours des rencontres.

Compétences de l'AM

L'AM veillera à :

- *stimuler l'autonomie* au cours des activités, « aider à faire » et non « faire à la place » de l'enfant ;
- créer les *conditions favorables* pour que l'enfant agisse de façon « autonome » ;
- *s'assurer que l'enfant (et ses parents)* ont bien compris les explications données et les reformuler si nécessaire ;
- *se questionner* : l'enfant, et ses parents, qu'ont-ils retenu d'important (le vérifier) ?

CHAPITRE

18

La nutrition et l'alimentation de l'enfant

Les besoins nutritionnels et l'équilibre alimentaire

Introduction

Offrir à l'enfant une alimentation *équilibrée*, c'est lui offrir tous les éléments nutritionnels indispensables à sa croissance et à sa santé.

Mots-clés

- Les *besoins nutritionnels* sont les besoins en aliments *énergétiques* et *non énergétiques*.
- L'*équilibre alimentaire* c'est les apports harmonieux et les quantités bien réparties des aliments.

Les besoins en nutriments énergétiques

- *Les protéines :*
  - protéines *animales* : lait et produits laitiers, viandes, poissons, œufs;
  - protéines *végétales* : céréales.

Leur rôle : fabrication des tissus du corps et croissance.

- *Les glucides :*
  - glucides *complexes* : sucre des céréales (l'amidon);
  - glucides *simples* : sucre du lait (le lactose), des fruits (le fructose), ordinaire (le saccharose).

Leur rôle : énergie musculaire, fonctionnement cérébral.

- *Les lipides :*
  - lipides *animaux* : lait et produits laitiers, viandes, poissons, œufs ;
  - lipides *végétaux* : huiles végétales (tournesol, olive, arachide, etc.).

Leur rôle : énergie, croissance osseuse et croissance cérébrale.

Les besoins en nutriments non énergétiques

- *Les sels minéraux* : ils sont indispensables à la croissance. Ex. : le calcium, le phosphore, le fer (source : lait, produits laitiers, légumes et fruits).
- *Les vitamines* : elles aident à l'utilisation des autres aliments et jouent un rôle appréciable sur la croissance. Ex. :
  - les vitamines *liposolubles* : A, D, E, K (source : lait, produits laitiers) ;
  - les vitamines *hydrosolubles* : B et C (source : céréales, fruits, laits).

L'équilibre alimentaire d'un menu

L'enfant a besoin d'avoir une alimentation variée, donc d'avoir dans ses repas des aliments de chaque groupe alimentaire.

Les aliments sont classés en *six grands groupes*. Les aliments d'un même groupe possèdent des caractéristiques communes, ce qui permet de les remplacer l'un par l'autre, et donc de varier les menus (voir ci-dessous, « Mémo »).

Mémo

Les six groupes d'aliments

- Groupe 1 : produits laitiers.
- Groupe 2 : viande, poisson et œuf.
- Groupe 3 : féculents.
- Groupe 4 : végétaux frais.
- Groupe 5 : corps gras (d'origine animale et végétale).
- Groupe 6 : produits sucrés.

Situation

Arina (AM) planifie des « menus équilibrés »

Arina (AM) s'occupe à son domicile de Carlos. C'est un petit garçon de 2 ans, né prématuré, à la santé fragile et avec un petit appétit.

Pour le stimuler à manger, Arina veille à varier au maximum son alimentation.

Sur son agenda elle a noté, sur une page, la liste des groupes d'aliments et sur une autre page, la liste des légumes et fruits de saison. Cela lui permet de composer des *menus* les plus variés possibles pour la semaine. Elle a aussi noté, sur une autre page, les aliments qui ne plaisent pas à Carlos et ceux qu'ils préfèrent.

Lorsqu'elle a rédigé le *planning hebdomadaire* des repas, Arina le présente à la maman de l'enfant pour avoir son avis.

L'alimentation lactée

Les caractéristiques des laits 1er et 2e âge

Il existe deux sortes de laits pour l'enfant de moins d'un an :

- *les laits 1er âge* (de 0 à 4 mois);
- *les laits 2e âge* (de 5 à 12 mois).

La ration lactée pour le bébé de moins de 5 mois :

- pour calculer la ration lactée sur 24 h, on utilise la *règle d'Appert*. Cette règle s'applique jusqu'à ce que l'enfant atteigne le poids de 6 kg (vers l'âge de 5 mois);

Poids de l'enfant en grammes/10 + 250 mL = ration de lait par 24 h.

- les laits 1er et 2e âge se reconstituent à raison de : *1 mesurette de lait dans 30 mL d'eau*;
- il est important pour la santé de l'enfant de *respecter* scrupuleusement la *concentration du lait*. Ex. : si la ration du biberon est de 120 mL, on met 120 mL d'eau + 4 mesurettes de lait.

La ration lactée pour le bébé de plus de 5 mois : pour un bébé de plus de 5 mois (pesant au moins 6 kilos), la quantité totale du biberon sera fixée à :
210 mL + 7 mesurettes de lait 2e âge.

Situation

La préparation du biberon d'Alix (1 mois)

Rachel (AM) prépare le biberon d'Alix, qui pèse 4 kg. La ration de lait quotidienne a été calculée par la puéricultrice avec la *règle d'Appert*. L'enfant doit prendre 650 mL/24 h. Sachant qu'il a six repas par jour, la quantité par biberon d'Alix sera de : 650 mL/6 = 108 mL. On arrondit le chiffre à 120 mL pour le calcul du nombre de mesurettes. Donc, la quantité de lait en poudre sera de : *120 mL d'eau + 4 mesurettes de lait en poudre* (le lait est 1er âge puisque Alix a 1 mois).

Rachel sait que la préparation du biberon doit se faire minutieusement, en respectant les règles d'hygiène et les quantités qui lui ont été indiquées par la puéricultrice.

Précautions :

- la reconstitution du lait exige *précision* et *minutie*. Une quantité excessive de lait serait préjudiciable à la santé. Les mesurettes doivent donc être *arasées*;
- la bonne *dilution* du lait est obtenue en roulant le biberon entre ses mains;
- le lait sera donné, soit à la *température ambiante* (soit réchauffé au chauffe-biberon). Attention au réchauffement au four à micro-ondes : il est à l'origine de brûlures de la bouche. Il faut à tout prix l'éviter ou prendre d'extrêmes précautions.

Compétences de l'AM

L'AM veillera à :

- varier les aliments et utiliser les équivalences. À l'intérieur d'un même groupe alimentaire, il est possible de remplacer un aliment par un autre.

Ex. :

- *équivalences protidiques* : 10 g de protéines sont apportés par 50 g de viande = 50 g de poisson = 40 g de jambon = 1 œuf,
- *équivalences calciques* : 150 mg de calcium sont apportés par 125 mL de lait = 100 g de fromage frais = 1 yaourt;

■ offrir de l'eau à l'enfant et limiter le sel. L'AM veillera à proposer régulièrement *à boire* à l'enfant entre les repas (elle l'habituera à l'eau plate). Les *apports en sel* doivent être limités lors de la préparation des repas;

■ pour offrir le biberon au bébé :

- *s'installer correctement* (dos et bras appuyés);
- *observer le regard, parler* à l'enfant;
- vérifier la *perforation de la tétine* (le débit du lait doit être assez lent)...

Les journées alimentaires de l'enfant (0–6 ans)

Introduction

La *diversification* de l'alimentation de l'enfant ne sera pas *trop précoce* (généralement vers l'âge de 6 mois), et aura une *progression lente* (pouvant se faire sur plusieurs mois).

Les *journées alimentaires* de l'enfant doivent offrir une gamme assez large d'*aliments* afin de répondre à ses besoins de croissance et le *lait* reste un élément important de l'alimentation.

Mots-clés

■ *La diversification du régime* consiste à passer d'une alimentation lactée exclusive à une alimentation semi-solide puis solide.

■ *Les journées alimentaires* regroupent les différents repas de l'enfant sur 24 h (du matin jusqu'au soir).

L'introduction des différents aliments dans le régime de l'enfant

Périodes de la diversification

On introduit les aliments dans l'ordre suivant :

■ *vers 5 mois* : les farines diastasées[53], les légumes et les fruits homogénéisés;

■ *vers 6 mois* : les viande, poisson, œuf[54] (VPO) en petite quantité, puis les féculents (pâtes, pommes de terre) et les fromages dans un deuxième temps.

53. Les farines permettent d'augmenter l'apport énergétique. Toutefois, leur introduction est laissée à l'appréciation du médecin.
54. Sauf en cas de terrain allergique.

Ces aliments solides ne doivent néanmoins pas éclipser la place toujours importante du lait (il faut maintenir le lait à un demi-litre par 24 h).

Les premiers légumes et les premiers fruits

Pour les légumes, on propose *d'abord des carottes* (légumes excellents pour le transit intestinal et dont le goût sucré plaît à l'enfant). Les premiers légumes sont *donnés cuits* de 0 à 1 an. À la fin de la 1re année, on peut proposer des crudités. On peut également proposer des fruits crus à partir de 1 an.

Les VPO

On donne les VPO en petite quantité : au début, sous forme *homogénéisée* (ou mixée), ensuite sous forme *hachée* ou en *morceaux* (selon la dentition). Il est conseillé de varier l'apport protidique dans la semaine. Les quantités :

- *vers 6–7 mois* : 10 g (valeur de 2 cuillères à café);
- *vers 8 à 12 mois* : 20 g (valeur de 4 cuillères à café);
- *de 1 an à 2 ans* : 25 à 30 g;
- l'introduction de l'œuf peut se faire vers 6–7 mois (selon l'avis du pédiatre, car l'œuf est allergisant). On le donne d'abord dur, ensuite mollet.

Les féculents (pâtes, riz)

- *À partir de 8 mois* : les pâtes peuvent être utilisées à raison de 20 g par jour dans le potage.
- *À partir de 1 an* : le pain et les biscottes peuvent être introduits (en quantité limitée).).

Les journées alimentaires du petit enfant (< 1 an)

Nous présentons les journées alimentaires sous forme de tableau afin de repérer plus facilement leur composition (tableau 18.1)

> *Remarque*
>
> Nous rappelons que les âges et les quantités sont donnés à titre indicatif. Ils ne doivent en aucun cas remplacer les directives du médecin qui connaît le poids du bébé et ses besoins particuliers. Par ailleurs, il est bien évident que si les mesures de certains aliments doivent être rigoureuses (celles du lait et de la viande), d'autres peuvent subir de plus grandes variations (ex. : légumes et fruits).

Tableau 18.1. La journée alimentaire type pour un enfant vers 9–10 mois à 1 an.

	Repas	Vers 9–10 mois		Vers 11–12 mois	
		Composition		**Composition**	
Matin	*Repas lacté :* ▪ lait + ▪ farine	▪ Lait 2e âge ▪ Farine bébé[1]	210 mL (7 mesurettes)	▪ Lait de croissance ▪ Farine bébé	210 mL
Midi	*Repas diversifié :* ▪ VPO ▪ légumes ▪ féculents (pain) ▪ produits laitiers[2] ▪ fruits crus ou cuits	▪ Viande ou poisson (mixé) ▪ ou œuf ▪ Purée de légumes moulinés : – 1/3 pomme de terre – 2/3 carottes ▪ Petit-suisse	20 g 1/4 160 à 170 g	▪ Viande ou poisson (mouliné) ou œuf ▪ Légumes en petits morceaux ▪ Pain de mie ▪ Roquefort ▪ Fruit cru	25 g 1/3 180 à 200 g 1 tranche 20 g environ 1/2
16 h	*Goûter lacté :* ▪ lait ▪ fruit	▪ Biberon : lait 2e âge ▪ Fruit cru : banane écrasée	210 mL (7 mesurettes) 1/2	▪ Biberon : lait de croissance ▪ Biscuits	200 à 250 mL 2 à 3
Soir	*Repas diversifié :* ▪ légumes ▪ lait	▪ Soupe de légumes mixés ou légumes mixés ▪ Lait +	160 à 170 mL	▪ Soupe de légumes ou légumes mixés ▪ Lait +	180 à 200 mL
	▪ féculents ▪ fruits crus ou cuits	▪ Semoule ▪ Compote	1 cuillère à soupe (environ) 1 tasse	▪ Petites pâtes ▪ Compote…	1 cuillère à soupe 1 tasse

1. Quantités selon l'avis du pédiatre.
2. Les produits laitiers ou les fruits sont à alterner (desserts de midi, du soir et de 16 h). Il faut savoir qu'il n'est pas nécessaire de servir un produit laitier à midi si on en sert un le soir à l'enfant, car on dépasse la quantité raisonnable de protéines pour la journée.

Les journées alimentaires de l'enfant de 2 à 6 ans

Pour réaliser un menu, on commence par établir la composition du repas principal et ensuite celle du repas du soir, puis des deux collations (petit déjeuner et goûter).

Le repas principal

En général, il s'agit de celui de midi, il doit comprendre :

- une *entrée* : un apport minéral et vitaminique (crudités);
- un *plat protidique* (VPO);
- un *plat d'accompagnement* (légumes cuits ou féculents);
- un *dessert* : un apport calcique (fromage ou entremets) + un apport vitaminique (fruits crus de préférence);
- une *boisson* (eau).

Le repas du soir

Sa composition doit tenir compte de celle du repas de midi. Il comprend :

- un *potage de légumes* (en remplacement de la crudité);
- un *plat d'accompagnement* : légumes cuits ou féculents (si l'enfant a eu des féculents à midi, il recevra des légumes cuits le soir[55]);
- un *dessert féculent* : si le plat principal n'en contient pas (ex. : semoule au lait);
- un *apport lacté* (fromage ou yaourt ou entremets);
- un *fruit* (cuit ou cru);
- une *boisson* (eau).

Le petit déjeuner

Il doit être consistant car il doit reconstituer les réserves de l'organisme après le long repos de la nuit. Il comprend :

- une *boisson* (chocolat, thé, café léger) selon les goûts;
- un *produit laitier* (lait, fromage, yaourt, etc.);
- des *féculents* (céréales, pain, etc.);
- du *beurre cru*;
- des *produits sucrés* (miel, confiture);
- un *jus de fruit frais* (pris à jeun si possible).

Le goûter

Il constitue un repas indispensable et doit comprendre :

- une *boisson* (lait, eau ou boisson lactée chocolatée);
- un *produit laitier*;
- un *féculent* (pain, biscuits, céréales, etc.);
- éventuellement un *fruit*.

---

55. Un *plat protidique* : seulement pour les enfants de plus de 7 ans. Dans ce cas, la ration quotidienne de protéines est répartie entre les deux repas principaux (2/3 à midi, 1/3 le soir).

L'exemple d'une journée alimentaire (tableau 18.2)

Tableau 18.2. La journée alimentaire du lundi.

	Catégories d'aliments	Composition
Petit déjeuner	Jus de fruit Produit laitier Féculent Corps gras Produit sucré	Jus d'orange Chocolat au lait Biscottes Beurre Confiture de fraise
Déjeuner	Crudités VPO Légumes cuits Féculent Produit laitier Fruit Boisson	Carottes râpées Rôti de bœuf Haricots verts Pain Yaourt Banane (crue) Eau
Goûter	Produit laitier ou lait Féculent Produit sucré ou fruit Boisson	Gâteau de riz (lait, riz, sucre) Eau
Dîner	Potage VPO[1] Féculent Produit laitier Fruit Boisson	Julienne de légumes Jambon Pâtes au beurre Flan Pomme au four Eau

1. Le choix d'un VPO le soir et sa quantité sont laissés à l'appréciation des parents, en fonction de l'âge, de l'activité de l'enfant et de ses besoins.

Mémo

Respecter les directives de la puéricultrice

L'AM qui travaille à domicile, devra tenir compte, pour établir les journées alimentaires d'un jeune enfant, des directives de la *puéricultrice* et de l'avis des parents de l'enfant.
Il veillera à offrir le plus possible des aliments frais et à varier les aliments pour habituer l'enfant aux *couleurs* et aux *textures* différentes du lait.
Il sait que l'alimentation équilibrée doit apporter en 24 h :

- 500 mL de lait (ou produits laitiers);
- un apport protidique (VPO);
- un légume cuit et un légume cru;
- 2 fruits (un cru et un cuit);
- un féculent.

Situation

Zohra (AM) diversifie le régime de Merlin (4 mois)

Zohra (AM) s'occupe de Merlin (4 mois) depuis sa naissance. Elle est soucieuse de son alimentation. Elle ne cesse de questionner la puéricultrice pour savoir si elle respecte bien ses directives en matière d'alimentation. Voici les questions qu'elle lui a posées aujourd'hui :

- à quel âge Merlin pourra-t-il avoir des aliments solides ?
- à quel âge peut-on lui donner de la viande ? Du poisson ?
- pourquoi les œufs sont déconseillés à certains enfants ?
- à quel âge aura-t-il la capacité de manger seul à la cuillère ?
- que faire s'il n'aime pas tel aliment pourtant bénéfique à sa santé ?
- pourquoi dit-on que les jus de fruits provoquent de la diarrhée ?

Zohra tente de bien jouer son *rôle éducatif* en donnant à la maman des explications précises dans les limites de son domaine de compétence.

Compétences de l'AM

L'AM veillera à :

- *être organisé*, c'est-à-dire préparer les menus par écrit à l'avance ;
- *respecter les étapes de la diversification* alimentaire fixée par le médecin (ou la puéricultrice) ;
- *lire les étiquettes* : date de péremption du produit, composition de l'aliment, etc. ;
- *utiliser correctement les aliments surgelés* (ex. : ne jamais acheter un paquet déformé) et secouer le paquet afin de vérifier que le contenu bouge bien à l'intérieur) ;
- *évaluer* l'appétit de l'enfant et le respecter ;
- *transmettre* à la maman les quantités absorbées et le comportement de l'enfant au cours des repas.

Les troubles alimentaires et la prévention des contaminations alimentaires

Introduction

Les microbes contenus dans les aliments peuvent être pathogènes et provoquer des contaminations alimentaires ; l'hygiène vise à les prévenir.

Mots-clés

- *Le comportement alimentaire*, c'est l'attitude de l'enfant par rapport aux aliments qui lui sont proposés (appétit, pas d'appétit).

■ *L'hygiène alimentaire* concerne les mesures à mettre en œuvre pour *assainir* tout ce qui concerne l'alimentation (milieu, objets, produits, etc.).

Les principaux troubles du comportement alimentaire

Citons principalement :

■ l'*anorexie* : c'est une perte de l'appétit. Elle peut être d'origine physique ou psychologique ;

■ la *boulimie* : c'est une faim excessive et incontrôlable. Elle peut être d'origine physique ou psychologique.

Les maladies nutritionnelles et les carences

Citons les principales conséquences des :

■ *excès alimentaires* :
- excès de graisse (alimentation hyper lipidique) : risque d'obésité,
- excès de sucre (alimentation hyper glucidique) : risque d'obésité, caries,
- excès de viande : risque de fatigue rénale ;

■ *carences nutritionnelles* :
- carence en fer : risque d'anémie,
- carence en calcium et vitamine D : risque de rachitisme.

Les contaminations alimentaires

Les principales parasitoses digestives (tableau 18.3)

Tableau 18.3. Les principales parasitoses digestives.

	Vecteurs	Signes
Oxyurose	L'*oxyure* : petit ver visible à l'œil nu, qui vit dans l'intestin. La femelle pond ses œufs au niveau de l'anus	Démangeaisons au niveau de l'anus, douleurs abdominales, selles molles (vers retrouvés dans les selles)
Ascaridiose	L'*ascaris* : ver de couleur rose qui se développe dans l'intestin grêle	Démangeaisons sur le corps, toux avec douleurs thoraciques (vers retrouvés dans les selles)
Tæniasis	Le *tænia* : ver plat pouvant mesurer plusieurs centimètres de long, appelé « ver solitaire ». Il peut vivre dans l'intestin de l'homme	Troubles digestifs discrets (anneaux retrouvés dans les selles). Les parasites peuvent être transmis par des aliments souillés ou par des mains sales

Les principales toxi-infections alimentaires (tableau 18.4)

Tableau 18.4. Les principales toxico-infections alimentaires.

	Vecteurs et cause	Signes
Salmonellose	*Entérobactéries* que l'on retrouve souvent dans : ▪ la viande et la charcuterie ▪ les crèmes, les glaces, la mayonnaise	▪ Vomissements, diarrhées, douleurs abdominales ▪ Fièvre ++
Botulisme	*Bactéries* retrouvées dans les charcuteries et conserves artisanales mal stérilisées	Signes neurologiques, paralysies du pharynx, de l'œsophage, etc.
Gastro-entérite	▪ *Clostridium perfringens* ▪ *Escherichia coli*	Diarrhée très grave chez les jeunes enfants

La prévention des parasitoses et des toxi-infections alimentaires

La prévention des parasitoses digestives

La prévention est fondée sur :

- l'éducation de l'hygiène (lavage des mains ou utilisation de la SHA;
- le lavage soigneux des aliments (fruits et légumes);
- la cuisson correcte de la viande.

La prévention des toxi-infections alimentaires

La prévention implique de :

- choisir des produits frais;
- laver soigneusement des légumes crus;
- vérifier les dates de péremption;
- suivre les indications de conservation de produits;
- ne jamais recongeler un aliment décongelé;
- réchauffer soigneusement les restes alimentaires, les plats cuisinés;
- veiller à l'application des règles d'hygiène dans les cuisines.

! *Quand l'enfant « n'a pas d'appétit ! »*

Lorsque l'AM s'occupe d'un enfant qui n'a pas d'appétit, il doit avant tout :

- vérifier que l'enfant ne se trouve pas dans une phase d'*incubation* d'une maladie;
- *observer* les réactions de l'enfant et *transmettre* les éléments de son observation, à ses parents, rapidement.

Situation

Césario est malade

Césario (2 ans) a déjà eu trois selles liquides depuis le début de l'après-midi. Il pleure et se plaint de douleurs au ventre. Le médecin appelé à son chevet, s'informe sur l'alimentation de l'enfant auprès de l'AM, Camille, qui le garde. Celle-ci répond à ses questions sur les *règles d'hygiène* qu'elle applique dans la préparation des aliments destinés à l'enfant.
Après examen de l'enfant, le médecin oriente son diagnostic vers une *gastro-entérite*. C'est une *toxico-infection alimentaire* relativement bénigne et fréquente. Toutefois, la diarrhée qu'elle provoque n'est pas anodine. (Il y a toujours un risque de *déshydratation*.) Il est évident que la cause réside dans une *faute d'hygiène*.
Le médecin demande une *coproculture*[56] (un colibacille sera trouvé dans les selles de l'enfant : l'*Escherichia coli*) et prescrit un traitement immédiat (antibiotiques et réhydratation).

Compétences de l'AM

L'AM veillera à respecter les règles des techniques professionnelles et celles de la distribution des repas.

Respecter les règles des techniques professionnelles

Trois règles garantissent l'hygiène et la sécurité : celle des « secteurs », celle de la « marche en avant » et celle des « circuits ».

La règle des « secteurs »

Il faut bien différencier et séparer :

- *le secteur souillé* (légumes non épluchés, les déchets);
- *le secteur sain* (légumes épluchés, lavés).

La règle de la « marche en avant »

Il faut travailler selon une *démarche logique*. Ex. : lavage des légumes, puis taillage (ou épluchage) et stockage.

Les règles des « circuits »

Il est conseillé de :

- ne jamais croiser les circuits de préparation des repas et d'évacuation des déchets;
- regrouper tous les déchets vers un seul point de stockage et d'évacuation.

Respecter les règles de la distribution des repas

- respecter les règles de remise en température;
- ne pas réchauffer plusieurs fois le repas;
- ne pas laisser séjourner un plateau-repas à température ambiante;
- se laver les mains avant de donner le repas à l'enfant;
- ne pas mettre les doigts dans les verres et distribuer les couverts en les prenant par le manche.

56. Analyse bactériologique des selles (une petite quantité de selles est envoyée au laboratoire dans une petite boîte en plastique, vendue en pharmacie).

L'éducation alimentaire

Introduction

L'*éducation alimentaire* consiste à donner à l'enfant de *bonnes habitudes alimentaires* en ce qui concerne les repas. Elle présente plusieurs intérêts et a une place importante dans la *socialisation* de l'enfant.

Mots-clés

- *Le goût* : c'est le sens qui permet de discerner les saveurs des aliments.
- *La texture* : c'est la consistance de l'aliment.
- *Les sucs digestifs* : c'est un liquide organique qui est sécrété par les glandes digestives; ils permettent la digestion des aliments.

Les stimulations à offrir à l'enfant

L'AM veillera à stimuler l'enfant.

« Apprécier » les aliments

Il faut éduquer l'enfant à apprécier l'*odeur*, le *goût*, la *texture* des aliments[57].

Devenir « autonome »

Ex. :

- montrer à l'enfant *comment bien tenir* la cuillère, mais ne pas s'agacer s'il n'y arrive pas. (L'aider en utilisant une autre cuillère que la sienne afin de lui donner l'impression qu'il se débrouille tout seul).
- apprendre à l'enfant à *mâcher les aliments*. C'est excellent pour la digestion et pour la solidité des dents[58].
- apprendre à l'enfant à *aimer tous les aliments* et surtout éviter les interdits ou les récompenses!

Le respect de l'enfant

L'AM veillera à respecter :

- *les compétences de l'enfant* :
  - l'enfant va passer du repas pris à la cuillère à celui pris à la fourchette,
  - vers l'âge de 4 ans, il pourra faire usage du couteau (à bout rond)[59];
- *le rythme biologique de l'enfant* :
  - veiller à ne pas le réveiller pour manger, ne pas l'empêcher de s'endormir parce que c'est l'heure du repas;

---

57. Ex. : lorsque l'on regarde un plat bien présenté, on a l'habitude de dire qu'il nous met *l'eau à la bouche*. En effet, ces aliments déclenchent en nous une production de *sucs digestifs* et donnent, non seulement envie de les consommer, mais facilitent également leur digestion ultérieure.
58. Les pédiatres demandent de ne plus mixer ou hacher les aliments dès que l'enfant a des dents. Il faut qu'il apprenne à mâcher!
59. Sous la surveillance de l'adulte.

- *l'appétit de l'enfant* :
  - sachons qu'un même enfant peut avoir des variations d'appétit d'un jour à l'autre (comme l'adulte);
- *la personnalité de l'enfant* :
  - sachons respecter *ses refus alimentaires* tout en ne les considérant pas comme définitifs. (Sachons refaire une tentative un peu plus tard.)

Mémo

Laisser l'enfant « prendre des responsabilités » !

Vers l'âge de 2 ans et demi à 3 ans, l'enfant demande à mettre le couvert, à desservir la table. Il ne faut pas le lui refuser, même s'il est maladroit ! Cette participation lui fait comprendre qu'il peut faire comme les grands, qu'il fait partie de leur clan. C'est très valorisant et c'est aussi une *bonne habitude* pour plus tard, lorsque son aide sera vraiment utile.

Situation

L'éducation alimentaire de Sidonie (2 ans et demi)

Aglaé (23 ans) est une jeune mère de famille qui, malgré l'affection qu'elle témoigne à sa fillette, Sidonie (2 ans et demi), *contrôle* fortement son alimentation. Elle lui interdit systématiquement les mets sucrés (de peur de l'obésité). Elle exige des horaires fixes pour les repas et lui apprend les règles de la politesse sur le « bout de ses petits doigts »...

L'AM (Céline) qui s'occupe d'elle trois jours dans la semaine est beaucoup plus souple. Tout en respectant l'éducation alimentaire qu'Aglaé donne à sa famille, Céline lui offre quelquefois des *bonbons*. Sidonie les apprécie d'autant plus que ce sont des friandises qui n'existent pas chez sa mère !

Compétences de l'AM

L'AM veillera à apprendre à l'enfant :

- les pratiques d'*hygiène* liées aux repas (ex. : le lavage des mains avant et après le repas et le lavage des dents après le repas);
- la *politesse* : dire « merci », « s'il vous plaît » (selon son âge);
- à *respecter* les autres convives;
- à *se servir lui-même* (dès qu'il peut le faire).

L'AM veillera également à :

- respecter l'appétit de l'enfant (ne pas le forcer à finir son repas);
- faire les transmissions aux parents.

Fiches techniques

(Voir les pages suivantes.)

Fiche technique n° 1
Aide au repas de l'enfant

Objectifs

- Stimuler l'autonomie en fonction de l'âge et des capacités de l'enfant (figure 18.1).
- Favoriser l'échange relationnel au cours du repas.

Organisation	Précautions
Préparation	
▪ se laver les mains (ou SHA) ▪ annoncer le repas à l'enfant ▪ mettre la serviette à l'enfant	▪ présenter agréablement le repas à l'enfant ▪ lui couper la viande ▪ parler à l'enfant au cours du repas
Actions	
▪ aider l'enfant à prendre son repas en respectant : – ses capacités – son rythme – ses demandes – son appétit – ses goûts	▪ favoriser l'autonomie de l'enfant à table ▪ offrir le repas lentement ▪ accepter qu'il touche ses aliments (lorsqu'il est bébé) ▪ l'autoriser à se servir ▪ ne pas le forcer à finir son repas ▪ lui faire apprécier de nouveaux goûts
▪ ne pas mélanger les aliments ▪ lui faire apprécier la présentation des aliments ▪ le faire boire ▪ lui proposer de se laver les mains et les dents	▪ *ne pas poser l'assiette sur la serviette de l'enfant* (cela limite les mouvements, entrave sa liberté !)
Entretien du matériel et transmissions	
▪ nettoyer le matériel ▪ ranger le matériel ▪ faire les transmissions aux parents	▪ se laver les mains (ou SHA)

Moyens/matériels

- Savon liquide (pour se laver les mains).
- Couverts, verre, serviette.
- Chariot repas.

- Plateau pour desservir le repas.
- Nettoyant + lavette (pour nettoyer la table).

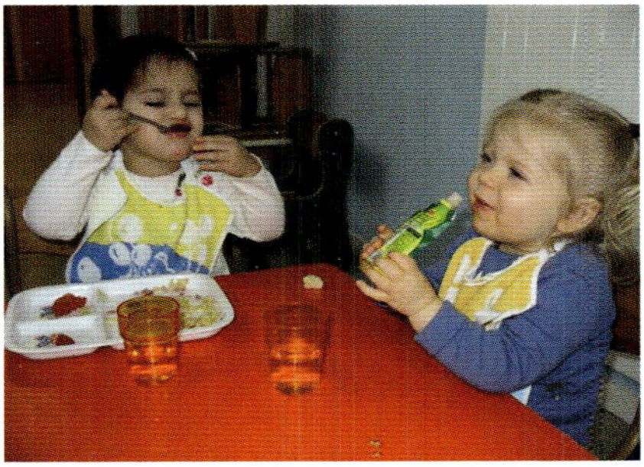

Figure 18.1. L'enfant de 3 ans aime manger seul.

Compétences de l'AM

- Parler avec l'enfant, lui montrer les couleurs des aliments.
- Ne pas donner de couteau à l'enfant de moins de 4 ans.
- Lui apprendre à boire de l'eau plate au cours du repas.
- Veiller à faire les transmissions : préciser les quant tés prises, l'appétit ou le dégoût ou le tri alimentaire.
- Se laver les mains (ou utiliser une SHA).

Fiche technique n° 2
Soins d'hygiène lors du repas

Objectifs

- Assurer l'hygiène et le confort de l'enfant au cours de la journée.
- Assurer l'hygiène de l'environnement (table pour le repas, lit pour le sommeil).
- Stimuler l'autonomie de l'enfant lors des soins en fonction de son âge et de ses capacités.

Moyens/matériels

- Savon liquide (pour se laver les mains).
- Gant de toilette[60] et savon (pour la toilette de l'enfant).
- Serviette[61], couche propre.
- Nettoyant + lavette (pour nettoyer le matériel).

Organisation	Précautions
▪ préparer le matériel ▪ nettoyer la table du repas ▪ mettre le couvert ▪ aller chercher l'enfant	▪ se laver les mains (ou SHA) ▪ respecter les directives reçues ▪ avertir l'enfant préalablement
Avant le repas	
▪ effectuer la toilette du *visage* : les joues, la bouche, le nez ▪ laver les *mains* de l'enfant	▪ pour le visage : aller *du plus propre* (les joues) *au plus sale* (le nez) ▪ bien nettoyer dans les espaces digitaux et bien essuyer
▪ nettoyer le *siège* de l'enfant et changer sa couche ▪ conduire l'enfant à table pour prendre son repas et lui donner le repas	▪ aller *du plus propre* (le visage) *au plus sale* (le siège)
Après le repas	
▪ effectuer à nouveau la toilette du visage et des mains ▪ nettoyer le matériel et le ranger ▪ faire les transmissions aux parents	▪ se laver les mains (ou SHA)

Compétences de l'AM

Veiller à :

- respecter les règles d'hygiène (*se laver* les mains ou utiliser une SHA) ;
- présenter à l'enfant le repas comme un « moment agréable » ;
- réduire le temps de la toilette (savoir qu'une toilette sommaire suffit, sauf si l'enfant est souillé).

---

60. Un seul gant peut être utilisé. On va du plus propre au plus sale, c'est-à-dire que l'on nettoie d'abord le visage et les mains puis le siège. On le met au sale à la fin de l'action.

61. Une serviette sert pour le visage et les mains, une 2de serviette est réservée au siège.

CHAPITRE
19

La qualité de vie dans le logement

Les critères d'HSC du logement et de son équipement

Introduction

La qualité de vie dans le logement dépend de son agencement, qui doit être rationnel, et à ses équipements qui doivent répondre à des critères d'HSC.

L'équipement général du logement concerne en particulier l'*alimentation en eau* et l'*alimentation en énergie électrique*, auxquels on associe l'*évacuation des déchets* (ordures ménagères).

Mots-clés

- *Le logement* : c'est l'*habitat*. Il peut avoir un caractère *individuel* (maison) ou *collectif* (appartement intégré dans un immeuble).
- *Le studio* : c'est un appartement comportant *une seule pièce*.
- *Le F2* : c'est un appartement comportant *deux pièces* (habitables).
- *Le F4* : c'est un appartement comportant *quatre pièces* (habitables).

Les critères de confort du logement

Le confort thermique

Le *confort thermique* est déterminé par la ventilation et le chauffage :

- il existe plusieurs procédés de *ventilation* : la ventilation naturelle se fait par ouverture des fenêtres et des portes, la ventilation mécanique nécessite un appareil spécifique ;
- le *chauffage* est une opération qui consiste à élever la température de l'air ambiant ; on considère deux modes de *chauffage* : le chauffage central et le chauffage divisé.

Le confort acoustique

- Plus l'intensité du bruit augmente, plus le bruit devient pénible. L'oreille servant de référence, on a fixé des *seuils acoustiques*.
- Sur l'*échelle des bruits*, le seuil pénible à supporter est de l'ordre de 90 à 100 décibels (ex. : bruit de démarrage d'une moto).

Le confort visuel

- Le confort visuel est assuré par l'éclairage. Il peut être *naturel* (lumière du jour) ou *artificiel* (par des lampes électriques).
- Afin d'obtenir une meilleure ambiance lumineuse, on peut répartir la lumière selon plusieurs *modes d'éclairage* : *direct*, *indirect*, *mixte* ou *diffus*.

L'agencement des pièces

L'entrée et le couloir doivent être larges, permettant un accès facile aux différentes pièces. Le séjour est généralement en relation avec la cuisine et le coin repas (ce qui confère une certaine convivialité). Le WC est, si possible, séparé de la salle de bain (ce qui est plus hygiénique).

L'alimentation en eau

La répartition des postes de consommation d'eau

Dans les logements, les postes d'eau sont répartis en fonction des besoins :

- la préparation des repas et collations (évier dans la cuisine);
- l'hygiène personnelle (lave-mains dans le WC);
- l'équipement sanitaire (baignoire ou douche et lavabo dans la salle de bains).

L'économie d'eau

- Acheter de préférence des appareils (lave-linge, lave-vaisselle) moins gourmands en eau et avec une fonction « *lavage éco* ».
- Réparer rapidement les fuites qui entraînent des dépenses importantes[62].
- Préférer les douches aux bains.

L'alimentation électrique

La sécurité d'une installation électrique

La réglementation impose divers dispositifs de sécurité (*normes NF*) tels que :

- les disjoncteurs divisionnaires;
- les fusibles à cartouche, les prises de terre;
- les normes de sécurité pour les appareils électriques.

62. Une fuite d'eau goutte à goutte produit 4 L/h et par suintement 30 L/h!

L'économie d'énergie

L'électricité (1re forme d'énergie) est indispensable à tous les usages domestiques. Il faut savoir utiliser l'énergie à bon escient et l'économiser au quotidien.

L'évacuation des déchets

■ Pour faciliter le *tri sélectif*, les utilisateurs déposent leurs ordures dans des poubelles de couleurs différentes, selon la répartition suivante :

- ordures ménagères ;
- métal, plastiques, etc. ;
- papiers, journaux, magazines, catalogues, etc. ;
- verres.

■ Les déchets ainsi triés peuvent être transformés en de nouveaux produits. Certains déchets représentent un réel danger car ils contiennent des produits toxiques. Ils doivent être récupérés de façon séparée, à savoir :

- les piles au mercure (elles doivent être ramenées en magasin) ;
- les médicaments (ils doivent être ramenés à la pharmacie) ;
- les huiles de vidange (elles doivent être ramenées dans un garage).

Mémo

Avoir « un comportement citoyen » !

Chacun de nous doit avoir un « *comportement* citoyen ». Il faut particulièrement veiller à *économiser* l'énergie à différents postes (et l'enseigner aux enfants). Ex. : limiter la température des pièces à 19 °C–20 °C, baisser le chauffage plutôt qu'ouvrir les fenêtres, limiter le chauffage la nuit, n'utiliser la climatisation qu'en cas de grande chaleur, éteindre la lumière dès que l'on quitte une pièce, éteindre les appareils audiovisuels quand on ne s'en sert pas.

Situation

Le F4 de Léo, Léa et leurs enfants

Léo et Léa vont acheter un appartement de quatre pièces (figure 19.1). Il est situé à la périphérie de la ville, proche d'un bois. L'appartement est orienté au sud (côté chambres) et ouest (côté séjour) et il est garanti aux *normes* par le constructeur. Il a *plusieurs* labels (dont le label acoustique), un chauffage central collectif (avec des thermostats dans chaque pièce), un bon éclairage naturel, mais il a aussi tous les modes d'éclairage artificiel. Enfin, il est équipé d'un système de ventilation à *double flux*. L'installation électrique est aux normes NF. Tous les appareils de chauffage ont les *symboles de sécurité*.

▶

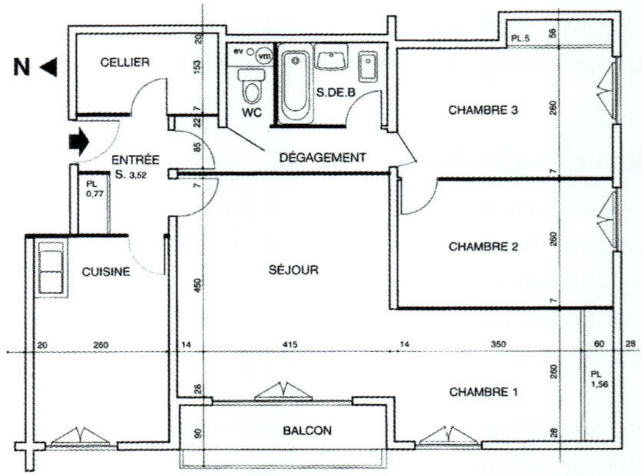

Figure 19.1. Un appartement est classé selon le nombre de pièces habitables.

Les différents appareils ménagers, en particulier le lave-linge et le lave-vaisselle, ont une fonction « éco » (économique). Dans le choix de ce logement, les *critères d'HSC* ont été pris en compte puisque l'habitat (qui est aux normes) est :

- *spacieux* : c'est un T4 (quatre pièces habitables);
- *proche d'un bois* : ce qui garantit la qualité de l'air;
- *orienté au sud-ouest* : donc bien ensoleillé ou clair;
- *pourvu de labels* et de *symboles de sécurité.*

NB : Léo et Léa ont un *comportement citoyen*, à la fois au niveau du choix des équipements de leur logement, mais aussi au niveau de leur utilisation.

Compétences de l'AM

L'AM veillera à conseiller les personnes sur :

- *les modes de chauffage* : le chauffage central offre le meilleur confort thermique (il répartit la chaleur de façon harmonieuse dans toutes les pièces);
- *les modes d'éclairage* : pour obtenir un bon confort visuel, il faut associer divers modes d'éclairage (direct, indirect et mixte) et les adapter aux pièces et aux besoins de chacun;
- *la protection contre le bruit*. Il s'agit de fenêtres à double vitrage, des murs et des planchers bien isolés;
- *les modes de ventilation* : la ventilation mécanique contrôlée (VMC) à double flux est recommandée.

Les matériels et produits liés à l'entretien du logement

Introduction

Entretenir le logement c'est assurer son *hygiène*, *sa* sécurité et son *confort* afin de garantir la qualité de la vie des personnes. Les matériels et les produits utilisés doivent répondre aux attentes de l'utilisateur.

Mots-clés

■ *Les appareils ménagers* servent à la préparation et à la conservation des denrées et à l'entretien de la maison.
■ *L'entretien* (du logement) correspond à son nettoyage. Il indique l'action de rendre propre. Le terme *lavage* indique la présence d'eau ou de liquide (le nettoyage peut se faire également à sec, alors que le lavage se fait toujours à l'eau).

La technologie des produits ménagers

Les produits de nettoyage

Citons :
■ les *abrasifs* doivent *s'adapter au support* : certains matériaux (l'acier par exemple) peuvent se rayer au contact du produit (dans ce cas l'action d'un détergent suffit) ;
■ *les détartrants* sont utilisés pour le détartrage sanitaire (toilettes, robinetterie) ;
■ *les agglutinants* sont des produits qui ont le pouvoir d'agglutiner les poussières (ex. : le produit Pliz® dépoussiérant) ;
■ *les détergents (ou tensioactifs)* sont des produits utilisés pour nettoyer divers supports (tissus, vaisselle, sols).

Les produits désinfectants

Ils permettent d'éliminer ou de tuer, par une action directe, les micro-organismes indésirables sur les surfaces inertes. Exemple de produit désinfectant à usage domestique : l'eau de Javel. Elle a quatre propriétés : *bactéricide, fongicide, virucide, sporicide*[63].

Le matériel de nettoyage et d'entretien

■ Le *lave-vaisselle* est un appareil destiné à effectuer le nettoyage du matériel de table. Il fonctionne par le principe de projection d'eau par un bras de dispersion (il faut le vider et le rincer après chaque vaisselle).
■ Le *lave-linge* est une machine automatique permettant de faire la lessive sans intervention manuelle.
■ L'*aspirateur* est un appareil à moteur destiné à absorber les poussières. Beaucoup de marques n'ont plus de sac (on peut voir le niveau de saletés accumulées dans l'appareil).

---

63. *Bactéricide* : détruit les bactéries ; *virucide* : détruit les virus ; *fongicide* : détruit les champignons ; *sporicide* détruit les spores.

Le matériel de préparation et de cuisson des denrées

Ils sont nombreux sur le marché. Citons :

- le *petit électroménager*. Ex. : le combiné *batteur-mélangeur*. Il est pourvu d'un couteau pour hacher, d'une lame pour pétrir et d'une grille pour râper ;
- les *fours*. Ex. : le four traditionnel électrique ou le four à chaleur tournante ;
- le *four à micro-ondes* : il permet la remise en température des plats surgelés, le réchauffage des plats cuisinés et un complément de cuisson ultra rapide. Certains appareils cumulent les trois fonctions.

! *Veiller au « stockage » des produits !*

Afin d'assurer une bonne conservation des produits et par mesure de sécurité, il est recommandé de tenir les produits :

- **debout, à l'abri de la lumière, de la chaleur et de l'humidité ;**
- **loin des produits alimentaires ;**
- **hors de portée des enfants et des personnes désorientées.**

Situation

Zohra consulte l'étiquette du « DD »

Zohra (AM) veille à ce que le logement qui accueille les enfants, soit parfaitement *propre*. Afin de nettoyer les *chambres* et le *salon*, elle utilise un produit détergent ordinaire qui s'adapte à la nature du sol : les carrelages.

Pour nettoyer la *cuisine*, elle utilise un « détergent-désinfectant » (DD) qui associe deux fonctions : le *nettoyage* et la *désinfection*.

Zohra lit attentivement les mentions qui figurent sur l'*étiquette* du produit (tableau 19.1) afin de s'assurer que le produit est adapté au support à nettoyer (ici le sol).

Tableau 19.1. Étiquette du « DD ».

Mode d'emploi
Diluer le produit dans l'eau (10 mL de produit pour 4 litres d'eau). Le produit ne se rince pas
Propriétés
Bactéricide, fongicide, virucide, sporicide
Composition
À base de tensioactifs, d'ammonium quaternaire, de parfum de pin
Précautions d'utilisation
▪ Utiliser des gants de ménages ▪ Éviter le contact avec les yeux ▪ Le stocker dans une pièce fraîche et aérée

Compétences de l'AM

L'AM veillera à prendre certaines précautions lors de l'utilisation des produits. Exemples sur l'étiquette, il faut vérifier :

- le type de produit (*détergeant-désinfectant* ou *désinfectant*) ;
- le *mode d'action* sur les micro-organismes (bactéries, virus, champignons, spores, etc.) ;
- les *dangers* (risques pour la peau, les yeux, l'appareil respiratoire, etc.) ;
- les *conditions d'emploi* (à diluer ou non avec de l'eau, etc.) ;
- le *domaine d'utilisation* (WC, sol, mobilier, etc.) ;
- les *précautions particulières* (ex. : en cas d'éclaboussures lors de la manipulation, etc.).

La technologie des matériaux

Introduction

La technologie des matériaux c'est l'*étude des matériaux* qui sont utilisés pour fabriquer les équipements du logement. Ils entrent dans la composition des revêtements des sols, des plans de travail ou des cloisons.

Il faut les connaître pour savoir les utiliser à bon escient et les entretenir convenablement.

Mots-clés

- *Les matériaux* : c'est l'ensemble des matières entrant dans la *construction*.
- *Les équipements* : c'est l'ensemble des *matériels* et des *installations* d'un local.
- *Le revêtement* : c'est un matériau dont on *recouvre* une construction pour la protéger ou la décorer.
- *Les dalles* : ce sont des plaques de pierre, de ciment ou de verre pour paver le sol. (C'est un revêtement de sol.)

Les revêtements du sol

Le bois

Le bois est très utilisé aujourd'hui dans l'équipement de la maison. C'est un revêtement sain, car il ne retient pas la poussière. Il est donc vivement conseillé pour les chambres d'enfants[64].

Les vinyles ou les thermoplastiques

Ils se présentent en dalles collées. Ils sont faciles à entretenir (ils supportent les détergents). Ils sont souples et gardent la chaleur. Ils sont souvent utilisés pour les salles de jeux à la crèche.

64. « Pour le sol, préférez un parquet en chêne (ou en fibres végétales), c'est très écologique et très tendance. » (d'après l'étude européenne de la revue *60 millions de consommateurs*, avec l'association WECF).

Les revêtements des plans de travail[65]

Les stratifiés

Il s'agit de revêtements rigides et légers; ils sont surtout utilisés pour les plans de travail (ex. : formica) et les portes de placards de rangement. Ils sont faciles d'entretien.

Les mélaminés

Ce sont des fibres de bois recouvertes de matière plastique. Celle-ci forme une surface de protection, sans joints. Ils sont utilisés dans la cuisine et sont faciles d'entretien.

Les revêtements muraux et de décoration

Les peintures

Il existe un grand choix de peintures dites « naturelles », très conseillées. Elles sèchent rapidement, sont sans odeur et lessivables. Certaines peintures possèdent la *norme jouet* (elles garantissent l'absence de substances toxiques).

Les papiers peints

Ordinaires, bon marché, ils sont fragiles car constitués d'une feuille mince de cellulose (ex. : le papier vinyle recouvert d'un film vinylique peut se nettoyer avec une éponge humide).

Mémo

Le gage pour la « qualité de vie »

Dans les espaces aux fonctions bien déterminées (qu'ils servent au repos, aux activités, aux loisirs, ou qu'ils aient une fonction sanitaire ou simplement de passage), les revêtements des équipements seront judicieusement choisis. C'est un gage pour la qualité de vie des usagers.

L'AM conseillera la conformité aux *normes françaises*.

Situation

L'aménagement de la chambre de Colin

Mme D. (AM) s'occupe de Colin qui doit bientôt entrer à l'école maternelle. Il doit fêter son anniversaire (3 ans !).

À cette occasion, les parents ont prévu de réorganiser sa chambre et demandent conseils à Mme D.

65. Voir autres matériaux dans l'ouvrage de référence.

Ils lui ont montré le plan d'aménagement de ce local et lui ont détaillé les matériaux de l'équipement.

- le *sol* sera un plancher (en stratifié) lavable;
- les *murs* seront peints en blanc (une peinture lavable et naturelle).

Les autres équipements (table, chaise, coffre à jouets) seront en bois. Les parents précisent que, dans sa chambre, il n'y aura pas de tapis, ni de rideaux en tissu, car leur fils a un terrain allergique et fait régulièrement des crises d'asthme[66].

Compétences de l'AM

L'AM peut être amené à conseiller les parents pour l'aménagement d'un local (ex. : une chambre d'enfant). L'AM peut le faire (sous réserve de l'accord de son supérieur).

Par exemple, en matière de :

- choix du *sol* : on sait que le carrelage paraît le mieux répondre aux critères d'hygiène, car il se lave facilement. Toutefois, aujourd'hui, la tendance s'oriente vers les planchers en bois (très écolo);
- pour les *murs* : la peinture dit « naturelle » (aux normes de sécurité) est également un excellent choix.

Afin de les remettre aux parents, l'AM peut également utiliser des *documents*, *dépliants* ou *brochures* pour s'assurer que ses conseils sont pertinents[67].

66. Les rideaux, tapis, tentures sont source d'*acariens* (responsables d'allergie).
67. L'association Santé Environnement France conseille de consulter *Le petit guide santé du Bio-Bébé* sur son site : www.asef-asso.fr.

CHAPITRE

20

La prévention des accidents domestiques

Introduction

La sécurité de l'enfant passe par la prévention des accidents domestiques, appelés « accidents de la vie courante » (ADVC) qui tuent plus que l'ensemble des maladies. C'est à l'adulte (parents ou professionnels) d'être vigilant et d'assurer à l'enfant un *environnement sécurisé*.

Toutefois, les méthodes éducatives ne doivent pas comporter que des interdits. L'adulte doit trouver un équilibre qui préserve la *sécurité* tout en favorisant l'*autonomie* de l'enfant.

Mots-clés

- *L'ADVC* : c'est l'« *accident de la vie courante* » ; il se produit dans le cadre domestique, c'est-à-dire au domicile et dans ses abords proches.
- *La vigilance* : c'est une surveillance accrue, une attention très pointue.
- *La prévention* : c'est l'ensemble des mesures destinées à prévenir les risques.

Les facteurs favorisant les accidents

Les facteurs dépendent principalement :

- de l'*âge de l'enfant* : les risques d'accidents sont fréquents à l'âge de la découverte de l'environnement (c'est entre 1 an et 4 ans que le pic d'accidents est le plus élevé) ;
- du *degré de son développement psychomoteur*. Il existe une période de la vie où l'enfant est incapable de concevoir la notion du danger ;
- des *rapports de l'enfant avec son entourage familial*. Il y a des parents très pédagogues avec l'enfant qui savent interdire mais également expliquer les interdits.

Guide de l'assistant maternel

Les premiers gestes de secours lors d'un accident

Le tableau 20.1 présente les principaux accidents de l'enfant et les premiers gestes à tenir en cas d'urgence.

Tableau 20.1. Les premiers gestes de secours lors des accidents du jeune enfant.

Types d'accidents	Exemples	Premiers gestes à tenir en cas d'urgence
Les chutes		
	▪ Lit ▪ Escaliers ▪ Table de change ▪ Fenêtre ▪ Toboggans	▪ *En cas de suspicion de traumatisme crânien* : – ne pas relever immédiatement l'enfant – observer son état de conscience (pleurs immédiats ou non, coloration) – si inconscient : appeler le 15[1]
Les brûlures		
▪ Liquides chauds	▪ Eau de bain ▪ Eau des casseroles ▪ Tasse de thé, café ▪ Potages, friteuse	▪ *Si les vêtements sont imbibés de liquide chaud* : déshabiller l'enfant ▪ *Si les vêtements sont en feu* : envelopper l'enfant dans une couverture
▪ Flammes	▪ Allumettes ▪ Bougies ▪ Barbecue ▪ Cheminée	▪ *Pour les brûlures légères et peu étendues* : – immerger le membre dans l'eau froide (15 à 20 °C) – pendant 5 min pour diminuer la douleur – recouvrir d'un linge propre et mouillé – ne pas crever les cloques ▪ *Pour les brûlures graves (risque d'état de choc)* : appeler le 15
▪ Contact	▪ Plaques électriques ▪ Four ▪ Radiateurs ▪ Bouillottes ▪ Fer à repasser, etc.	
▪ Produits chimiques	▪ Soude caustique ▪ Acide chlorhydrique ▪ Alcool à brûler ▪ Acétone	▪ *Pour les brûlures avec des produits chimiques* : – déshabiller l'enfant (si possible[2]) – rincer +++ la brûlure avec de l'eau froide pendant 15 min – appeler le 15 en urgence – recouvrir d'un linge propre et mouillé
▪ Courant électrique	▪ Prises de courant ▪ Rallonges, etc.	▪ *Pour les électrisations* : – ne jamais toucher directement l'enfant – couper le courant, sinon s'isoler du sol et écarter l'enfant du courant avec un morceau de bois (balai) ou de plastique – pratiquer la respiration artificielle (si besoin) – appeler le 15 en urgence
Protégez vos enfants des risques domestiques (http://www.inpes.sante.fr)		

(Suite)

Tableau 20.1. Suite.

Types d'accidents	Exemples	Premiers gestes à tenir en cas d'urgence
Les asphyxies		
▪ Inhalation de corps étrangers	▪ petits objets (perles, riz, café, olives, cacahuètes, etc.) ▪ autres produits[3]	▪ *En cas d'inhalation de corps étrangers*(toux violente et brutale) : – ne rien faire, appeler le 15 – si obstruction complète, *pratiquer la méthode de Mofenson* (1 à 5 petites claques dans le dos) ou *Heimlich* (selon l'âge de l'enfant). L'objectif est de réaliser une brusque poussée sous-diaphragmatique permettant d'évacuer le corps inhalé
▪ Privation d'air ambiant	▪ Sac plastique ▪ Oreillers ▪ Animaux domestiques ▪ Coffres, placards	▪ *En cas d'asphyxie* : – appeler le médecin – le désobstruer – faire la respiration artificielle – effectuer le message cardiaque externe – observer son état de conscience (pleurs immédiats ou non, coloration)
▪ Strangulation	▪ Bijoux ▪ Moyens de contention (ex. : attache-couverture)	
▪ Noyade	▪ Baignoire ▪ Piscine	▪ *En cas de noyade* : – pratiquer la réanimation (si besoin) – appeler le 15 en urgence
Les blessures		
▪ Bosse	▪ Chutes	▪ *Bosse* : appliquer du froid, si prescription médicale mettre de la teinture d'arnica
▪ Plaie		▪ *Plaie* : comprimer la plaie 3 min avec un mouchoir propre, puis laver au savon et à l'eau et mettre un antiseptique, faire un pansement et vérifier si la vaccination antitétanique est à jour
▪ Coupure	▪ Ciseaux	▪ *Coupure* : idem
▪ Morsures	▪ Animaux	▪ *Morsure* : idem et vérifier si l'animal est vacciné contre la rage et emmener l'enfant chez le médecin
▪ Piqûres	▪ Insectes	▪ *Piqûre* : – vérifier s'il n'y a pas de gonflement[4] – appliquer du froid
Les intoxications		
▪ Produits toxiques	▪ Produits ménagers (moussant, caustique) ▪ Produits agricoles ▪ Autres produits	▪ *Ce qu'il ne faut jamais faire* : – ne jamais donner de lait ou d'eau – ne jamais faire vomir un enfant – ne jamais tenter de neutraliser un produit sans l'avis formel d'un spécialiste

(Suite)

Tableau 20.1. Suite.

Types d'accidents	Exemples	Premiers gestes à tenir en cas d'urgence
Les intoxications		
▪ Médicaments ▪ Plantes toxiques	 ▪ Champignons ▪ Muguet, etc.	▪ *Ce qu'il faut faire :* – retrouver l'emballage du produit – essayer d'évaluer la quantité ingérée – conserver un échantillon du produit ▪ Contacter le centre antipoison régional ou le 15
Les accidents de la circulation		
	▪ Autos ▪ Vélos ▪ Patins ▪ Skateboard	▪ Appeler le 15 ▪ Adopter les mesures de secourisme d'urgence en fonction de la gravité de l'accident

1. Dans tous les cas, il faut signaler la chute aux parents.
2. Si les vêtements collent à la peau, les laisser en place.
3. Autres produits : un décret ministériel du 1er septembre 1992 vise à protéger les enfants de moins de 3 ans de produits présentant des risques d'étouffement ou d'intoxication. Citons, entre autres, les gommes d'écolier en forme de fraise, des mini-légumes ou fruits, des panoplies de cuisine, etc.
4. Il s'agit dans ce cas de prévenir l'allergie (œdème de Quincke) par un médicament.

Les mesures de prévention des accidents

L'organisation de l'environnement de l'enfant doit se faire dans le respect des règles d'HSC (tableau 20.2).

Tableau 20.2. La prévention des accidents domestiques.

Types d'accidents domestiques	Exemples	Prévention
Les chutes		
	▪ Obstacles ▪ Coins de table ▪ Sols glissants ▪ Lit ▪ Escaliers ▪ Table de change ▪ Fenêtre ▪ Toboggans	*L'adulte veillera à :* ▪ mettre des lits à barreaux[1] ▪ mettre une barrière protectrice ▪ ne pas laisser l'enfant seul ▪ mettre des protections efficaces de sécurité pour les enfants < 5 ans ou maintenir les fenêtres fermées ▪ surveiller l'enfant +++ lors des jeux de plein air ▪ bloquer les fenêtres et les balcons ▪ mettre des garde-corps de 1,10 m de haut et des barreaux verticaux espacés de 11 cm ▪ enlever tout meuble ou objet qui peut faire marchepied

(*Suite*)

Tableau 20.2. Suite.

Types d'accidents domestiques	Exemples	Prévention
Les brûlures		
		L'adulte veillera à :
▪ Liquides chauds	▪ Eau de bain	▪ vérifier la température de l'eau avant d'immerger l'enfant ▪ privilégier les mitigeurs thermiques ▪ régler le chauffe-eau à moins de 50 °C
	▪ Eau des casseroles	▪ tourner le manche de la casserole vers le fond de la cuisinière
	▪ Tasse de thé, café	▪ fixer les nappes à la table et éloigner les tasses du bébé ▪ les servir à bonne température (attention au four à micro-ondes)
	▪ Potages, etc.	▪ les éloigner de l'enfant
▪ Flammes	▪ Friteuse ▪ Allumettes ▪ Bougies ▪ Barbecue ▪ Cheminée	▪ interdire d'utiliser le barbecue et la cheminée pendant l'accueil
▪ Contact	▪ Plaques électriques ▪ Four	▪ mettre une protection ▪ interdire la cuisine à l'enfant au moment de la préparation des repas (l'essentiel du repas doit être préparé en dehors des temps d'accueil)
	▪ Radiateurs ▪ Bouillottes ▪ Fer à repasser	▪ mettre des protège-radiateurs ▪ les interdire chez l'enfant ▪ le débrancher après usage et le ranger
▪ Produits chimiques	▪ Soude caustique, etc. ▪ Acide chlorhydrique ▪ Alcool à brûler ▪ Acétone	▪ ne pas laisser ces produits à la portée de l'enfant (les mettre en hauteur, fermé à clé) ▪ ne pas faire de transvasement dans des bouteilles de boisson ▪ utiliser des produits munis de bouchons de sécurité ▪ privilégier les produits naturels
▪ Courant électrique	▪ Prises de courant ▪ Rallonges, etc.	▪ mettre des protections spéciales ▪ les débrancher et les ranger ▪ installer des prises avec opercules de sécurité ▪ n'acheter que du matériel électrique aux normes NF
▪ Soleil	▪ Rayons solaires	▪ mettre un chapeau, une casquette ▪ mettre une crème écran total ▪ mouiller les cheveux de l'enfant ▪ éviter la plage aux heures chaudes

(Suite)

Tableau 20.2. Suite.

Types d'accidents domestiques	Exemples	Prévention
Les asphyxies		
		L'adulte veillera à :
▪ Inhalation de corps étrangers	▪ Petits objets (perles, riz, café, olives, cacahuètes, etc.) ▪ Autres produits[2]	▪ surveiller l'enfant qui manipule de petits objets : ▪ en crèche : surveillance des jeux de manipulation, prendre un nombre réduit d'enfants ▪ dans la famille : surveiller l'enfant au moment des réunions familiales
▪ Privation d'air ambiant	▪ Sac plastique	▪ ne pas les laisser à porter des enfants
	▪ Oreillers	▪ les éviter chez les jeunes enfants (les proscrire chez le nourrisson[3])
	▪ Animaux domestiques	▪ ne pas laisser un chat dormir dans la chambre d'un enfant
	▪ Coffres, placards	▪ attention aux « jeux de cachette » !
▪ Strangulation	▪ Bijoux	▪ ôter les chaînettes avant le coucher et notamment les colliers d'ambre
	▪ Moyens de contention (ex. : attache-couverture)	▪ un texte législatif interdit « l'usage de tout moyen de contention » en collectivité
▪ Noyade	▪ Baignoire	▪ ne pas laisser l'enfant seul dans l'eau ou près de l'eau ▪ surveiller l'enfant et lui apprendre à nager
	▪ Piscine	▪ faire poser des barrières de sécurité autour des piscines[4] ▪ mettre à l'enfant des brassards ou un gilet de sécurité
Les blessures		
		L'adulte veillera à :
▪ Bosse	▪ Chutes	▪ surveiller et éduquer l'enfant ▪ équiper les locaux[5]
▪ Plaie	▪ Pincement des doigts	
▪ Coupure	▪ Ciseaux	▪ éloigner tous les objets coupant de l'enfant
▪ Morsures	▪ Animaux	▪ vacciner les chiens et ne pas laisser l'enfant s'approcher d'un animal qu'il ne connaît pas
▪ Piqûres	▪ Insectes	▪ utiliser des moustiquaires ▪ faire détruire les nids de guêpes (pompiers)

(*Suite*)

Tableau 20.2. Suite.

Types d'accidents domestiques	Exemples	Prévention
Les intoxications		
▪ Produits toxiques	▪ Produits ménagers (ex. : eau de Javel, lessive, etc.)	*L'adulte veillera à* : ▪ les éloigner de l'enfant et les ranger dans un placard fermé ▪ ne pas transvaser de produit toxique dans un récipient alimentaire ▪ choisir des produits ayant des bouchons de sécurité
Les intoxications		
▪ Médicaments		▪ les ranger dans une « armoire à pharmacie » fermée à clé ▪ ne pas laisser traîner : - les sacs à main (avec les médicaments) - les médicaments sur la table de nuit
▪ Plantes toxiques	▪ Champignons ▪ Muguet	▪ surveiller le jeune enfant ▪ éduquer l'enfant plus grand ▪ mettre les plantes en hauteur (inaccessibles) ▪ laver les mains après chaque sortie, promenade en nature
Les accidents de la circulation		
	▪ Autos	*L'adulte veillera à* : ▪ installer les jeunes enfants dans un siège auto adapté à leur âge ▪ utiliser la ceinture de sécurité ▪ adopter des dispositifs de retenue pour enfants (DRE) à l'intérieur des voitures[6]
	▪ Vélos ▪ Patins ▪ Skateboard	▪ enseigner à l'enfant les notions du Code de la route ▪ accompagner les enfants de moins de 9 ans à l'école ▪ faire porter un casque aux jeunes cyclistes ou utilisateurs de « planches » à roulettes

1. Conforme à la règlementation (décret sur la sécurité des articles de puériculture).
2. Autres produits : un décret ministériel vise à protéger les enfants de moins de 3 ans de produits présentant des risques d'étouffement ou d'intoxication. Citons, entre autres, les gommes d'écolier en forme de fraise, des mini-légumes ou fruits, des panoplies de cuisine, etc.
3. Risque de MIN.
4. La loi les a rendus obligatoires.
5. Les *règlements* des crèches, pour éviter les blessures aux enfants, imposent : les revêtements antidérapants sur les terrasses, les vitres au bas des portes (pour voir les enfants lors de l'ouverture), les anti-pinces, etc. Ils seront également très utiles à l'intérieur du domicile de l'AM.
6. Ces dispositifs sont obligatoires par le Code de la route. Ils limitent les accidents dont le taux pour la France reste le plus important (225 morts par an d'enfants de 0 à 15 ans). Il existe 50 modèles de DRE actuellement sur le marché, il faut savoir faire le bon choix dans l'intérêt de l'enfant.

! *Savoir expliquer les « interdits » à l'enfant!*

Il est important de savoir expliquer à l'enfant les « interdits ». L'explication doit être en rapport avec son âge et avec son degré de compréhension. Il doit solliciter sa participation. Ce n'est pas en lui interdisant l'usage d'un objet que vous l'aidez à le connaître. Il est bien préférable de lui expliquer le rôle de l'objet, de lui faire une démonstration de son fonctionnement et de lui exposer une *règle simple* de la sécurité; tout d'abord, lui apprendre l'*ordre* (auquel il est très sensible!).

Situation

Jonathan (5 ans)

Aujourd'hui, Jonathan se prépare pour aller à l'école. Il est seul dans la salle de bains et fait sa toilette. Pour qu'il n'ait pas froid, sa mère a installé un petit radiateur. Elle n'a pas eu le temps de range le rasoir de son père, ni son médicament quotidien. Mais Jonathan se souvient que sa mère lui a demandé de « ne toucher à rien! ». Jonathan respecte cette consigne. Il dit à sa mère : « Je suis grand à présent! ».

La prévention de la mort inattendue du nourrisson (MIN)

La MIN est le décès brutal et inattendu d'un enfant, le plus souvent pendant le sommeil de la nuit ou celui de la sieste. Elle demeure inexpliquée dans un certain nombre de décès (tableau 20.3).

Tableau 20.3. Facteurs et causes éventuelles de la MIN.

Les facteurs favorisants	Les causes éventuelles de la MIN
On observe une fréquence de MIN plus élevée chez les enfants : ▪ de sexe masculin et de moins de 6 mois ▪ né prématurément et/ou présentant un retard de croissance intra-utérin (RCIU) ▪ ayant présenté une pathologie grave justifiant une réanimation néonatale ▪ vivant dans un contexte socio-économique et culturel difficile (toxicomanie, maltraitance, etc.) ▪ à l'entrée en collectivité (changement de cadre de vie, etc.) ▪ dont les parents fument	Grâce à l'autopsie, une pathologie est parfois identifiée (et des virus mis en cause) mais elle n'explique pas toujours à elle seule le décès. Pourraient être mis en cause les pathologies suivantes : ▪ pneumopathie, myocardie ▪ hyperthermie ▪ reflux gastro-œsophagien, responsable soit d'une fausse route, soit plutôt d'un malaise vagal par douleur d'œsophage ▪ apnée due à des lésions cérébrales (chez les prématurés) ▪ apnée obstructive en cas de malformations ORL ▪ problèmes infectieux (bronchite, laryngite)

Compétences de l'AM

■ L'AM accueillant de très jeunes enfants doit rester vigilant au niveau de l'information aux familles et de la surveillance des enfants afin d'assurer une prévention efficace de la MIN[68]. Il veillera à :

- coucher l'enfant *sur le dos* (qui facilite la respiration);
- proscrire les oreillers, les couettes et les édredons;
- ne pas couvrir l'enfant pendant le sommeil (utiliser la «*turbulette*»);
- ne pas trop chauffer la chambre (choisir une température de l'ordre de 19 °C à 20 °C);

■ évaluer les facteurs de risques d'accidents dans la journée de l'enfant. Il faut savoir que les temps forts de survenue de risques d'accidents se situent :

- en fin de matinée et en soirée,
- lors des week-ends, des vacances et des événements festifs (mariages, anniversaires, etc.),
- tous ces éléments sont à prendre en considération pour augmenter la surveillance auprès du jeune enfant. L'AM doit en informer les parents;

■ participer à l'*entretien du matériel* utilisé pour les enfants et vérifier son fonctionnement pour assurer une sécurité suffisante;

■ *induire des attitudes éducatives permettant de réduire les risques*. Il ne s'agit pas de faire vivre l'enfant dans un univers sans danger, ni de le faire vivre dans la crainte, mais de l'avertir du danger. L'AM a un rôle important à jouer pour anticiper l'accident et donc le prévenir.

Dans le cadre de la prévention des accidents domestiques, une animation est organisée à la PMI pour les AM et les parents. Des animateurs sont venus présenter différentes affiches et films éducatifs.

---

68. Ces recommandations émanent du ministère de la Santé (campagne nationale de lutte contre la MIN).

CHAPITRE

21

Les mises en situation professionnelle (MSP)

Introduction

■ L'AM, qu'il travaille à domicile ou dans une structure d'accueil, est généralement membre d'une petite équipe, sous la responsabilité de la puéricultrice. Il est amené à réaliser régulièrement des « mises en situation professionnelle » (MSP) que ce soit lors des soins ou des activités. Mais l'AM peut être amené parfois à faire face à des *situations non prévues* pour lesquelles il doit répondre dans l'urgence avec efficacité.

■ Quelles que soient les situations (ordinaires ou extraordinaires), *que doit-il faire face à un problème de la vie courante ?* Tout d'abord, il doit réunir des informations qu'il doit analyser. Puis, il doit déduire un plan d'action à mener. Ensuite, il doit réaliser les actions et évaluer leur efficacité.

Mots-clés

■ *La MSP* est une « démarche d'action ». Elle a un processus logique et comprend plusieurs étapes (généralement 5).

■ *La situation imprévue* est une situation qui se présente à l'improviste, pour laquelle l'AM doit réagir rapidement. Il doit faire preuve de *réactivité*, de *bon sens* et d'*efficacité*.

Situation

Mme A. explique à Mélissa (2 ans) le lavage des mains

À domicile, Mme A. (AM) propose à Mélissa, âgée de 2 ans, de se laver les mains avant le goûter. C'est le premier jour où Mélissa doit prendre son goûter chez Mme A. L'enfant semble assez *perturbé* (la séparation d'avec sa mère a été problématique…). Pour que cette situation se déroule dans les meilleures conditions, Mme A. s'informe des habitudes de vie de Mélissa auprès de sa maman et tente de faire preuve de beaucoup de souplesse avec l'enfant.

1re étape de la MSP : le recueil d'informations et son analyse

Afin de mieux connaître Mélissa, je recueille les informations à son sujet : « la maman de l'enfant m'a dit qu'elle sait se laver les mains et s'essuyer seule. »
Avant de proposer à Mélissa ce petit exercice d'hygiène, je dois réfléchir aux capacités de l'enfant de 2 ans ; je sais qu'à cet âge, l'enfant :

- a acquis une dextérité manuelle ;
- aime imiter l'adulte dans ses pratiques ;
- aime spontanément faire plaisir à l'adulte ;
- mais sait « aussi » dire non pour « s'opposer ! » ;
- a déjà bien intégré les *valeurs « sociales »* des soins d'hygiène. L'enfant intègre la notion d'hygiène par le biais d'une *relation affective* (il veut être propre pour plaire à quelqu'un) ;
- a mémorisé cet acte à la maison, donc cet acte est devenu une « bonne habitude » (l'enfant devrait aller seule au lavabo si on sait de le lui proposer).

Problématique

Dans cette situation, la fillette semble être perturbée. L'AM connaît la cause mais, en fonction de la réaction de l'enfant, il faut trouver l'attitude à adopter pour obtenir l'*adhésion* de ce soin.

2e étape de la MSP : l'organisation du soin ou de l'activité

Pour réaliser ce soin d'hygiène correctement, je dois préciser : les caractéristiques du soin, son objectif et ses intérêts, la préparation du soin, l'annonce du soin à l'enfant.

Les caractéristiques du soin, son objectif et ses intérêts

- Le lavage des mains est une activité d'hygiène courante. Elle se pratique, en particulier, lors des repas et chaque fois que l'enfant se salit, ou sort du WC.
- Ici, il s'agit d'assurer l'hygiène des mains avant un repas (d'où l'importance d'en *expliquer l'intérêt* à l'enfant).
- Les intérêts du soin sont de :
  - prévenir l'infection ;
  - adopter une bonne habitude d'hygiène ;
  - procurer bien-être et confort.

La préparation du soin

- Je dois m'assurer que le lavabo est *propre* et *débarrassé* de tout autre objet inutile.
- Je prévois d'installer un *tabouret* pour rehausser Mélissa afin d'éviter de la soulever (par souci d'ergonomie).
- Je dois préparer :
  - un flacon de savon liquide (à mettre sur le lavabo) ;
  - une serviette de toilette propre (à proximité du lavabo).

L'annonce du soin à l'enfant

- Je vais vers Mélissa et je lui dis : « veux-tu venir avec moi au lavabo ? », « je vais t'apprendre à te laver les mains avant le goûter ».
- Mélissa ne répond pas et baisse la tête…
- J'ajoute : « ta maman m'a dit que tu sais faire seule, c'est très bien, mais peut-être tu aimerais que Lola[69] vienne avec toi ? (Mélissa semble intéressée, son visage s'éclaire…), « va chercher Lola ! » (Mélissa accepte !).

NB : l'AM envisage de poser Lola sur l'étagère au-dessus du lavabo !

3e étape de la MSP : la réalisation

- J'installe Mélissa devant le lavabo, je remonte ses manches (j'associe la poupée à l'explication du lavage des mains).
- Je demande à Mélissa de tendre les mains et je fais couler un peu d'eau tiède.
- Je lui verse un peu de savon liquide. Je m'en verse également et lui demande de m'imiter. Je lui dis : « bravo ! Tu fais ça très bien ! ».
- Je montre à Mélissa que le savon est « rose » et qu'il sent « bon » (elle sourit).
- Nous rinçons abondamment nos mains et ensuite nous les essuyons.
- À la fin, je demande à l'enfant pourquoi il faut se laver les mains avant le goûter : elle me répond : « pour chasser les saletés ! ».
- Je lui dis : « bravo » et lui propose d'aller manger son goûter (avec sa poupée).

4e étape de la MSP : les transmissions

Je transmets l'information oralement à la maman de Mélissa à la fin de la journée. Je lui dis que :

- Mélissa maîtrise cette action et a compris son intérêt majeur ;
- l'association de la poupée l'a stimulée à accepter le soin.

---

69. Lola est sa poupée chérie !

5e étape de la MSP : l'auto-évaluation de l'action

- J'ai reçu l'*adhésion* de la fillette pour le soin.
- J'ai eu une *attitude éducative* concernant l'hygiène.
- J'ai associé la poupée (pour la rassurer).
- J'ai valorisé Mélissa en lui disant qu'elle le faisait *très bien*.
- Je n'ai pas prolongé l'activité (car l'enfant avait faim !).
- J'ai respecté les règles d'*ergonomie* en l'installant sur un tabouret.
- J'ai respecté la *sécurité* en la tenant pendant le soin.
- J'ai évalué la *compréhension* de l'enfant sur le message d'*éducation à l'hygiène*.

(Elle semble l'avoir compris.)

Ses objectifs ont été *atteints*.

Mémo

Méthodologie de la MSP

Nous présentons dans ce tableau récapitulatif les cinq étapes de la MSP et sa méthodologie (tableau 21.1).

Tableau 21.1. Méthodologie de la MSP.

Démarche	Étapes	Méthodologie
1. Je réfléchis	**1re étape :**	
	▪ *Le recueil d'informations*	
	Il s'agit de recueillir des informations sur l'enfant. Les informations doivent être précises et pertinentes	Je sélectionne l'information afin de mieux connaître l'enfant et le contexte socio-familial
	▪ *L'analyse des besoins fondamentaux de l'enfant*	
	Il s'agit d'étudier et d'analyser les besoins spécifiques de l'enfant en les hiérarchisant	Je dois répondre aux besoins de l'enfant en donnant une priorité à certains besoins plus importants que d'autres (hiérarchiser les priorités)
2. J'organise	**2e étape : l'organisation de l'action**	
	Il s'agit de recenser les ressources matérielles et humaines en planifiant les actions dans le temps et l'espace : ▪ durée de l'action ▪ lieu de l'action	Je dois faire preuve : ▪ d'une bonne connaissance de la procédure du soin ▪ de précision ▪ d'ordre et de méthode

(Suite)

Tableau 21.1. Suite.

Démarche	Étapes	Méthodologie
3. J'agis	**3e étape : la réalisation de l'action**	
	Il s'agit de réaliser l'action selon les règles professionnelles de base d'hygiène, sécurité, confort et respect (HSCR)	▪ J'agis avec logique et bon sens ▪ Je prends des précautions ▪ Je favorise l'autonomie et l'éveil de l'enfant ▪ Je communique avec l'enfant
4. Je transmets	**4e étape : les transmissions**	
	Il s'agit d'informer la famille de l'enfant, de ce qui a été réalisé	▪ J'utilise le cahier de transmissions ▪ Je respecte le secret professionnel
5. J'évalue mes actions	**5e étape : l'auto-évaluation de l'action**	
	Il s'agit de : ▪ comparer les objectifs atteints aux objectifs prévus ▪ juger l'organisation et l'exécution de l'action ▪ s'interroger sur l'attitude adoptée au cours de l'action	▪ J'analyse mes actions de façon constructive ▪ Je fais part de mes difficultés ▪ Je propose des solutions (à court, à moyen ou à long terme)

PARTIE 3

Les premiers secours civiques (PSC)

Jacqueline Gassier
Dr Francis Perreaux

CHAPITRE 22

Niveau n° 1 (PSC1)

L'identification d'une situation d'accident, l'examen de la victime

Introduction

Identifier une situation d'accident, c'est l'*observer* et l'*analyser*. Il faut ensuite *examiner la victime*, pour cela il est nécessaire de s'appuyer sur des connaissances et une expérience. Nous nous bornerons dans ce chapitre à rappeler les notions essentielles de secourisme.

Objectifs

- *Identifier une situation :* c'est observer ses caractères particuliers afin d'agir en conséquence.
- *Examiner la victime :* c'est procéder à une observation fine et attentive de son état.

> **Situation**
>
> **« Faire les gestes efficaces »**
>
> Sidonie (3 ans) est retrouvée inanimée dans le jardin de Marlène (AM) où elle jouait avec deux autres enfants. L'un des deux enfants l'aurait poussée du haut du toboggan. Marlène va faire immédiatement les gestes efficaces et va alerter les secours.

> **Mémo**
>
> **Retenir trois objectifs majeurs**
>
> - Porter assistance à une victime, c'est faire les gestes efficaces et adaptés à la situation.
> - Transmettre une information pertinente aux secours, c'est, dans les cas graves, appeler le SAMU ou les pompiers.
> - Protéger les personnes (soi-même et en particulier les autres enfants), c'est éviter un nouvel accident (appelé un « sur-accident »).

Guide de l'assistant maternel

Actions

Le secouriste doit :

- rechercher la cause de l'accident ;
- examiner la victime.

1er temps : rechercher la cause de l'accident

- Examiner les environs immédiats très rapidement (ex. : toboggan à proximité, couteau, liquide lessiviel, etc.).
- Écouter (si possible) les renseignements fournis par les témoins (ceux qui ont vu) ou la victime (selon l'âge de l'enfant).
- Déjouer les risques de « sur-accident ».

2e temps : examiner la victime

L'examen de la victime porte sur trois points : la ventilation, la circulation et la vigilance.

La ventilation

Le secouriste doit savoir si la victime respire et si oui, comment ?

Vérifier les mouvements de la poitrine (ou de l'abdomen)

Ils indiquent la *fréquence respiratoire*. De plus, on perçoit un flux d'air en approchant sa *joue* des orifices ventilatoires de la victime (nez ou bouche). La joue est en effet très sensible au moindre souffle.

Normes (ventilation normale)

- 12 à 20 mouvements/min chez l'adulte.
- 20 à 30 mouvements/min chez l'enfant.
- 30 à 40 mouvements/min chez le nourrisson.

Observer la coloration de la peau au niveau du visage et des extrémités (lèvres, ailes du nez, lobe des oreilles, ongles, etc.)

La coloration de la peau peut révéler une mauvaise oxygénation du sang par une cyanose (coloration bleue violacée) alors qu'une couleur rosée est le signe d'une bonne oxygénation du sang et d'une ventilation efficace.

Norme : une coloration rosée indique une bonne oxygénation du sang. Ex. : pour l'ongle, appuyer sur l'ongle pour chasser le sang des vaisseaux sous-jacents, l'ongle devient blanc ; on relâche la pression, l'ongle se recolore.

La circulation

- *Outre la couleur de la peau* (visage et extrémités), qui signalera une mauvaise ou une bonne oxygénation du sang, c'est le *pouls* qui constitue l'élément de contrôle essentiel de la circulation. Il faut apprendre à apprécier sa fréquence.

Normes (fréquence normale)

- De 60 à 80 pulsations/min chez l'adulte.
- De 80 à 100 pulsations/min chez l'enfant.
- De 100 à 120 pulsations/min chez le nourrisson.
- On prendra le pouls au niveau du cou (artère carotide) ou au pli de l'aine (pouls fémoral) ou au bord interne du bras (pouls humoral), juste au-dessus du coude.

La vigilance ou conscience

Pour tester la vigilance, il faut tester le toucher, l'ouïe et les pupilles :

- *au niveau du toucher*, le secouriste doit pincer sa peau pour vérifier sa réaction ;
- *au niveau de l'ouïe* : l'appeler, lui poser une question, lui demander de lui prendre la main ;
- *au niveau des yeux* : il observera les *pupilles* de la victime. À l'état normal, à la pleine lumière, les pupilles doivent rétrécir. À l'ombre, les pupilles doivent s'agrandir.

Leur absence de réaction associée à une absence de ventilation est un signe d'arrêt circulatoire entraînant la mise en œuvre immédiate de moyens de réanimation (ventilation artificielle orale + massage cardiaque externe).

L'alerte et la protection des personnes

Introduction

Dans le domaine des premiers secours, l'*alerte* est l'acte par lequel une personne (témoin d'un accident) transmet des informations pertinentes aux secours (SAMU, pompiers, médecin) et la *protection des personnes* est l'acte par lequel le secouriste évite le « sur-accident » pour lui-même et pour les autres.

Objectifs

- *Alerter*, c'est éviter la panique et être efficace rapidement.
- *Protéger les personnes*, c'est éviter le « sur-accident ».

Situation

Camille (2 ans) est mise en PLS

À la suite d'un jeu, Camille (2 ans) s'allonge et pleure ! Elle est pâle et vomit abondamment. Loana jette un œil à l'environnement de l'enfant. (Elle ne voit rien de suspect.) Elle met vite l'enfant en PLS et, en même temps, elle alerte les secours.

Mémo

Connaître la méthodologie de « l'alerte »

Le questionnement mnémotechnique[70] pour passer l'alerte, est le suivant :

- **Q** (*« qui » passe l'alerte ?*) : c'est la personne qui est le plus rapidement mise en contact avec l'accidenté ;
- **Q** (*« qui contacter et quand » ?*) : la personne témoin de l'accident doit appeler le plus rapidement possible en cas d'accident le SAMU, faire le 15 pour bénéficier de conseils médicaux et être guidé ; en cas d'incendie, prévenir les pompiers (faire le 18) ;
- **Q** (*« que signaler » ?*) : l'appelant donne un message complet, ses nom et prénom, la nature de l'accident, le lieu et l'heure, les symptômes observés, les dangers persistants (incendie, explosion, etc.) ;
- **O-C** (*« où et comment passer l'alerte » ?*) : le secouriste utilisera un téléphone portable.

Actions

Le secouriste doit :

- analyser la situation et alerter ;
- dégager la victime ou la mettre en PLS.

1er temps : analyser la situation et alerter

Le secouriste se posera deux types de questions :

- quels sont les risques persistants ?
- dois-je passer l'alerte ? Ou faire alerter ? Quelle est la situation ?

2e temps : dégager la victime ou la mettre en PLS

Selon la situation, il y a deux façons de protéger la victime :

- soit la dégager du lieu de l'accident, si cela est nécessaire ;
- soit la mettre en PLS (figure 22.1). Cette position est indiquée pour :
  - *l'enfant inconscient*, car le relâchement musculaire peut entraîner la chute de la langue et causer une asphyxie,
  - *l'enfant qui vomit*, afin d'éviter une « fausse route ».

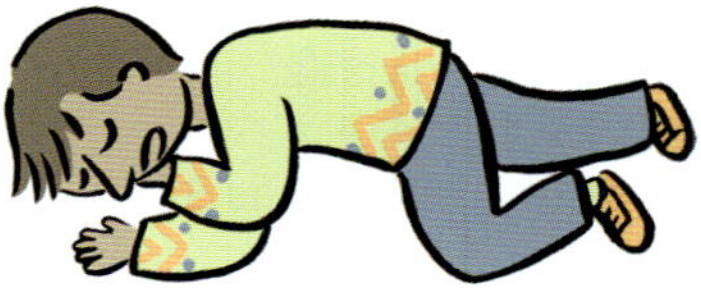

Figure 22.1. La technique de la PLS.

70. La formule complète est : QQQOCP (qui, que, quoi, où, comment, pourquoi).

La plaie simple sans saignement important

Introduction

On appelle plaie simple une plaie superficielle, sans saignement abondant et éloignée des organes nobles (c'est-à-dire loin de l'œil et des orifices naturels).

Objectifs

- Arrêter l'écoulement sanguin et éviter l'infection (nettoyage de la plaie).
- Éviter le sur-accident *(risque d'AES)*, se protéger et protéger les autres enfants.

Situation

Arthur (2 ans) saigne

Arthur est un enfant tonique. Il court, il s'agite, il grimpe et ses deux copains l'imitent souvent dans ses entreprises les plus risquées.

Aujourd'hui, trompant la vigilance d'Aude (AM), Arthur a sauté d'un banc et s'est heurté à la partie acérée. Un petit saignement s'est produit. Aude est intervenue immédiatement pour lui porter secours; elle va faire les gestes adaptés.

Mémo

Savoir prendre les précautions complémentaires

Veiller à :

- couvrir l'enfant (excepté la plaie), le rassurer et le surveiller;
- demander aux parents de l'enfant :
  - de contrôler que la vaccination antitétanique soit à jour;
  - de surveiller l'absence de signes inflammatoires ou infectieux (rougeur, douleur, gonflement, etc.) dans les jours qui suivent et en cas de doute de consulter un médecin rapidement.

Actions

Le secouriste doit :

- examiner la victime et l'aspect de la plaie;
- passer l'alerte;
- protéger les personnes ou enfants du risque d'AES;
- soigner la plaie.

1er temps : examiner la victime et l'aspect de la plaie

- Saigne-t-elle beaucoup ? Est-elle propre ou souillée ? Où est-elle localisée ?
- Rechercher la cause de la plaie (facteur aggravant ?). Ex. : clou rouillé, éclat de bois.

2e temps : passer l'alerte

- Le secouriste fait passer l'alerte (par un témoin adulte).
- En l'absence de témoin, il faut agir avant d'alerter.

3e temps : protéger les personnes ou enfants du risque d'AES

- Protéger les autres enfants (périmètre de sécurité).
- Se mettre des gants pour soigner la plaie.

4e temps : soigner la plaie

Pour secourir un enfant présentant une plaie simple (figure 22.2), voyons la procédure à respecter (tableau 22.1).

Tableau 22.1. La procédure pour les soins de la plaie simple[1].

Plaie superficielle		
Moyens	**Actions**	**Précautions**
▪ SHA, gants jetables ▪ Eau + savon liquide ▪ Produit désinfectant ▪ Compresses stériles	▪ Se laver les mains ou SHA ▪ Nettoyer la plaie à l'eau et au savon ▪ La désinfecter ▪ Recouvrir la plaie de compresses	Nettoyer la plaie de l'*intérieur* vers l'*extérieur* en renouvelant la compresse après chaque geste, puis sécher.

1. Gassier J (2010). Mémo-fiches CAP Petite enfance. Matières professionnelles. Issy-les-Moulineaux : Elsevier Masson, p. 269.

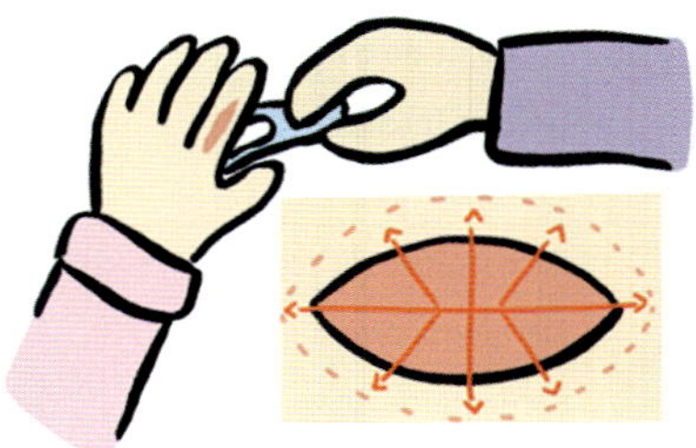

Figure 22.2. Les soins de la plaie.

La blessure grave avec saignement important

Introduction

L'*hémorragie* traduit la lésion d'un vaisseau sanguin. Si elle est abondante, elle peut entraîner un état de choc. C'est donc une urgence vitale (une hémorragie est grave si le sang peut imbiber un mouchoir en quelques secondes).

Objectifs

- Arrêter l'écoulement sanguin.
- Éviter l'aggravation de l'état de la victime.
- Éviter le sur-accident (risque d'AES).

Situation

Le saignement de Flavie (4 ans)

À l'occasion de l'anniversaire de son grand frère (Marco), Flavie se lève brusquement de table et provoque la chute d'un verre qui vient se casser sur son pied. Elle pleure et crie à la vue du sang. Le groupe de jeunes est déconcerté par l'accident.
C'est Marco qui alerte les secours.

Mémo

En cas d'échec de la compression directe, comment pratiquer la compression à distance ?

Pour pratiquer une compression à distance, il faut savoir que le *point de compression* est toujours situé entre la *plaie* et le *cœur*.
Il existe différents points de compression en fonction de la localisation de l'hémorragie (tableau 22.2).

Tableau 22.2. Les points de compression[1].

Localisation de l'hémorragie	Point de compression	Illustration
Cuir chevelu	Devant l'oreille	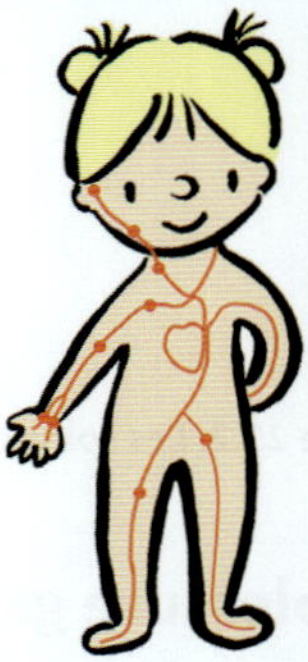
Visage	Creux des joues	
Cou	Face latérale du cou	
Poitrine ou aisselles	Derrière la clavicule	
Bras	Face interne du bras	
Mains	Face antérieure du poignet	
Jambes	Pli inguinal	
Pieds	Face interne de la cuisse	

1. Gassier J (2010). Mémo-fiches CAP Petite enfance. Matières professionnelles. Issy-les-Moulineaux : Elsevier Masson, p. 272.

Actions

Le secouriste doit :

- examiner la victime ;
- déterminer la nature de l'hémorragie ;
- pratiquer une compression directe.

1er temps : examiner la victime

- *Quel est l'état de la victime* : quel est son état (choc, stress) ? la rassurer +++.
- *Déterminer la nature de la blessure* : la blessure est-elle superficielle ou profonde, propre ou souillée ? Et quelle est la cause (verre, fer) ?

2e temps : déterminer la nature de l'hémorragie

- *Externe* : le sang coule hors du corps. Ex. : épistaxis (saignement du nez).
- *Interne* : le sang coule à l'intérieur du corps. Ex. : traumatisme crânien, hémorragie cérébrale.
- *Interne extériorisée* : le sang coule à l'intérieur du corps et en ressort à distance. Ex. : hématémèse (saignement de l'estomac, vomissement de sang).
- *Artérielle* : le sang coule par saccade. C'est un sang rouge vermeil.
- *Veineuse* : le sang coule en nappe. C'est un sang rouge sombre.
- *Capillaire* : le sang coule très faiblement. C'est un sang rouge vermeil ou rouge sombre.

3e temps : pratiquer une compression directe

En cas d'hémorragie importante, le secouriste doit :

- comprimer la partie qui saigne avec un ou plusieurs doigts (selon la taille de la plaie) (figure 22.3) ;
- allonger la victime sur le sol rapidement afin de concentrer la circulation ; on peut la porter ou l'aider à s'allonger en la maintenant par les épaules ;
- rassurer l'enfant victime et s'assurer qu'il garde conscience (lui parler, le questionner) ;
- le couvrir (sauf la plaie) car la perte de sang et la mise au sol occasionnent un refroidissement ;
- maintenir la compression directe jusqu'à l'arrivée des secours.

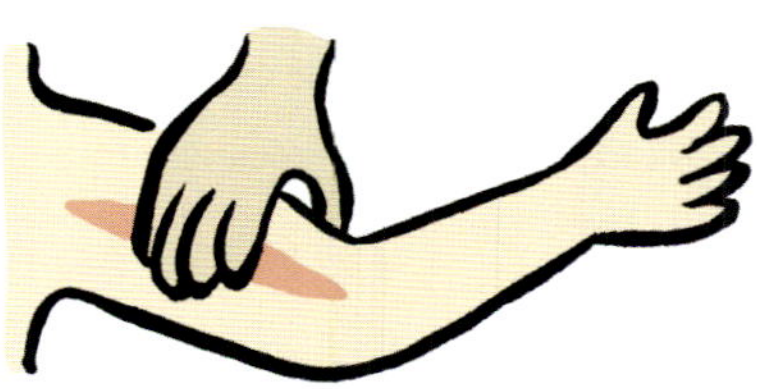

Figure 22.3. La compression directe d'une hémorragie sur un membre.

Les traumatismes crâniens, les troubles de la vigilance

Introduction

Les troubles de la vigilance sont des *troubles du système nerveux* central consécutifs à une diminution de l'alimentation en oxygène des cellules nerveuses. C'est souvent le cas lors des traumatismes crâniens (avec ou sans fracture). Ils se manifestent sous trois formes : l'évanouissement, la syncope et le coma.

Objectifs

Le secouriste veillera à éviter les *risques majeurs* liés à cet état, en particulier :

- le *relâchement musculaire* : risque d'avaler sa langue ;
- *le danger ventilatoire* : le cycle *hypoxie-anoxie* peut s'installer et les dommages sont irréversibles (destruction des cellules nerveuses).

Situation

Les « jeux dangereux » de Joe (5 ans)

Joe (5 ans) apprécie les « jeux d'escalades », qui répondent bien à son tempérament très actif. Les éducateurs du centre de loisirs ont remarqué qu'il suivait davantage les garçons plus âgés et même qu'il écartait les filles de son groupe !
Aujourd'hui, lors d'un jeu de rôle, Joe est tombé d'une échelle. Il a poussé un cri puis il s'est évanoui (Joe a subi un grave traumatisme crânien).
Le professionnel du centre de loisirs a fait les gestes de premiers secours et a alerté en urgence.

! *Comment agir lors d'un traumatisme chez le nourrisson*

La surveillance, pendant les premières heures après l'accident, est axée sur :

- l'***état de conscience*** (toute somnolence, agitation ou apathie est suspecte) ;
- la ***symétrie des pupilles*** (toute asymétrie d'une pupille par rapport à l'autre est anormale) ;
- la ***mobilisation des membres de l'enfan****t* (tout membre flasque laisse suspecter une paralysie) ;
- l'***apparition de vomissement*** ou ***de convulsion*** à distance de la chute est un symptôme signalant une atteinte cérébrale.

NB : la première nuit de surveillance, réveiller l'enfant toutes les 3 h pour s'assurer qu'il ne sombre pas dans le coma.

Actions

Le secouriste doit :

- identifier la situation et alerter ;
- intervenir lors d'une perte de conscience chez l'enfant.

1er temps : identifier la situation et alerter

- *Examiner la victime* et déterminer la nature de ses troubles : la questionner, localiser la douleur (si possible).
- *Alerter ou faire alerter* (c'est une urgence vitale).
- *Faire protéger les autres enfants* (éviter le « sur-accident »).

2e temps : intervenir lors d'une perte de conscience chez l'enfant

- Rassurer la victime (même si elle paraît inconsciente).
- Ne pas bouger la victime suspectée d'un traumatisme crânien.
- Immobiliser la tête : si la victime se plaint de douleurs cervicales.
- Desserrer les vêtements de la victime et la couvrir.
- Selon les consignes reçues, allonger la victime sur le dos, tête basse, les jambes surélevées (ce qui fait refluer le sang vers le cœur et le cerveau). On peut aussi lui tapoter les joues, tout en lui parlant et la rassurant.

L'arrêt cardio-respiratoire, la réanimation

Introduction

L'arrêt cardio-respiratoire (ACR) est l'arrêt du fonctionnement de *deux organes vitaux* : le *cœur* et les *poumons*. Un tel état peut amener la mort en cinq minutes si on n'intervient pas rapidement.

Objectifs

- Il s'agit d'apporter rapidement de l'oxygène au cerveau de la victime,
- La réanimation est mise en place dès qu'il y a arrêt respiratoire accompagné ou non d'un arrêt cardiaque. Il s'agit de :
  - *libérer les voies aériennes* ;
  - *réaliser une réanimation cardio-pulmonaire* (RCP) adaptée au nourrisson ou à l'enfant ;
  - *mettre en œuvre un défibrillateur automatisé externe* (DAE) ou autre[71] (si ACR de survenue brutale sans traumatisme).

Situation

Tom (8 ans) est tombé du mur

Tom (8 ans) va tous les mercredis au centre aéré. Il aime se faire remarquer par les autres garçons du groupe. Hier, il a réussi à grimper sur un mur du parc. Ses copains l'applaudissent, lorsqu'un élément du mur s'est détaché sous ses pieds. Il est tombé ! Alerté par les cris des autres enfants, l'éducateur s'est approché du lieu de l'accident. Il a pratiqué les gestes de première urgence et a donné l'alerte.

71. Défibrillateur semi-automatique (DSA) ou défibrillateur automatique (DA).

Mémo

Que faire quand un enfant (de plus d'un an) est inconscient et ne respire pas ?

Dans cette situation, le secouriste doit mettre l'enfant (poitrine dénudée) à plat dos sur un plan dur (ni mouillé, ni métallique). Il doit :

- *débuter par 5 insufflations* (figure 22.4a) :
  - pratiquer la RCP (comme chez le nourrisson, soit 30/2) ; la compression thoracique s'effectue avec la main (enfoncement d'1/3 de l'épaisseur du thorax) (figure 22.4b). Poursuivre de 5 cycles de RCP (30/2) avant la mise en place du DAE,
  - poser les électrodes sur l'enfant (électrodes adaptées en dessous de 8 ans), puis les connecter ;
- *effectuer les compressions thoraciques* à la fréquence d'environ 100/min en laissant le thorax se relâcher entre chaque mouvement de façon verticale (afin d'éviter une fracture des côtes) ;
- *veiller* à ce que le temps d'appui soit égal au temps de relâchement pour permettre un bon remplissage du cœur.

NB : les gestes sont poursuivis jusqu'à l'arrivée des secours spécialisés ou la reprise de la respiration par la victime.

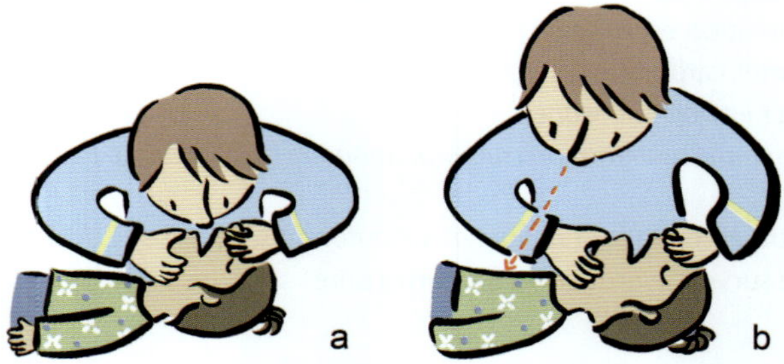

Figure 22.4. La technique du bouche-à-bouche chez l'enfant (> 1 an).
a. Débuter par 5 insufflations. b. Observer la reprise respiratoire.

Actions

Le secouriste doit :

- identifier la situation et alerter ;
- désobstruer les voies respiratoires et réanimer la victime.

1er temps : identifier la situation et alerter

Très vite, il faut :

- *examiner la victime* (conscience ? Respiration ? Tonus ? Couleur cutanée ? Pouls ?) ;

- *déterminer la cause de l'arrêt cardio-respiratoire.* Ex. : hémorragie grave, chute importante, plaie grave, etc. ;
- *alerter ou faire alerter* (urgence vitale), ne pas quitter la victime. En l'absence de témoin, il faut effectuer 2 min de RCP avant d'alerter lorsque l'enfant est non pubère, et ramener un DAE s'il s'agit d'un enfant de plus de 1 an ;
- *protéger les personnes* (et autres enfants en collectivité) : faire établir un périmètre de sécurité.

2e temps : désobstruer les voies respiratoires et réanimer la victime

Lors d'une réanimation, il y a trois étapes essentielles : la désobstruction, la ventilation et la stimulation cardiaque.

- *Au préalable*, le secouriste aura *libéré les voies respiratoires*, c'est-à-dire il aura évacué les sécrétions grâce au doigt recouvert d'un mouchoir et il se sera muni d'un masque.
- *L'intervention doit être rapide*, car la réanimation cardio-respiratoire permet de maintenir une circulation artificielle dans le temps. Si le DSA identifie une fibrillation ventriculaire, il faudra effectuer une défibrillation pour faire « repartir » le cœur. Sinon, il faut poursuivre la réanimation cardio-pulmonaire jusqu'à l'arrivée des secours.

Les brûlures

Introduction

Une brûlure est une *lésion des tissus* provoquée par la chaleur, des produits caustiques, l'électricité ou des rayonnements.

Les degrés de brûlure et les effets sur la peau :

- 1er *degré* : rougeur de la peau (érythème) ;
- 2e *degré* : cloques (phlyctènes) ;
- 3e *degré* : peau blanche ou carbonisée (brunâtre) ou cartonnée.

Objectifs

- Identifier l'origine, l'étendue, le degré de la brûlure et l'état de la victime.
- Effectuer des soins immédiats adaptés et efficaces.
- Alerter les secours en donnant des informations pertinentes.

> **Situation**
>
> **Zohra (2 ans) s'est brûlée**
>
> Zohra (2 ans) a un très bon appétit et chaque jour elle se précipite dans la cuisine au moment du repas. Aujourd'hui, trompant la surveillance de Clémence (AM), elle s'est renversé la casserole qui était sur le feu qui contenait un bouillon de légumes.
>
> Zohra a poussé un grand cri et Clémence a dû pratiquer immédiatement les gestes de premiers secours.

Mémo

Comment prendre des précautions dans tous les cas?

Le secouriste veillera à :

- asseoir ou allonger la victime sur la région non brûlée (si possible sur un linge propre);
- la couvrir pour éviter qu'elle ne prenne froid (éviter la région brûlée);
- la rassurer et surveiller son état de conscience;
- s'informer du dernier rappel du vaccin antitétanique (moins de 5 ans).

Actions

Le secouriste doit :

- identifier la situation et alerter;
- agir en fonction de l'origine de a brûlure.

1er temps : identifier la situation et alerter

- Couper le courant, éteindre les flammes[72].
- Déterminer rapidement par l'observation :
  - l'origine (thermique, chimique ou électrique) de la brûlure;
  - son étendue et sa profondeur (degré);
  - sa localisation.
- Déterminer sa gravité :
  - *une brûlure est grave* lorsqu'elle est localisée au visage, aux mains, aux articulations, près d'un orifice naturel;
  - *une brûlure est peu grave* (chez l'enfant) si la peau est seulement rosée et si la surface des cloques est inférieure à 5 % de la surface corporelle soit cinq fois la surface de la paume de la main de l'enfant (une brûlure est souvent grave chez le nourrisson car sa paume est petite).
- Éviter un sur-accident en se protégeant et en protégeant les autres enfants du danger.
- « Faire alerter » par un témoin pour se consacrer aux soins de la victime.

2e temps : agir en fonction de l'origine de la brûlure

- *En cas de brûlure thermique*[73] :
  - déshabiller l'enfant, à l'exception des vêtements qui collent à la peau;
  - arroser tant que l'enfant le supporte et jusqu'à disparition de la douleur pour une brûlure peu grave; sinon respecter l'avis médical pour une brûlure plus grave (figure 22.5);
  - éviter de percer les cloques, car ce geste peut provoquer une infection.

72. Si les vêtements sont en feu, étouffer les flammes avec une couverture ou un manteau ou faire rouler à terre l'enfant.
73. Ex. : eau bouillante (casserole renversée, thé, café, etc.).

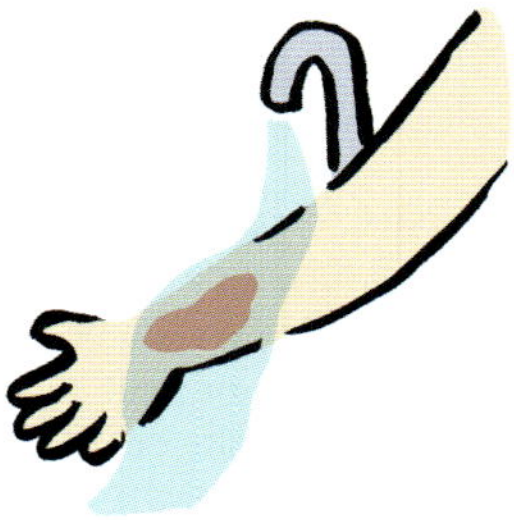

Figure 22.5. L'arrosage d'une brûlure thermique peu grave au bras (sous le robinet).

- *En cas de brûlure chimique*[74] :
  - enlever les chaussures, doucher ou arroser jusqu'à l'arrivée des secours, à l'eau courante, à faible pression, afin de rincer le produit et de calmer la douleur;
  - déshabiller (si possible sous l'eau) sans arracher les vêtements qui collent à la peau.
- *En cas de brûlure interne*[75] :
  - mettre l'enfant en position demi-assise en cas de difficultés respiratoires;
  - alerter et suivre les conseils des secours. Spécifier, si possible, le nom du produit et la quantité approximative prise par l'enfant.
- *En cas de brûlure électrique*[76] :
  - s'assurer que le courant est coupé;
  - allonger l'enfant ou le mettre en position demi-assise;
  - alerter, suivre les conseils des secours.

L'asphyxie ou l'étouffement

Introduction

On appelle *asphyxie* l'arrêt de la respiration avec un risque d'*étouffement* total (risque vital).

Objectifs

Dégager très rapidement les voies respiratoires lorsqu'un enfant a *inhalé un corps étranger obstructif*. Il s'agit d'une urgence vitale; appeler aussitôt le SAMU et effectuer la *manœuvre salvatrice* pour empêcher la mort de l'enfant ou des séquelles neurologiques irréversibles.

74. Ex. : produit chimique (type HCl, etc.).
75. Ex. : ingestion d'un produit toxique (eau de Javel, lessive, etc.).
76. Ex. : électrocution (prise de courant non protégée, etc.).

Situation

L'accident de Jules (3 ans)

Jules (3 ans) est assis à son petit bureau et suce un bonbon. Son frère arrive silencieusement derrière lui, et, pour s'amuser, lui donne une tape dans le dos ! Jules, sous l'effet de la surprise, déglutit le bonbon « de travers ». Il se lève brusquement et porte les mains à sa gorge. Il reste la bouche ouverte, ne peut plus parler et devient tout rouge. Maxime crie au secours afin d'alerter un adulte de la famille. C'est lui qui va pratiquer la manœuvre de désobstruction (dite de Heimlich).

Mémo

Le « tableau classique » de l'obstruction !

La désobstruction s'impose lorsque l'on constate que l'enfant *ne tousse pas, ne respire plus et n'émet aucun son*. C'est le « tableau classique » de l'obstruction par un corps étranger, le plus souvent alimentaire (ex. : bonbon, cacahuète, grain de raisin, etc.) ou un objet (bille, etc.). Le dégagement des voies respiratoires varie en fonction de l'âge de l'enfant. Il doit se pratiquer en urgence, sans attendre l'arrivée des secours.

Actions

Le secouriste doit :

- évaluer la cause et l'heure de l'accident ;
- examiner la victime et la rassurer
- désobstruer les voies respiratoires.

1er temps : évaluer la cause et l'heure de l'accident

- *Examiner rapidement* l'environnement pour déceler le corps étranger à l'origine de l'accident et questionner le témoin : quel est l'objet mis en cause[77] ? À quelle heure s'est produit l'accident ?
- *Faire passer l'alerte* par un témoin adulte (car il s'agit pour le secouriste d'*agir vite*).

2e temps : examiner la victime et la rassurer

Trois paramètres vitaux sont significatifs :

- *la ventilation* : arrêt respiratoire ? Ne peut plus parler ? Ne peut pas tousser ?
- *la circulation* : coloration cutanée bleutée, pupille (dilatée ?) ;
- *l'état de conscience* : hébété ? Somnolent, hypotonique ? Immobile ? Angoissé ?

77. La cacahuète (ou le bonbon) représente le corps étranger sur deux (chez l'enfant de moins de 4 ans).

3e temps : désobstruer les voies respiratoires

Il s'agit de faire une désobstruction pharyngolaryngée adaptée à l'âge de l'enfant. À savoir :

- ***La manœuvre de Mofenson***, chez l'enfant de moins de 1 an (figure 22.6).

Cette technique est adaptée à un enfant de moins de 1 an car il a un thorax encore étroit. Le secouriste doit :

- s'asseoir ;
- installer l'enfant hypotonique à califourchon ventral sur sa cuisse fléchie ;
- interposer sa main gauche entre sa cuisse et le thorax de l'enfant (soutenu par la paume de sa main) ;
- frapper fort (avec le plat de la main libre) au milieu des deux omoplates jusqu'à cinq fois de suite.

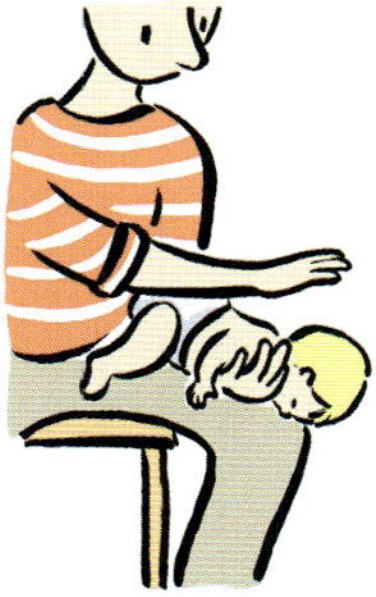

Figure 22.6. La manœuvre de Mofenson (chez l'enfant de moins de 1 an).

> ## Mémo
>
> La manœvre de Mofenson
>
> - *Intérêt* : la tête de l'enfant étant plus basse que le tronc, si les vomissements surviennent, ils ne peuvent pénétrer dans les voies respiratoires et giclent au sol. Généralement, la reprise de la conscience est rapide, ainsi que la régularisation du rythme respiratoire si l'anoxie est de très brève durée.
> - *Mise en garde* : le geste interdit (car inutile et dangereux) est l'introduction d'un doigt dans la bouche (si le corps étranger n'est pas visible car risque de fausse route par vomissement).

- ***La méthode de Heimlich*** (chez l'enfant de plus d'1 an). Elle est utilisée après échec des cinq tapes dorsales entre les omoplates (figure 22.7). Le secouriste doit :

- se placer derrière l'enfant (assis ou debout pour le grand enfant) ;
- le plaquer contre sa poitrine, la tête sous son menton ;
- enserrer le tronc de l'enfant en passant les bras sous ses aisselles et repérer la base du ***sternum*** et l'***ombilic*** ;

– mettre son poing droit fermé et oblique (pour un droitier) dans l'espace ainsi défini, le pouce contre la peau de ***l'abdomen sus-ombilical*** ;
– recouvrir avec sa main gauche le poing droit et exercer une brutale traction oblique en haut et en arrière en ***faisant pénétrer son poing sous le thorax.***

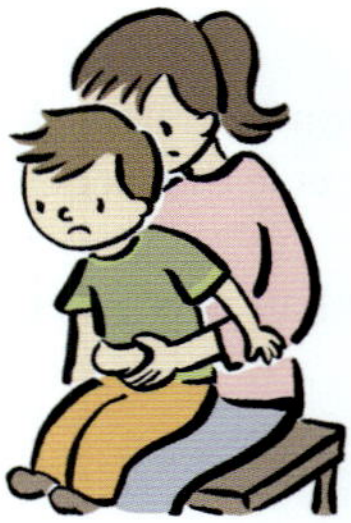

Figure 22.7. La méthode de Heimlich.

Les intoxications

Introduction

On appelle *intoxication* l'absorption d'un *produit toxique*. Un *produit toxique est un poison* pour un organisme vivant (l'enfant sans surveillance peut absorber de nombreux produits toxiques).

Objectifs

Agir adéquatement dès l'absorption du produit pour éviter des conséquences néfastes à long terme.

Situation

Romane (2 ans) s'est intoxiquée

Romane (2 ans) est une petite fille très active et curieuse de tout l'environnement. Trompant la vigilance de Martha (AM) qui la garde dans la journée, elle s'est hissé à hauteur d'un placard où est stocké un flacon de lessive; c'est un produit de couleur orange (comme son jus de fruit !). Romane en a avalé quelques gorgées puis l'a recraché en criant ! Le produit toxique l'a gravement brûlée.
Martha a appelé le SAMU de toute urgence.

Que faire en cas d'absorption d'un produit toxique ?

- Si la victime est inconsciente et respire, la mettre en PLS et la couvrir.
- Ne pas faire vomir la victime; mais si elle vomit spontanément lui pencher la tête en avant, puis la mettre en PLS.
- S'il y a difficulté ou arrêt ventilatoire, vous devez pratiquer la ventilation artificielle.
- Attendre le SAMU ou transporter soi-même rapidement la petite victime aux urgences pédiatriques.

Actions

Le secouriste doit :

- identifier la cause de l'accident;
- observer l'état de la victime;
- passer l'alerte.

1er temps : identifier la cause de l'accident

Les causes des intoxications sont variées[78]. Il peut d'agir de produits de ménage (eau de Javel, lessive, etc.), produits alimentaires (consommation d'aliments altérés, ex. : champignons, huîtres, etc.), produits médicamenteux (absorption de médicaments), produits pesticides (insecticides, raticides), etc.

2e temps : observer l'état de la victime

Certains symptômes sont spécifiques :

- des symptômes *digestifs* (vomissements, diarrhée +++);
- des troubles de *conscience* et du *comportement* (agitation ou somnolence, hypertonie ou hypotonie);
- des troubles *respiratoires* (respiration accélérée), *circulatoires* (pouls accéléré).

3e temps : passer l'alerte

Appeler immédiatement le SAMU ou le centre antipoison le plus proche qui vous questionnera : quels sont les médicaments responsables et la quantité absorbée ? Quelle est l'heure probable de l'intoxication et du dernier repas ?

Les piqûres et les morsures

Introduction

78. Il peut y avoir aussi des intoxications au monoxyde de carbone (nous ne les traitons pas ici).

- *Les piqûres* observées le plus souvent chez l'enfant sont celles des insectes (ex. : abeilles, guêpes), des araignées, voire des serpents.
- *Les morsures* observées le plus souvent sont celles des chiens.

Objectifs

- Déterminer la cause de l'accident et assurer les premiers soins.
- Prévenir la surinfection et alerter en cas d'aggravation.

Situation

Jules (5 ans) est mordu par le chien

Jules (5 ans) s'amuse avec son frère Max (16 ans) au gendarme et au voleur. Le grand frère a emmené son chien (Aruba) qui appartient à son beau-père. Ce chien connaît bien Max, car il s'occupe souvent de lui, mais connaît peu Jules. Lors du jeu, une bagarre est simulée entre les deux enfants. Le chien ne comprend pas qu'il s'agit d'un jeu et veut défendre son maître. Il attaque Jules et le mord grièvement à la joue. Jules hurle de douleur et saigne. Son grand frère appelle les secours au moyen de son téléphone portable.

! *Que faire en cas d'une morsure de chien (voir ci-dessus, « Situation »).*

Le secouriste doit :

- nettoyer la plaie avec un antiseptique (ou dans l'urgence, avec de l'eau et du savon);
- rassurer l'enfant et appeler les secours immédiatement.

Actions

Le secouriste doit :

- identifier la situation et alerter;
- soigner une piqûre simple.

1er temps : identifier la situation et alerter

- *Identifier la cause* de l'accident : interroger la victime ou les témoins, noter l'heure approximative de l'accident et observer l'état de l'enfant (symptômes apparents).
- *Passer l'alerte* (si l'état de la victime est préoccupant).

2e temps : soigner une piqûre simple (ex. : guêpe ou abeille)

- Expliquer le soin à l'enfant, le rassurer tout le temps.
- Enlever le dard (si abeille) : introduire la pointe d'une aiguille sous le dard, pousser vers le haut, ou utiliser une pince à épiler.
- désinfecter avec un antiseptique et calmer la douleur par l'application de glace.

NB : dans le cas d'une piqûre faite à plusieurs endroits à la fois ou à des endroits sensibles (ex. : gorge, bouche, œil, etc.) ou si le sujet allergique, il faut appeler les secours d'urgence (SAMU).

Index

474784 – (I) – (4) – silk 90 – SPI

Elsevier Masson SAS, 62, rue Camille-Desmoulins
92442 Issy-les-Moulineaux Cedex
Dépôt Légal : septembre 2015

Imprimé en Pologne par Dimograf